普通高等学校"十四五"规划医学检验技术专业特色教材

供医学检验技术等专业使用

临床血液学检验技术实验指导

主　编　李玉云　欧阳丹明

副主编　杨亦青　胡　蕊　王　林　吴　洁

编　者　（以姓氏笔画为序）

于　欣　宁夏医科大学
王　丽　陕西中医药大学
王　林　湖南医药学院
刘　帅　郑州大学
刘　怀　九江学院
李玉云　蚌埠医学院
杨再林　重庆大学附属肿瘤医院
杨亦青　河北北方学院
杨学农　河北医科大学第三医院
吴　洁　海南医学院
吴心语　成都中医药大学
张艳超　河北北方学院
欧阳丹明　湘南学院
胡　蕊　河北医科大学第二医院

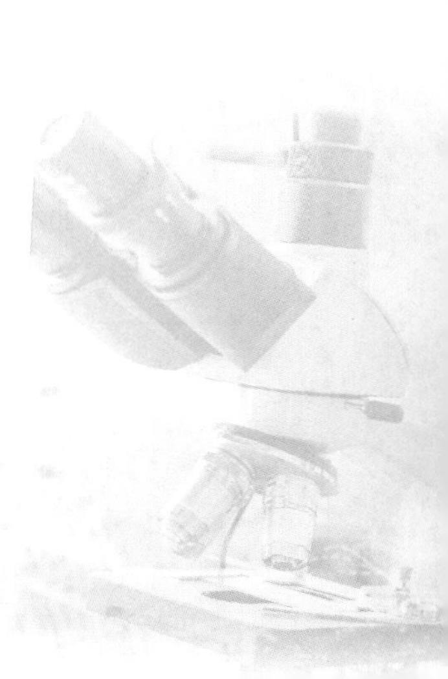

華中科技大學出版社
http://press.hust.edu.cn
中国·武汉

内容提要

本书是普通高等学校"十四五"规划医学检验技术专业特色教材。

本书包括临床血液学检验常用技术、红细胞疾病检验技术、白细胞疾病检验技术、血栓与止血障碍性疾病检验技术等内容。

本书可供普通高等学校医学检验技术等专业使用,也可供临床医学、预防医学、护理学等专业学生使用,还可供从事临床检验工作和医学研究的技术人员参考。

图书在版编目(CIP)数据

临床血液学检验技术实验指导/李玉云,欧阳丹明主编.—武汉:华中科技大学出版社,2022.6(2025.1 重印)
ISBN 978-7-5680-8300-3

Ⅰ.①临… Ⅱ.①李… ②欧… Ⅲ.①血液检查-医学院校-教学参考资料 Ⅳ.①R446.11

中国版本图书馆 CIP 数据核字(2022)第 095061 号

临床血液学检验技术实验指导 李玉云 欧阳丹明 主编
Linchuang Xueyexue Jianyan Jishu Shiyan Zhidao

策划编辑:余 雯
责任编辑:孙基寿
封面设计:原色设计
责任校对:李 琴
责任监印:周治超
出版发行:华中科技大学出版社(中国·武汉) 电话:(027)81321913
武汉市东湖新技术开发区华工科技园 邮编:430223
录 排:华中科技大学惠友文印中心
印 刷:武汉市籍缘印刷厂
开 本:889mm×1194mm 1/16
印 张:13
字 数:386 千字
版 次:2025 年 1 月第 1 版第 3 次印刷
定 价:49.90 元

普通高等学校"十四五"规划医学检验技术专业特色教材建设指导委员会

总　序

ZONGXU

近年来，随着科学技术的进步、大量先进仪器和技术的采用，医学检验得到飞速的发展。各种新的检验技术不断涌现，对临床疾病的诊疗越来越重要，作用越来越突出，为人类疾病的诊断、治疗监测、预后判断提供大量新的实验室监测指标。据统计，临床实验室提供的医学检验信息占患者全部诊疗信息的60%以上，医学检验已成为医疗的重要组成部分，被称为临床医学中的“侦察兵”。

《国家中长期教育改革和发展规划纲要(2010—2020年)》《国家中长期人才发展规划纲要(2010—2020年)》要求全面提高高等教育水平和人才培养质量，以更好地满足我国经济社会发展和创新型国家建设的需要。根据《教育部关于进一步深化本科教学改革全面提高教学质量的若干意见》，在教材建设过程中，教育部鼓励编写、出版适应不同类型高等学校教学需要的不同风格和特色的教材；积极推进高等学校与行业合作编写教材；鼓励编写和出版不同载体和不同形式的教材，包括纸质教材和数字化教材。2012年教育部制定的新本科专业目录中，将医学检验专业更名为医学检验技术专业，学制由五年改为四年。

为了更好地适应医学检验技术专业的教学发展和需求，体现最新的教学理念和特色，在认真、广泛调研的基础上，在医学检验技术专业教学指导委员会相关领导和专家的指导和支持下，华中科技大学出版社组织了全国40多所医药院校的200多位老师参加了本套教材的编写。本套教材由国家级重点学科的教学团队引领，副教授及以上职称的老师占80%，教龄在20年以上的老师占72%。教材编写过程中，全体参编人员进行了充分的研讨，各参编单位高度重视并大力支持教材的编写工作，各主编及参编人员付出了辛勤的劳动，确保了本套教材的编写质量。

本套教材着重突出以下特点：

(1) 教材定位准确，体现最新教学理念，反映最新教学成果。紧密联系最新的教学大纲和临床实践，注重基础理论和临床实践相结合，体现高素质复合型人才培养的要求。

(2) 适应新世纪医学教育模式的要求，注重学生的临床实践技能、初步科研能力和创新能力的培养。突出实用性和针对性，以临床应用为导向，同时反映相关学科的前沿知识和发展趋势。

(3) 以问题为导向，导入临床案例。通过案例与提问激发学生学习的热情，以学生为中心，以利于学生主动学习。

(4) 纸质与数字融合发展。全套教材采用全新编写模式，以扫描二维码形式帮助老师及学生在移动终端共享优质配套网络资源，通过使用华中科技大学出版社数字化教学资源平台将移动互联、网络增值、慕课等新的教学理念和学习方式融入教材建设中，开发多媒体教材、数字化教材等新媒体教材形式。

本套教材得到了教育部高等学校医学技术类教学指导委员会和中国医师协会检验医师分会相关领导和专家，以及各院校的大力支持与高度关注，我们衷心希望这套教材能为高等医药院校医学检验技术专业教学及人才培养做出应有的贡献。我们也相信这套教材在使用过程中，通过教学实践的检验和实际问题的解决，能不断得到改进、完善和提高。

普通高等学校“十四五”规划医学检验技术专业特色教材
建设指导委员会

前　言

QIANYAN

为了更好地适应新一轮医学教育改革背景下医学检验教育的发展，满足新形势下医学检验教学要求和临床实践的需要，充分发挥教材在人才培养中的作用，华中科技大学出版社在认真、广泛调研的基础上，组织编写了普通高等学校"十四五"规划医学检验技术专业特色教材。本书是该系列教材之一。

本书根据世界卫生组织（WHO）2016 年发布的造血和淋巴组织最新分类方法，在细胞形态学技术、细胞化学染色技术、免疫学技术、分子生物学技术、遗传学技术基础上，系统而全面地介绍了造血系统疾病、红细胞系统疾病、白细胞系统疾病、血栓和止血疾病的检验方法，反映了临床血液学检验学科的发展。本书重在培养医学检验人才的基本技能、检验思维、科研潜质和良好的岗位胜任力。

本书由长期从事临床血液学检验教学、科研及临床服务的一线教师编写。本书不仅提供了丰富的涂片资料和技术方法图表，也为难以鉴别的细胞提供了鉴别要点，既方便教学，又符合实际工作需要。

本书不仅可供普通高等学校医学检验技术等专业使用，也可供临床医学、预防医学、护理学等专业学生使用，还可供从事临床检验工作和医学研究的技术人员参考。

编　者

目　录

MULU

第一章　临床血液学检验常用技术

第一节　骨髓标本的采集、骨髓涂片的制备和染色

通过骨髓穿刺行负压吸取法，获得活体内的骨髓标本，经制片染色后，对骨髓液中的细胞进行形态学分析，是目前临床上明确血液病诊断、评价其疗效最常用的一种检验手段。

实验一　骨髓标本的采集：骨髓穿刺术

【目的】　了解骨髓标本的采集和制备方法，掌握骨髓取材情况的判断标准。

【材料】

1. 骨髓穿刺包（穿刺针、无菌纱布）。
2. 洞巾、无菌手套。
3. 治疗盘（75%酒精、2%碘伏、棉棒、消毒纱布、胶布、局麻药）。
4. 无菌注射器 2 个（5 mL，10 mL 或 20 mL）。

【方法】

临床上成人最为理想的穿刺部位为髂骨上棘（包括髂后上棘、髂前上棘），其他穿刺部位还有胸骨、胫骨等。

1. 体位选择　穿刺部位不同，其体位也有所不同，常采用侧卧位、俯卧位或仰卧位。如使用髂后上棘，患者取侧卧位，上面一条腿向胸部弯曲，下面一条腿伸直，使腰骶部向后凸出，髂后上棘明显凸出于臀部之上；髂前上棘采用仰卧位。

2. 定位　髂后上棘的穿刺点为脊柱两侧臀部上方突出的骨性标记，相当于第 4、5 腰椎的水平旁 2～4 cm 处；髂前上棘穿刺点为髂前上棘后 2～3 cm 平整处的正中点；胸骨穿刺点为第 2、3 肋间隙所对应的胸骨中点。确定穿刺点后，做好标记。

3. 常规消毒　严格遵守无菌操作规程，用 2%碘伏进行穿刺部位及周围皮肤消毒，消毒结束后戴无菌手套、铺消毒洞巾。

4. 局部麻醉　取 5 mL 无菌注射器 1 支，吸取 2%利多卡因溶液 2 mL，在预先标记的穿刺点皮肤上打一个小皮丘。先垂直进针，边进针边注射麻醉药，逐层麻醉，直至骨膜，然后做局部“品”字形多点麻醉。拔针后，用无菌纱布局部轻轻按摩，促使麻醉药充分、快速地发挥作用。等待 2 min 左右，使骨膜得到充分的浸润和麻醉。

5. 准备穿刺器材　检查骨髓穿刺针是否通畅无堵塞，穿刺针与注射器是否连接完好，有没有漏气现象，穿刺针芯斜面与穿刺针外壳的斜面是否一致。将骨髓穿刺针固定器固定至适当长度（髂骨穿刺约 1.5 cm，肥胖者可根据情况调整，胸骨柄穿刺约 1.0 cm）。

6. 行穿刺术　左手拇指及食指分别固定穿刺点的皮肤，右手持骨髓穿刺针在预定的穿刺点沿垂直方向左右旋转进针（若为胸骨柄穿刺，穿刺针与骨面成 30°～40°角斜行刺入）。当针尖遇到骨膜后，阻力增加，再用力进针 0.5～1.0 cm，感受到阻力突然下降，此时有一落空感，即达骨髓腔。抽出针芯，衔接 10 mL 或 20 mL 无菌注射器，吸取骨髓液 0.1～0.2 mL（切不可用力过猛抽吸）。抽吸骨髓液时，患者有一瞬间的酸痛感，证明穿刺成功。

7. 拔出穿刺针　抽吸完毕后取下注射器，迅速将针芯插回，并将整个穿刺针拔出。局部敷以

NOTE

消毒纱布，并压迫伤口 1～2 min，用医用胶带固定。嘱咐患者 3 天内勿洗浴。

【注意事项】

(1) 骨髓穿刺前详细询问病史，临床医生或操作者向患者做好解释工作，消除其恐惧、紧张心理。

(2) 整个骨髓穿刺过程严格遵守无菌操作原则，防止骨髓感染。

(3) 骨髓穿刺部位选择应从几个方面考虑：①骨髓腔中红骨髓丰富；②穿刺部位表浅、易定位；③避开重要脏器。

(4) 穿刺时切忌将针芯反复穿进抽出，否则易使骨髓液凝固。

(5) 骨髓液抽取量一般不超过 0.3 mL，量多容易导致骨髓液稀释，影响对骨髓象的正确判断。

(6) 穿刺前应考虑到患者是否还需要同时做其他检查，如细胞免疫分型、染色体检查、细胞培养、细菌培养及骨髓活检等。如果还需要做其他检查，应先抽取少许骨髓液推制骨髓涂片，然后抽取其他检查所需要的骨髓液，以避免不必要的重复穿刺。

(7) 骨髓液中含有较多的纤维蛋白原，容易凝固，所以在做穿刺涂片时动作要快。

(8) 死亡病例如需做骨髓穿刺，须在 30 min 内完成标本采集。时间过长，细胞易溶解变形。

【骨髓取材情况的判断】

1. 肉眼观察骨髓液性状(如骨髓液的浓稠程度、颜色、油滴、髓粒等) 这是判断骨髓取材情况的第一手资料，甚至通过性状分析还可对疾病作出初步的判断。

2. 骨髓取材成功的判断

(1) 抽吸骨髓液时，大部分患者感到有一瞬间的酸痛感。

(2) 抽出的骨髓液比外周血黏稠，其中含有较多的黄色小粒状物质(多为骨髓小粒)。

(3) 显微镜下可见到骨髓特有的细胞，如巨核细胞、浆细胞、吞噬细胞、肥大细胞、成骨细胞、破骨细胞、脂肪细胞、纤维细胞等。

(4) 骨髓中性杆状核粒细胞与中性分叶核粒细胞的比值大于外周血中性杆状核粒细胞与中性分叶核粒细胞的比值，有核细胞明显多于外周血。

3. 骨髓取材不成功的判断

(1) 骨髓完全稀释：抽出的“骨髓液”实际是外周血，骨髓涂片与血涂片基本一致。

(2) 骨髓部分稀释：抽出的骨髓液中混进较多外周血。骨髓小粒无或少见，骨髓特有的细胞少，有核细胞少，中性分叶核粒细胞和成熟淋巴细胞比例增加。

4. 干抽 非技术错误或穿刺位置不当而抽不出骨髓液或只抽到少量血液。常见原因：①原发性或继发性骨髓纤维化症；②骨髓极度增生，如白血病、真性红细胞增多症等；③骨髓增生减弱，如再生障碍性贫血等；④骨髓浸润，如恶性淋巴瘤、多发性骨髓瘤、骨髓转移癌等。当发生干抽时，在针头内可有少量骨髓组织，将其制作涂片，可供初步检查。一般可更换骨髓穿刺部位重新穿刺，部分病例必须做骨髓活检。

实验二　骨髓涂片的制备

涂片制备技术是将血液、骨髓液等样品制成单细胞层的涂片标本的方法，是细胞形态学检查最常用的技术。

【目的】 掌握涂片制备技术，能熟练制作规范的涂片标本。

【材料】 载玻片、推片等。

【方法】

(1) 用推片一角蘸取适量的骨髓液(含有骨髓小粒为好)置于载玻片一端，左手持载玻片，将推片置于骨髓液前沿，在载玻片上缓慢后推，与骨髓液接触时，骨髓液迅速沿玻片与推片的缝隙扩散，形成一均匀的骨髓液粗线。

NOTE

（2）推片与玻片成 30°～45°夹角，自右向左匀速推进。骨髓液较浓时，角度要小，推的速度要慢；反之，角度应大，推的速度应快些。骨髓有核细胞较多，推薄一些时细胞结构更清晰，更适于细胞观察及分类计数。推片使用后，立即用洁净纱布擦净。

（3）涂片制备好后，应立即拿起在空气中来回挥动，使之快速晾干，以免细胞皱缩变形。

（4）在涂片头部空隙部分贴上条形码或用防水笔注明患者姓名等信息。

【注意事项】

（1）载玻片要洁净，手指禁止触及玻片表面，推片边缘要平整、光滑。

（2）推片与玻片之间的角度大小和推片速度由抽取的骨髓液浓度决定，一般以 30°角为佳。如两者角度大，推出来的血膜就厚，反之则薄。血膜厚的涂片，细胞缩小，结构不清楚，影响结果判断。

（3）选择含骨髓小粒多的骨髓液做涂片效果更佳。如遇部分稀释的骨髓液，可将盛有骨髓液的玻片倾斜，使血液流出，然后用剩余的含骨髓小粒的骨髓液进行涂片。

（4）骨髓涂片要有头、体、尾之分，前端应留出贴标签的空间。尾部对骨髓检查最为重要，常常大的异常细胞被推至尾部。因此，观察尾部有利于发现骨髓涂片中为数不多的异常细胞。

（5）骨髓涂片两侧要留有空隙，防止可能出现的大体积异常细胞流失，造成漏诊。

（6）骨髓液抽取后应立即推片，一般不用抗凝剂，必要时可用 EDTA-K_2 抗凝。

（7）涂片制成后，应在空气中快速摇动或风干，防止细胞皱缩变形或因空气潮湿而溶血。

（8）骨髓有核细胞多，固定时间较血涂片长些。

【参考范围】 一张好的涂片应该厚薄适宜，长短适中，头体尾分明，尾部呈弧形，上下两边整齐，最好留出 1～2 mm 的空隙，见图 1-1-1。

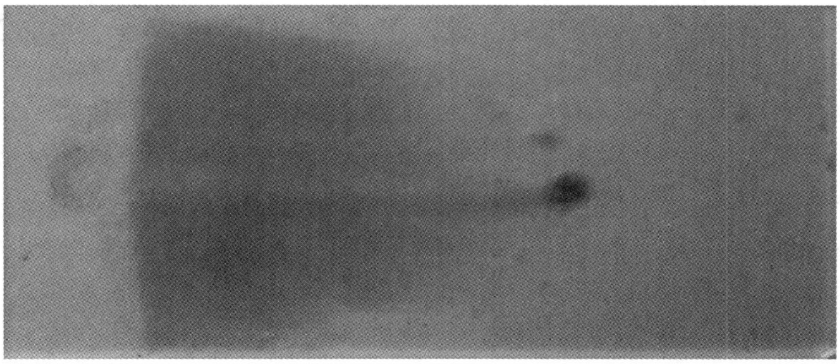

扫码看彩图

图 1-1-1 骨髓涂片（未染色）

实验三 骨髓涂片的染色

【目的】 掌握骨髓涂片的染色技术，能使各类血细胞呈现出各自的特征，便于细胞的识别和分类。

【原理】 目前最常用的是瑞特染色法，其染液中含有亚甲蓝和伊红两种染料，前者为碱性，后者为酸性，与细胞内的各种物质具有不同的亲和力，从而使细胞显现出不同的颜色，便于形态辨认。

【材料】 新鲜骨髓涂片、瑞特染液、pH 6.4～6.8 磷酸盐缓冲液等。

【方法】

（1）取已制备好的新鲜骨髓涂片 2 张（含有骨髓小粒者为佳）置于染色板上，血膜面朝上放平，两端以玻璃蜡笔划定染色范围。

（2）在血膜上滴加瑞特染液，直至覆盖整个划定区域。

（3）静置 30～60 s 后，滴加磷酸盐缓冲液，用量为瑞特染液的 1～1.5 倍，混匀，染色时间 15～20 min。为准确把握染色时间，可先将标本带着染液置于显微镜低倍镜下观察，当细胞核与细胞质色彩分明时，表示着色满意。

NOTE

(4) 冲洗前不要倒去染液，以小水流冲掉染液，边冲洗边轻轻摇动玻片，使染料沉渣浮起冲走。冲洗后的标本竖直在片架上，待其自然干燥。

【注意事项】

(1) 新鲜涂片应立即染色，未染的涂片保存一般不超过 1 周，否则影响染色质量。

(2) 适当控制染液与缓冲液的比例。染液稀释度大，染色时间长，细胞着色较均匀；反之，稀释度小，染色时间短，其细胞着色较深且不很鲜艳。

(3) 染色时间需根据标本类型、涂片厚薄、有核细胞多少而定。一般来说，贫血患者骨髓细胞极易着色，染液应少些，染色时间应短些，特别是再生障碍性贫血患者的标本，一般染 10 min 即可；而白血病患者的标本染液应多些，细胞着色慢，染色时间应长些，特别是慢性粒细胞白血病。

(4) 切勿先倾去染液再用流水冲，否则，涂片上的染料渣沉淀于血膜上，影响观察。冲洗后的标本待自然干燥，不可用火烤干。

(5) 若细胞着色淡，可待标本干燥后按上述步骤重染；若细胞着色太深，或有许多染料沉渣时，可待标本干燥后，立即在涂片上滴加染液数滴或直接滴加甲醇数滴，摇匀，流水冲洗，自然干燥即可。

【染色结果】 见表 1-1-1。

表 1-1-1 染色结果观察与分析

染色结果	染色结果观察及原因分析
染色良好	骨髓涂片呈淡紫红色(有核细胞极度增生除外)，镜下细胞着色均匀，色泽鲜明，胞质颗粒和核染色质结构清楚，背景无染料沉渣
染色过深	镜下细胞着色偏深，且结构欠清楚，胞质颗粒和核染色质变粗，背景中常有染料沉渣，往往因染色时间过长、瑞特染液过多所致
染色过浅	骨髓涂片呈淡红色、淡紫色或灰蓝色，镜下细胞着色浅，胞质颗粒和核染色质不够清楚。可能由染色时间过短、瑞特染液过少、片中有核细胞多、瑞特染液与缓冲液未混匀等原因所致
染色偏碱	骨髓涂片呈灰蓝色、蓝色，镜下成熟红细胞呈灰色、灰蓝色，有核细胞胞质偏蓝。可因缓冲液被蒸馏水或自来水代替、染色时固定时间过长、瑞特染液比例过高、骨髓涂片陈旧等原因所致
染色偏酸	骨髓涂片呈明显红色，镜下成熟红细胞呈鲜红色，有核细胞胞核过浅，多由于缓冲液比例过高或缓冲液敞开暴露过久所致

(王　丽　欧阳丹明)

第二节　正常骨髓细胞形态学

健康成人骨髓中包含红细胞系统、粒细胞系统、巨核细胞系统、淋巴细胞系统、单核细胞系统、浆细胞系统的各阶段细胞，以及少量基质细胞，如组织细胞、吞噬细胞、肥大细胞、脂肪细胞、成骨细胞、破骨细胞等。每个系统不同阶段血细胞均有各自的形态学特点。本节主要介绍瑞特染色后光学显微镜下骨髓各系统、各阶段细胞的正常形态学特点。掌握各种细胞的形态学特点是临床血液病诊断的前提，同时对疾病的鉴别诊断、疗效观察和预后判断等都具有重要意义。

实验一　红细胞系统形态观察

【目的】 掌握红细胞系统的总体形态学特征、各阶段红细胞的形态学特点及划分依据，能够与形态相似的细胞相鉴别。

【材料】 正常骨髓涂片、溶血性贫血骨髓涂片。

【形态观察】 红细胞系统（简称红系）包括原始红细胞、早幼红细胞、中幼红细胞、晚幼红细胞、红细胞，前四个阶段为有核红细胞。红细胞系统的总体形态学特征如下：①胞体较规则，圆形或椭圆形，原始红细胞及早幼红细胞可见瘤状突起；②胞核圆形，常居中，体积由大渐小，染色质由均匀颗粒状转为致密块状；③胞质颜色从深蓝色→蓝灰色→红灰色→淡红色，无颗粒。

下面介绍各阶段有核红细胞的形态学特点（表 1-2-1，图 1-2-1）。

表 1-2-1 各阶段有核红细胞的形态学特点

鉴别点	原始红细胞	早幼红细胞	中幼红细胞	晚幼红细胞
胞体大小	15～25 μm	15～20 μm	8～15 μm	7～10 μm
胞体形态	圆形或椭圆形，常有瘤状突起	圆形或椭圆形，可有瘤状突起	圆形	常为圆形
核形	圆形，常居中	圆形，常居中	圆形，常居中	圆形，居中或稍偏位
染色质	颗粒状	粗颗粒状或密集小块	碎墨砚状，副染色质明显	固缩成块，副染色质可见或无
核仁	1～3 个	模糊或无	无	无
胞质量	较多	略增多	多	多
胞质颜色	深蓝色不透明，有油画感，可有核周淡染区	蓝色或深蓝色、不透明，可有核周淡染区	嗜多色性呈灰蓝色、灰红色	浅红色、灰红色
胞质颗粒	无	无	无	无

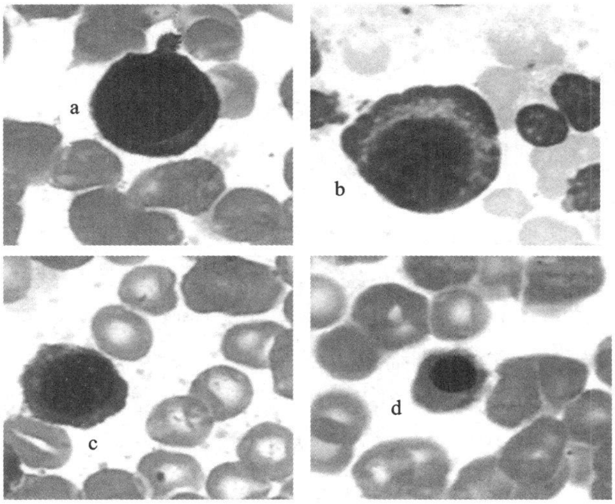

扫码看彩图

图 1-2-1 各阶段有核红细胞形态

注：a. 原始红细胞；b. 早幼红细胞；c. 中幼红细胞；d. 晚幼红细胞。

1. 原始红细胞（pronormoblast） 圆形或椭圆形，胞体直径 15～25 μm，常见瘤状或钝角状突起。胞核圆形，常居中，核染色质呈颗粒状，排列较紧密，有立体感。核仁 1～3 个，大小不一，略显蓝色，边界不清。胞质较多，深蓝色，不透明，如油画蓝色，核周可有淡染区。胞质中无颗粒，但丰富的核糖核酸自行聚集常使胞质呈蓝色假颗粒状。

2. 早幼红细胞（early normoblast） 圆形或椭圆形，胞体直径 15～20 μm，可有瘤状突起。胞核圆形，常居中，核染色质颗粒状、有聚集，或呈小块状，核仁模糊或消失。胞质相对较多，不透明，蓝色或深蓝色，无颗粒，可见核周淡染区。

3. 中幼红细胞（polychromatic normoblast） 多为圆形，胞体直径 8～15 μm。胞核圆形，常居中，核染色质凝聚呈块状，如打碎的墨砚状，副染色质明显且较透亮，无核仁。胞质较丰富，无颗粒，

NOTE

由于胞质中有血红蛋白生成而逐渐呈灰蓝色、灰红色等不同程度的嗜多色性。

4. 晚幼红细胞(orthochromatic normoblast) 多为圆形，胞体直径 7～10 μm。胞核圆形，居中或略偏位，核染色质常聚集呈大块状或固缩成深紫黑色团块，称为炭核，副染色质可见或消失，亦可见脱核状。胞质多，灰红色或粉红色，均匀，无颗粒。

5. 红细胞(erythrocyte) 双凹圆盘状，胞体直径为 6～9 μm，无核。胞质呈粉红色，中央部分可见淡染区，为红细胞直径的 1/3～1/2。

有核红细胞的阶段划分须从胞体大小、染色质、核仁、胞质的颜色等方面综合考虑。各阶段有核红细胞的主要划分依据如下。

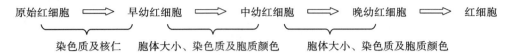

原始红细胞 ⟹ 早幼红细胞 ⟹ 中幼红细胞 ⟹ 晚幼红细胞 ⟹ 红细胞

染色质及核仁　　胞体大小、染色质及胞质颜色　　胞体大小、染色质及胞质颜色

在红系明显增生的涂片中，有时可观察到幼红细胞造血岛，即多个有核红细胞中心围绕吞噬细胞或组织细胞。

【注意事项】

(1) 观察骨髓涂片时，先要确定骨髓涂片的正面朝上(正面反光性差，反面反光性好)。如反面朝上放置，低倍、高倍镜下可见细胞，而油镜下却不见，且易压碎涂片。

(2) 骨髓涂片的观察首先选择厚薄适宜(一般体尾交界处)、细胞分布均匀、成熟红细胞不重叠也不过分分离、细胞形态完整、染色好、结构易于观察处。血膜头部厚，有核红细胞胞体较小、胞质量少；尾部有核红细胞胞体较大、胞质量多。

(3) 由于细胞形态变化多样，故观察细胞时不能只根据细胞的一两个特点轻易做出否定或肯定性判断，应全面观察细胞的形态学特征。如胞体大小、形态，胞质量、颜色，胞核大小、形态、位置，核染色质、核仁有无等。同时注意兼顾核、质特征，并注意与周围细胞相比较。

(4) 观察有核红细胞胞质颜色时，应与周围的成熟红细胞进行比较，因为涂片染色的酸碱度会影响胞质颜色，偏酸时胞质颜色偏红色，偏碱时胞质颜色偏灰蓝色。

(5) 原始红细胞和早幼红细胞胞质中，有时因核糖核酸丰富并自行聚集，使有些胞质呈蓝色小块状，易被误认为颗粒。

(6) 注意有核红细胞与其他细胞的鉴别：

①原始红细胞应注意与其他原始细胞相鉴别，尤其是骨髓中最常见的原始红细胞与原始粒细胞的鉴别。在涂片过厚或着色不佳，以及某些病理情况如白血病时更易混淆。

②中幼红细胞应注意与淋巴细胞、浆细胞鉴别。

【参考范围】 在健康成人的骨髓涂片中，有核红细胞占骨髓有核细胞的 15%～25%，原始红细胞小于 1%，早幼红细胞小于 5%，中、晚幼红细胞为主(约各占 10%)。

实验二　粒细胞系统形态观察

【目的】 掌握粒细胞系统的形态变化规律、粒细胞胞质中四种颗粒(非特异性颗粒、中性颗粒、嗜酸性颗粒、嗜碱性颗粒)的鉴别；掌握各阶段粒细胞的形态学特点及划分依据；能够与形态相似的细胞相鉴别。

【材料】 基本正常骨髓涂片、慢性粒细胞白血病血涂片或骨髓涂片、急性粒细胞白血病骨髓涂片。

【形态观察】 粒细胞系统(简称粒系)包括原始粒细胞、早幼粒细胞、中幼粒细胞、晚幼粒细胞、杆状核粒细胞和分叶核粒细胞。粒细胞系统的胞质中常有许多颗粒，从Ⅱ型原始粒细胞开始出现颗粒，称为非特异性颗粒(又称嗜天青颗粒、嗜苯胺蓝颗粒、A 颗粒)；从中幼粒细胞阶段开始出现特异性颗粒(又称 S 颗粒)，有中性颗粒、嗜酸性颗粒、嗜碱性颗粒三种(颗粒的鉴别详见表 1-2-2)。根

NOTE

据特异性颗粒的不同又将中幼粒细胞及其以下阶段的细胞分为中性粒细胞、嗜酸性粒细胞和嗜碱性粒细胞。粒细胞系统的形态变化规律如下。①胞体：规则，呈圆形或椭圆形。②胞质颗粒：无颗粒→非特异性颗粒→特异性颗粒。③胞核：圆形→椭圆形→核一侧扁平→肾形→腊肠形→分叶状。④染色质：细致均匀细颗粒→粗颗粒→小块状。

表 1-2-2　粒细胞胞质中四种颗粒的鉴别

鉴别点	非特异性颗粒	中性颗粒	嗜酸性颗粒	嗜碱性颗粒
大小	较粗，大小不一	细小，大小较一致	粗大，大小一致	粗大，大小不一
形态	形态不一	细砂粒状	圆形小珠状	形态不一
颜色	紫红色	淡红色、淡紫红色或灰红色	橘红色或棕黄色	深紫红色或深紫黑色
数量	少量或中等量	多	多	不定，常不多
分布	分布不一，可覆盖于核上	均匀散在	均匀聚集	分布不一，常覆盖于核上

下面介绍各阶段粒细胞的形态学特点，详见表 1-2-3、图 1-2-2。

表 1-2-3　各阶段粒细胞的形态学特点（以中性粒细胞为例）

鉴别点	原始粒细胞	早幼粒细胞	中幼粒细胞	晚幼粒细胞	杆状核粒细胞	分叶核粒细胞
胞体大小	10～20 μm	12～25 μm	10～20 μm	10～16 μm	10～15 μm	10～14 μm
胞体形态	圆形或椭圆形	圆形或椭圆形	圆形	圆形	圆形	圆形
核形	圆形或椭圆形	圆形或椭圆形，常偏向一侧	圆形或椭圆形，一侧扁平或略有凹陷	明显凹陷呈半月形、肾形或马蹄形	弯曲呈带形、S形、E形等	分 2～5 叶，叶之间有细丝相连
核仁	小而多，2～5 个，清晰易见	清晰或模糊	常无	无	无	无
染色质	细颗粒状，平坦如一层薄纱	较原始粒细胞粗，大小不一	聚集呈小索块状	小块状，出现副染色质	小块状，副染色质明显	粗糙块状，副染色质明显
胞质量	较少	较多或多	多	多	多	多
胞质颜色	蓝色	蓝色	淡蓝色	淡蓝色或淡红色	淡红色	淡红色
胞质颗粒	无或有少许细小颗粒	数量不等的嗜天青颗粒	中等量中性颗粒，可见一定量 A 颗粒	充满中性颗粒，A 颗粒少或无	充满中性颗粒，无 A 颗粒	充满中性颗粒

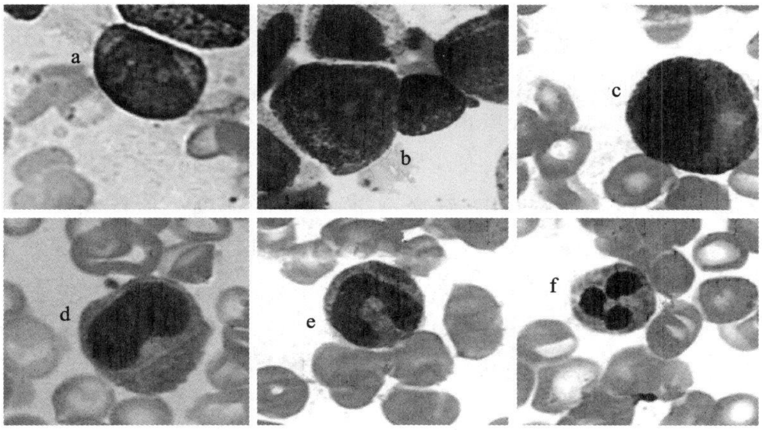

图 1-2-2　各阶段粒细胞形态

注：a. 原始粒细胞；b. 早幼粒细胞；c. 中性中幼粒细胞；d. 中性晚幼粒细胞；e. 中性杆状核粒细胞；f. 中性分叶核粒细胞。

1. 原始粒细胞(myeloblast) 胞体圆形或类圆形,直径 10～20 μm。胞核大,圆形或椭圆形,居中或略偏位;核染色质呈细颗粒状,排列均匀,平坦如一层薄纱;核仁 2～5 个,淡蓝色或无色,清晰易见。胞质较少,呈淡蓝色或蓝色,着色均匀如水彩画感,绕于核周,有时在近核处着色较浅(核周呈淡染带),无颗粒或少许细小嗜天青颗粒。根据颗粒有无可将原始粒细胞分为如下两种类型。①Ⅰ型原始粒细胞:典型的原始粒细胞,胞质中无颗粒。②Ⅱ型原始粒细胞:胞质中可见少量、细小颗粒,分布局限。

2. 早幼粒细胞(promyelocyte) 胞体圆形或椭圆形,直径 12～25 μm,比原始粒细胞略大。胞核较大,圆形或椭圆形,常偏向一侧。核染色质呈颗粒状,较原始粒细胞粗。核仁清晰或模糊。胞质丰富,染蓝色或深蓝色,近核处常有高尔基体发育的初浆区,染淡蓝色、无色或淡灰黄色。胞质中可见数量和大小不等的嗜天青颗粒,少许覆盖于核上。

3. 中幼粒细胞(myelocyte) 自中幼阶段开始,粒细胞胞质内出现特异性颗粒。根据颗粒的不同,中幼粒细胞可分为中性中幼粒细胞、嗜酸性中幼粒细胞和嗜碱性中幼粒细胞。

(1) 中性中幼粒细胞(neutrophilic myelocyte):胞体圆形,直径 10～20 μm。胞核呈椭圆形或圆形,一侧可见扁平或略有凹陷,核常偏向一侧,占胞体的 1/2～2/3。核染色质聚集呈索块状,索块大小较一致,核仁消失。胞质多,呈淡蓝色,内含中等量中性颗粒。部分胞质内还残存少量非特异性颗粒。

(2) 嗜酸性中幼粒细胞(eosinophilic myelocyte):胞体圆形,直径 15～20 μm,比中性中幼粒细胞略大。胞核与中性中幼粒细胞类似。胞质多,呈淡蓝色,常因颗粒较多而看不见。胞质内有排列紧密的嗜酸性颗粒。未完全成熟的嗜酸性颗粒有时呈蓝黑色、暗黄色或棕褐色,称为双染性嗜酸性粒细胞。双染颗粒在中幼粒细胞、晚幼粒细胞中可见。早期的嗜酸性中幼粒细胞内,除嗜酸性颗粒或双染颗粒之外,还可见极少量大小不等、形态不一的蓝紫色颗粒,类似嗜碱性颗粒,常覆盖于其他颗粒之上。

(3) 嗜碱性中幼粒细胞(basophilic myelocyte):胞体圆形,直径 10～15 μm,比中性中幼粒细胞略小。胞核呈椭圆形,轮廓不清楚,核染色质较模糊。胞质中等量,呈淡蓝色,胞质内有少量的嗜碱性颗粒,排列凌乱,可覆盖于核上。

4. 晚幼粒细胞(metamyelocyte) 胞体圆形,胞核凹陷,其凹陷深度与假设核短径之比常小于 1/2 或核凹陷深度与假设圆形核直径之比为 1/2～3/4。根据颗粒的不同将晚幼粒细胞分为中性晚幼粒细胞、嗜酸性晚幼粒细胞和嗜碱性晚幼粒细胞。

(1) 中性晚幼粒细胞(neutrophilic metamyelocyte):胞体直径 10～16 μm。胞核多凹陷呈半月形、肾形或马蹄形等,也有部分呈圆形或椭圆形,核常偏向一侧。核染色质较粗糙,呈小块状,染色质之间空隙明显,即副染色质,无核仁。胞质多,呈淡蓝色或淡红色,中性颗粒较多时往往看不到胞质的颜色,少数细胞质内残留少量非特异性颗粒。

(2) 嗜酸性晚幼粒细胞(eosinophilic metamyelocyte):胞体直径 10～16 μm,胞核同中性晚幼粒细胞,胞质中充满嗜酸性颗粒。

(3) 嗜碱性晚幼粒细胞(basophilic metamyelocyte):胞体直径 10～14 μm,胞核呈肾形,轮廓不清楚。胞质较少,呈淡灰蓝色、淡灰红色,有少量嗜碱性颗粒,可覆盖于核上。

5. 杆状核粒细胞(stab granulocyte) 胞体圆形,核凹陷深度与假设核短径之比大于 1/2 或核凹陷深度与假设圆形核直径之比大于 3/4。根据颗粒的不同将杆状核粒细胞分为中性杆状核粒细胞、嗜酸性杆状核粒细胞和嗜碱性杆状核粒细胞。

(1) 中性杆状核粒细胞(neutrophilic stab granulocyte):胞体直径 10～15 μm。胞核弯曲呈带状、S 形、U 形、E 形等,核染色质粗糙呈块状,副染色质明显。胞质丰富,呈淡红色,充满中性颗粒,无 A 颗粒。

(2) 嗜酸性杆状核粒细胞(eosinophilic stab granulocyte):胞体直径 11～16 μm,胞核同中性杆状核粒细胞,胞质中充满嗜酸性颗粒。

NOTE

(3) 嗜碱性杆状核粒细胞(basophilic stab granulocyte):胞体直径 10～12 μm,胞核呈模糊杆状,胞质内及核上有少量嗜碱性颗粒。

6. 分叶核粒细胞(segmented granulocyte) 胞体圆形,胞核分叶状,叶间有核丝相连,最窄处小于最宽处的三分之一。根据颗粒的不同将分叶核粒细胞分为中性分叶核粒细胞、嗜酸性分叶核粒细胞和嗜碱性分叶核粒细胞。

(1) 中性分叶核粒细胞(neutrophilic segmented granulocyte):胞体直径 10～14 μm,胞核常分为 2～5 叶,叶之间有细丝相连。胞质同中性杆状核粒细胞。

(2) 嗜酸性分叶核粒细胞(eosinophilic segmented granulocyte):胞体直径 11～16 μm,胞核多分为 2 叶,似眼镜状,胞质中充满嗜酸性颗粒。

(3) 嗜碱性分叶核粒细胞(basophilic segmented granulocyte):胞体直径 10～12 μm,胞核模糊不清或分成 3～4 叶。胞质较少,胞质内及核上有少量嗜碱性颗粒。

粒细胞的阶段划分须从核质比、胞核的形状以及胞质中颗粒的种类等方面进行,主要划分依据如下。

原始粒细胞 ⇒ 早幼粒细胞 ⇒ 中幼粒细胞 ⇒ 晚幼粒细胞 ⇒ 杆状核粒细胞 ⇒ 分叶核粒细胞

染色质核仁及A颗粒　染色质及胞质S颗粒　核形及染色质　核形及染色质　核形

【注意事项】

1. 主要观点 传统观点认为原始粒细胞胞质中无颗粒。目前比较公认的观点是原始粒细胞应分为两型:Ⅰ型就是传统意义上的原始粒细胞,胞质中无颗粒;Ⅱ型是细胞胞体、胞核、核染色质等特征与Ⅰ型原始粒细胞特点相同,但胞质中可有少许细小颗粒(一般少于 20 颗)。

2. 胞质颗粒的鉴别 粒细胞系统胞质中非特异性颗粒和三种特异性颗粒的准确区分对正确鉴别粒细胞意义重大。一般情况下,粒细胞胞质中四种颗粒不难区分,但有时不特别典型,如嗜苯胺蓝颗粒粗大、嗜碱性颗粒不粗大、嗜酸性颗粒数量减少或颜色不典型等,要仔细鉴别。

(1) 嗜酸性粒细胞胞质中少数未完全成熟的颗粒可呈嗜碱性反应,颗粒可呈深紫褐色、蓝色或蓝黑色,除颜色外,其他特点与嗜酸性颗粒一致,多见于中、晚幼粒细胞阶段,应注意与嗜碱性粒细胞鉴别。

(2) 若嗜碱性粒细胞的嗜碱性颗粒覆盖在核上而使胞核结构不清楚,往往很难确定为哪一个阶段,可统称为成熟嗜碱性粒细胞。嗜碱性粒细胞形态变化较大,有时颗粒细小,散在胞质中呈淡紫红色,有时细胞胞体小(尤其在病理情况下),胞质量少,颗粒覆盖在核上,易被误认为小淋巴细胞。有时可见胞体周围有淡紫红色的红晕。

3. 划分标准 中幼以下阶段粒细胞的划分主要依据胞核的形态,其划分标准见表 1-2-4。

表 1-2-4 中幼以下阶段粒细胞的三种划分标准

划分依据	核凹陷深度/假设核短径	核凹陷深度/假设圆形核直径	核最窄处/最宽处
中幼粒细胞	无凹陷	<1/2	—
晚幼粒细胞	<1/2	1/2～3/4	>1/2
杆状核粒细胞	>1/2	>3/4	1/2～1/3
分叶核粒细胞	核丝	核丝	<1/3

4. 常用方法 临床上以核凹陷深度/假设核短径的划分方式比较常用。中性分叶核粒细胞有时核分叶后叠加在一起,致使连接的核丝被隐藏,胞核常有明显的切痕,可见折叠痕迹。

5. 粒细胞与其他细胞的鉴别

(1) 原始粒细胞与原始红细胞的鉴别:原始粒细胞和原始红细胞是正常人骨髓中较易见到的原始细胞,二者的鉴别详见表 1-2-5。

NOTE

表 1-2-5 原始粒细胞与原始红细胞的鉴别

鉴 别 点	原始红细胞	原始粒细胞
胞体大小	15～25 μm	10～20 μm
胞体形态	圆形或椭圆形，常见瘤状突起	圆形或椭圆形
核形	圆形	圆形或类圆形
核仁	1～3 个，较大，界限不清	2～5 个，小而清晰
染色质	颗粒状、较粗，不太均匀，有明显厚实感	细颗粒状，排列均匀，无明显厚实感
胞质量	较多	较少
胞质颜色	不透明深蓝色，如油画蓝感	蓝色，透明，如水彩画感

(2) 原始粒细胞与原始淋巴细胞、原始单核细胞的鉴别：在急性白血病患者的骨髓涂片中，三种原始细胞不易区分。必要时进行细胞化学染色、流式细胞术检测免疫表型等有助于鉴别。

(3) 中性粒细胞与单核细胞的鉴别：尤其在白血病患者的骨髓涂片中，有些幼稚中性粒细胞胞体较大，胞核形状不规则，核染色质疏松，其形态学特征与单核细胞相似，应注意鉴别。

【参考范围】 在健康成人的骨髓涂片中，粒细胞系统占骨髓有核细胞的 40%～60%，以中性中幼粒细胞及以下阶段细胞为主。其中原始粒细胞少于 2%，早幼粒细胞少于 5%，中性中幼粒细胞约占 8%，中性晚幼粒细胞约占 10%，中性杆状核粒细胞约占 20%，中性分叶核粒细胞约占 12%，嗜酸性粒细胞少于 5%，嗜碱性粒细胞少于 1%。

实验三 巨核细胞系统形态观察

【目的】 掌握巨核细胞系统的总体形态学特征以及各阶段巨核细胞和血小板的形态学特点；熟悉巨核细胞各阶段划分的依据。

【材料】 正常骨髓涂片，特发性血小板减少性紫癜骨髓涂片。

【形态观察】 巨核细胞系统（简称巨核系）包括原始巨核细胞、幼稚型巨核细胞、颗粒型巨核细胞、产血小板型巨核细胞、裸核型巨核细胞及血小板。巨核细胞系统除原始巨核细胞外，总体形态学特征如下。①胞体大，不规则，随着细胞成熟，胞体逐渐增大，细胞边界不清。②胞核常巨大，偏位，成熟巨核细胞的胞核扭曲折叠，极不规则；染色质致密，从粗颗粒状到粗糙条索状。③胞质逐渐增多，颜色由蓝转红，成熟巨核细胞胞质常极丰富，并有大量细小颗粒。各阶段巨核细胞的形态学特点见表 1-2-6、图 1-2-3。

表 1-2-6 各阶段巨核细胞的形态学特点

鉴 别 点	原始巨核细胞	幼稚巨核细胞	颗粒型巨核细胞	产血小板型巨核细胞	裸核型巨核细胞
胞体大小	15～30 μm	30～50 μm	40～70 μm	40～70 μm	—
胞体形态	圆形或不规则，常有指状突起	不规则	不规则	不规则，胞膜不完整	—
核形	圆形或椭圆形	不规则	不规则，常有重叠	不规则，常有重叠	不规则
核仁	2～3 个，不清晰	常无	无	无	无
染色质	均匀粗颗粒，排列紧密	粗颗粒状或小块状	粗块状或条状	粗块状或粗条状	块状或条状

续表

鉴别点	原始巨核细胞	幼稚巨核细胞	颗粒型巨核细胞	产血小板型巨核细胞	裸核型巨核细胞
胞质量	少	较丰富	极丰富	极丰富	无或有少许
胞质颜色	深蓝色，不透明	蓝色或深蓝色	淡蓝色	淡蓝色	—
胞质颗粒	无	近核局部出现细小均匀的淡紫红色颗粒	充满细小、均匀淡紫红色颗粒	颗粒丰富，外缘有雏形血小板形成	—

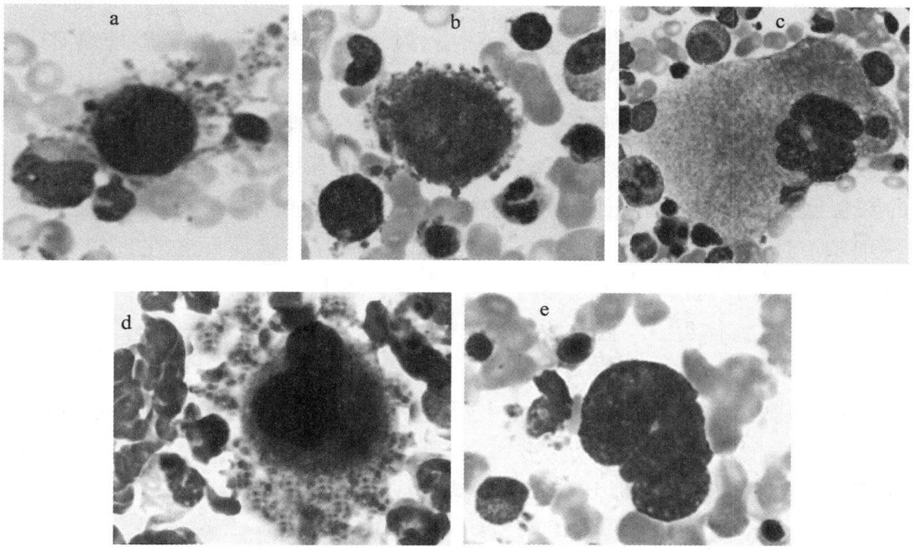

图 1-2-3 各阶段巨核细胞形态

注：a. 原始巨核细胞；b. 幼稚巨核细胞；c. 颗粒型巨核细胞；d. 产血小板型巨核细胞；e. 裸核型巨核细胞。

扫码看彩图

1. 原始巨核细胞(megakaryolast) 胞体直径为 15～30 μm，圆形或不规则，常见多个指状胞质突起。胞核较大，圆形、椭圆形或不规则，可见凹陷折叠，染紫红色。核染色质呈粗颗粒状，排列紧密，分布较均匀。核仁 2～3 个，常不清楚，呈蓝色。胞质较少，深蓝色，周边深浓，无颗粒。

2. 幼稚巨核细胞(promegakaryocyte) 胞体直径 30～50 μm，外形常不规则，常有伪足状突起。胞核大，不规则，有重叠或扭曲。核染色质呈粗而密集的粗颗粒状或小块状，核仁不清楚或消失。胞质丰富，呈深蓝色或蓝紫色，近核处有均匀细小的淡紫红色嗜天青颗粒而呈淡红色。随着细胞的成熟，颗粒逐渐增多，边界不清。

3. 颗粒型巨核细胞(granular megakaryocyte) 胞体直径 40～70 μm，有时可达 100 μm，外形常不规则，边界不清。胞核巨大，不规则，常有扭曲折叠痕迹。核染色质呈粗块状或条状，无核仁。胞质极其丰富，呈淡蓝色，充满大量淡紫红色颗粒。较早期的颗粒型巨核细胞的胞质边缘可有狭窄的淡蓝色透明区，形成外质，是胞质未成熟部分，内质充满颗粒。

4. 产血小板型巨核细胞(thromocytogenic megakaryocyte) 胞体直径 40～70 μm，有时可达 100 μm，外形常不规则，胞膜不完整，呈伪足状或撕破毛边状。胞核巨大，不规则，常有扭曲折叠痕迹，核染色质呈粗条状，无核仁。胞质极其丰富，呈淡蓝色，丰富的颗粒可聚集成簇，形成雏形血小板，胞质边界有数量不等被释放出来的血小板。

5. 裸核型巨核细胞(naked megakaryocyte) 巨核细胞释放大量血小板后，胞质完全分离而遗留下来的裸核称为裸核型巨核细胞。胞核与产血小板型巨核细胞相同，胞质无或有少许淡红色痕迹。

6. 血小板(platelet) 直径 2～4 μm，圆形、椭圆形、星形、逗点状或不规则，无胞核。胞质淡蓝

NOTE

色，中心部位有细小、分布较均匀的淡紫红色细小点粒状颗粒，正常骨髓涂片上常成簇、成堆存在。

各阶段巨核细胞的主要划分依据如下。

原始巨核细胞 ⟹ 幼稚巨核细胞 ⟹ 颗粒型巨核细胞 ⟹ 产板型巨核细胞 ⟹ 裸核型巨核细胞

胞体大小、胞质颗粒；胞体大小、核染色质特点、胞质颜色及颗粒量；胞膜完整性、雏形血小板、血小板释放等；胞质是否完全脱落

【注意事项】

(1) 巨核细胞胞体巨大，多位于骨髓涂片的尾部和边缘，而且全片巨核细胞数量一般较少，有时容易漏检。故观察巨核细胞时应先在低倍镜下观察血膜尾部和边缘部分，找到巨核细胞后移至视野正中，然后在油镜下观察巨核细胞的形态。

(2) 在血膜厚的部位巨核细胞明显缩小而深染，颗粒型巨核细胞的颗粒非常密集而使胞核和胞质很难分辨。

(3) 在骨髓涂片中，原始巨核细胞一般很少，比其他造血细胞略大，有时不易发现。但仔细观察还是有一些较独特的特点，如细胞着色深，边缘不整齐，常有指状突起，有时可见血小板附着。

(4) 有的颗粒型巨核细胞周边有血小板附着，要注意与产血小板型巨核细胞加以鉴别。前者血小板与巨核细胞有明确分界，颜色与颗粒分布都有差别；后者胞质颗粒在近核处均匀分布，在远核处逐渐出现聚集，最后形成独立的血小板，有一个演变的过程。

(5) 由于巨核细胞胞体巨大，胞质丰富，有颗粒，与破骨细胞形态有许多相似之处，应注意鉴别。

(6) 观察骨髓涂片时，应注意同时观察血小板数量、形态、大小及分布。由于血小板有聚集性，正常情况下骨髓涂片上的血小板成堆成簇分布；若制备涂片时标本凝固，显微镜下可见凝块中有聚集成片的血小板，而涂片其他部位的血小板明显减少或消失。

【参考范围】 在 1.5 cm×3.0 cm 的骨髓涂片上可见 7～35 个巨核细胞，其中原始巨核细胞占 0～5%，幼稚型巨核细胞占 0～10%，颗粒型巨核细胞占 10%～50%，产血小板型巨核细胞占 20%～70%，裸核占 0～30%。

实验四　淋巴细胞系统形态观察

【目的】 掌握淋巴细胞系统的总体形态学特征、各阶段淋巴细胞的形态学特点及阶段划分依据，能够与形态相似的细胞进行鉴别。

【材料】 正常骨髓涂片、急性淋巴细胞白血病血涂片或骨髓涂片。

【形态观察】 淋巴细胞系统(简称淋巴系)包括原始淋巴细胞、幼稚淋巴细胞和淋巴细胞(有小淋巴细胞和大淋巴细胞之分)。淋巴细胞系统的总体形态学特征如下。①胞体：小，圆形或类圆形。②胞质：少，呈蓝色或淡蓝色。各阶段淋巴细胞的形态学特点见表 1-2-7、图 1-2-4。

1. 原始淋巴细胞(lymphoblast) 圆形或类圆形，胞体直径 10～18 μm。胞核大，呈圆形或类圆形，居中或略偏向一侧。核染色质呈细致颗粒状，核仁 1～2 个，无色或淡蓝色，清晰透亮如天窗，核仁周边常有染色质聚集而形成核堤。胞质少，蓝色，无颗粒，近核处常有一透明区。

2. 幼稚淋巴细胞(prelymphocyte) 圆形或类圆形，胞体直径 10～16 μm。胞核较大，呈圆形或类圆形，偶见核凹陷。核染色质有聚集，较原始淋巴细胞粗，核仁模糊不清或消失。胞质较少，蓝色，部分细胞有少量紫红色嗜天青颗粒。

3. 大淋巴细胞 圆形或类圆形，胞体直径 12～15 μm。胞核呈圆形或椭圆形，居中或偏向一侧，核染色质为紧密块状或涂抹状。胞质较多，呈清澈的淡蓝色，常有少许较为粗大、大小不等的紫红色嗜天青颗粒。

4. 小淋巴细胞 圆形或类圆形，胞体直径 6～9 μm。胞核多为圆形，偶有小切迹。核染色质聚

NOTE

集呈团块状，副染色质不明显。胞质少或极少，似裸核状，细胞质常偏向一侧，呈淡蓝色，多无颗粒，有时胞质可有突起。

表 1-2-7 各阶段淋巴细胞的形态学特点

鉴 别 点	原始淋巴细胞	幼稚淋巴细胞	大淋巴细胞	小淋巴细胞
胞体大小	10～18 μm	10～16 μm	12～15 μm	6～9 μm
胞体形态	圆形或类圆形	圆形或类圆形	圆形或类圆形	圆形、类圆形
核形	圆形或类圆形	圆形或类圆形	椭圆形，常偏位	圆形，偶有小切迹
核仁	1～2 个	模糊或消失	消失	消失
染色质	颗粒状	密集粗颗粒	紧密块状	团块状
胞质量	少	少	较多	少或极少
胞质颜色	蓝色	蓝色	清澈的淡蓝色	淡蓝色或蓝色
胞质颗粒	无	偶有少许紫红色颗粒	常有紫红色颗粒	常无颗粒

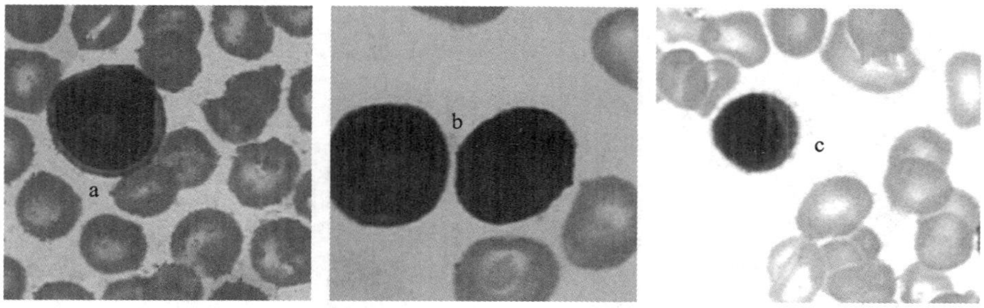

图 1-2-4 各阶段淋巴细胞

注：a. 原始淋巴细胞；b. 幼稚淋巴细胞；c. 成熟淋巴细胞。

各阶段淋巴细胞的划分比较困难，划分的关键是依据核染色质的致密程度。幼稚淋巴细胞与成熟淋巴细胞的划分比原始淋巴细胞与幼稚淋巴细胞的划分更重要。各阶段淋巴细胞主要划分依据如下。

原始淋巴细胞 ⟹ 幼稚淋巴细胞 ⟹ 淋巴细胞

染色质、核仁及胞质颗粒　　染色质结构

【注意事项】

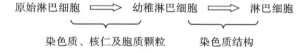

1. 选择合适部位 观察急性淋巴细胞白血病患者的骨髓涂片时，应注意选择合适的部位。骨髓涂片较厚的部位，原始及幼稚淋巴细胞胞体小，显微镜下细胞结构不清，易被误认为是成熟淋巴细胞。

2. 不分开报告 淋巴细胞有大淋巴细胞和小淋巴细胞，分类计数时一般不需要将两者分开报告。骨髓涂片中一般以小淋巴细胞为主。

3. 淋巴细胞与其他细胞的鉴别

(1) 小淋巴细胞、浆细胞、中幼红细胞，三者鉴别要点见表 1-2-10。

(2) 小淋巴细胞应与胞体较小的嗜碱性粒细胞、炭核(晚幼红细胞脱核)相鉴别。

(3) 大淋巴细胞与单核细胞：有些大淋巴细胞胞核不规则，应注意与单核细胞相鉴别。

【参考范围】 在健康成人的骨髓涂片中，淋巴细胞系统占骨髓有核细胞的 20%～25%，均为成熟淋巴细胞，并以小淋巴细胞为主，原始淋巴细胞罕见(0～0.4%)，幼稚淋巴细胞偶见(0～2.1%)。

实验五 单核细胞系统

【目的】 掌握单核细胞系统总体形态学特征、各阶段单核细胞的形态学特点及阶段划分依据；

扫码看彩图

NOTE

注意与相似细胞相鉴别。

【材料】 单核细胞增多的血涂片或骨髓涂片、急性单核细胞白血病的血涂片或骨髓涂片。

【形态观察】 单核细胞系统包括原始单核细胞、幼稚单核细胞和单核细胞。单核细胞系统的形态学特征如下。①胞体：较大，外形多不圆，可有伪足。②胞核：较大，不规则，常扭曲、折叠，核染色质疏松。③胞质：较多，呈灰蓝色，半透明，可见空泡，胞质内有非特异性颗粒，细小呈粉尘样。见图 1-2-5。

1. 原始单核细胞(monoblast) 圆形或不规则圆形，胞体直径 15～25 μm。胞质量较多，呈蓝色或灰蓝色，半透明如毛玻璃样，一般无颗粒。胞核较大，占细胞直径的 2/3，呈圆形、椭圆形或不规则，染色质纤细疏松，呈细网状。核仁 1～3 个，大而清楚。

2. 幼稚单核细胞(premonocyte) 圆形或不规则圆形，有时有伪足，胞体直径 15～25 μm。胞质量增多，蓝色或灰蓝色，半透明如毛玻璃样，可见细小、粉尘样紫红色嗜天青颗粒。胞核不规则，有扭曲、折叠状，染色质有聚集，呈疏松网状。核仁模糊或消失。

3. 单核细胞(monocyte) 圆形或不规则圆形，胞体直径 12～20 μm。胞质量多，灰蓝色或略带粉色，可有细小、粉尘样紫红色嗜天青颗粒。胞核不规则，呈肾形、笔架形、马蹄形、S 形等，有扭曲、折叠状。染色质呈疏松条索状或粗网状，核仁消失。

扫码看彩图

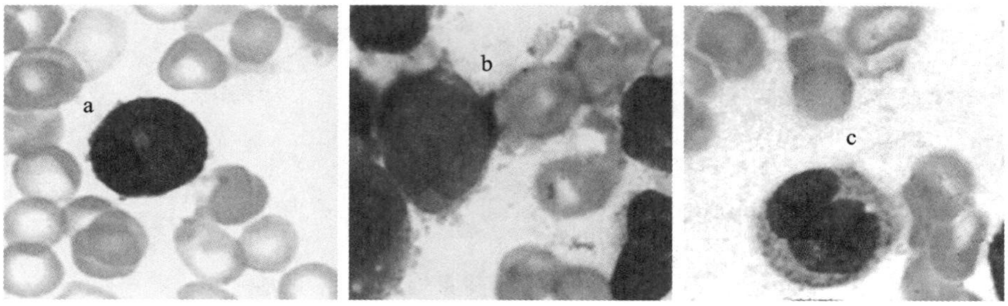

图 1-2-5 各阶段单核细胞

注：a. 原始单核细胞；b. 幼稚单核细胞；c. 单核细胞。

【注意事项】

1. 难点 单核细胞系统是较难辨认的细胞，特别是原始阶段细胞形态学特点不明显，初学者经常将不典型的单核细胞误认为是粒细胞或淋巴细胞，应注意它们之间的鉴别。

(1) 原始单核细胞与原始粒细胞、原始淋巴细胞的鉴别见表 1-2-8。

表 1-2-8 原始单核细胞与原始粒细胞、原始淋巴细胞的鉴别

鉴 别 点	原始粒细胞	原始淋巴细胞	原始单核细胞
胞体大小	10～20 μm	10～18 μm	14～25 μm
胞体形态	圆形或椭圆形	圆形或类圆形	圆形或不规则
核形	圆形或类圆形	圆形或类圆形	规则或不规则，常折叠、偏位
核仁	2～5 个，小而清晰	1～2 个，清晰	1～3 个，大而清晰
染色质	细颗粒状，排列均匀，无明显厚实感	颗粒状，排列紧密，有明显厚实感	纤细、疏松，呈细丝网状，有起伏感
胞质量	较少	少或很少	较多
胞质颜色	蓝色，透明，如水彩画感	蓝色，透明	蓝色或灰蓝色，半透明

(2) 单核细胞与中性中幼、中性晚幼粒细胞的鉴别见表 1-2-9。

表 1-2-9 单核细胞与中性中幼、中性晚幼粒细胞的鉴别

鉴 别 点	中性中幼、中性晚幼粒细胞	单 核 细 胞
胞体	10～20 μm，圆形，规则	12～20 μm，圆形或不规则，可有伪足

NOTE

续表

鉴别点	中性中幼、中性晚幼粒细胞	单核细胞
核形	一侧扁平或凹陷呈肾形，常偏向一侧	不规则，可呈肾形、马蹄形、S形，常扭曲、折叠
核染色质	粗糙小块状或索块状	疏松粗网状或条索状
胞质	中等至较多，淡蓝色、淡灰红色	量多，灰蓝色，半透明如毛玻璃样，可有空泡
胞质颗粒	有中性颗粒，有或无A颗粒	常有细小、粉尘样的紫红色颗粒

（3）单核细胞与淋巴细胞鉴别：有的单核细胞胞体较小，与胞核不规则的大淋巴细胞相似，应结合各自的特点仔细辨认。

2. 特殊情况 一般情况下骨髓中的原始单核细胞罕见，如果偶见类似原始单核样细胞，可根据不同情况进行归属。例如对于急性单核细胞白血病初诊或复查患者，一般将其归属原始单核细胞，而在其他情况下，一般将其归属原始粒细胞。

【参考范围】 在健康成人的骨髓涂片中，原始单核细胞罕见，幼稚单核细胞偶见，成熟单核细胞占骨髓有核细胞的4%以下。

实验六 浆细胞系统形态观察

【目的】 掌握浆细胞系统总体形态学特征、各阶段浆细胞的形态学特点及阶段划分依据；注意与相似细胞鉴别。

【材料】 浆细胞反应性增多的骨髓涂片，浆细胞白血病、多发性骨髓瘤骨髓涂片。

【形态观察】 浆细胞系统包括原始浆细胞、幼稚浆细胞和浆细胞。正常骨髓涂片中多为成熟浆细胞，在浆细胞白血病、多发性骨髓瘤骨髓涂片中可见大量原始和幼稚浆细胞。浆细胞系统的形态学特征如下。①外形：圆形、椭圆形、不规则，边缘常不整。②胞核：圆形，偏位明显。③胞质：丰富，呈深蓝色、蓝色、灰蓝色或灰红色，且常有核旁淡染区及空泡。见图1-2-6。

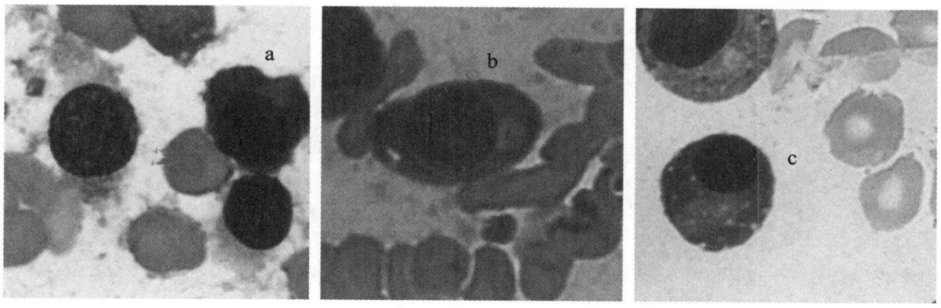

图1-2-6 各阶段浆细胞形态

注：a. 原始浆细胞；b. 幼稚浆细胞；c. 浆细胞。

扫码看彩图

1. 原始浆细胞(plasmablast) 圆形或椭圆形，胞体直径15～20 μm。胞质量较多，呈不透明深蓝色，有核旁淡染区，无颗粒，有泡沫感或见空泡。胞核圆形，较大，其直径占细胞直径的2/3以上，多偏位。染色质呈粗颗粒状。核仁1～2个，常染蓝色，清晰。

2. 幼稚浆细胞(proplasmacyte) 圆形或椭圆形，胞体直径12～16 μm。胞质量较多，呈深蓝色，有核旁淡染区，胞质内有泡沫感或见空泡，偶有少许紫红色颗粒。胞核圆形或椭圆形，其直径占细胞直径的1/2左右，常偏位，染色质聚集，颗粒较粗。核仁模糊或无。

3. 浆细胞(plasmacyte) 椭圆形，常不规则，胞体直径8～15 μm。胞质量丰富，呈不透明蓝色或蓝紫色，胞质可有泡沫感或见空泡，偶有少许紫红色颗粒。胞核圆形或椭圆形，较小，其直径占细胞直径的1/2以下，常偏向一侧，染色质聚集成块状，副染色质明显，似车轮状或龟背状，无核仁。

NOTE

【注意事项】

（1）浆细胞形态多变，应注意与中幼红细胞、小淋巴细胞鉴别。见表 1-2-10。

表 1-2-10　浆细胞与中幼红细胞、小淋巴细胞的鉴别

鉴别点	浆细胞	中幼红细胞	小淋巴细胞
胞体	8～15 μm，椭圆形	8～15 μm，圆形	6～9 μm，圆形、类圆形
胞质颜色	深蓝色、蓝紫色	灰蓝色、灰红色	蓝色
胞质量	丰富，偏向一边	中等量，常围绕核周	极少，位于局部一边
胞质颗粒	偶有紫红色颗粒	无	常无颗粒，有时可有少许
核形	圆形	圆形	圆形或类圆形，偶有小切迹
核位置	常偏位	常居中	居中或偏位
染色质	块状，副染色质较明显，呈车轮状或龟背状	块状，副染色质明显，呈碎盘状或碎墨砚状	块状，副染色质不明显
其他	胞质泡沫感，核旁淡染区	异常时可有嗜碱性点彩颗粒	有时可见胞质突起

（2）某些反应性浆细胞增多的骨髓涂片中，有时可见 3 个或 3 个以上成熟浆细胞围绕巨噬细胞或组织细胞，称为浆细胞岛，应注意与成骨细胞相鉴别。

【参考范围】　在健康成人的骨髓涂片中，原始浆细胞罕见，幼稚浆细胞偶见，浆细胞占骨髓有核细胞的 2%以下。

实验七　其他细胞形态观察

【目的】　掌握常见的基质细胞，如组织细胞、肥大细胞、成骨细胞、破骨细胞、脂肪细胞、内皮细胞、纤维细胞，以及涂抹细胞、退化细胞的形态学特点。

【材料】　再生障碍性贫血骨髓涂片、白血病化疗后骨髓涂片、噬血细胞综合征骨髓涂片、衰老细胞较多的血涂片或骨髓涂片。

【形态观察】

1. 骨髓基质细胞

（1）组织细胞(histiocyte)：胞体直径 20～50 μm，常不规则，胞膜常不完整。胞质量较丰富，淡蓝色，可有少许紫红色颗粒。胞核 1 个，圆形或椭圆形，染色质呈粗网状，核仁 1～2 个。

（2）肥大细胞(mast cell)：又称组织嗜碱细胞(tissue basophilic cell)，外形不规则，胞体直径 15～30 μm，呈梭形、蝌蚪形或圆形等。胞质量较丰富，淡红色，充满圆形、大小均一的深紫黑色颗粒。胞核 1 个，较小，圆形或椭圆形，染色质结构不清，核仁无。

（3）成骨细胞(osteoblast)：胞体直径 25～45 μm，长椭圆形或不规则，边缘常呈云雾状。胞质量丰富，深蓝色或蓝色，偶有少许紫红色颗粒，远核处常有淡染区。胞核 1 个，位于一端，圆形或椭圆形，染色质呈粗网状。核仁 1～3 个，淡蓝色。成骨细胞常成堆分布。

（4）破骨细胞(osteoclast)：胞体直径 60～100 μm，外形不规则，边缘不整齐。胞质量极丰富，淡紫色或淡红色，有大量细小、淡紫红色颗粒。胞核多个，甚至多达 100 个，圆形或椭圆形，大小、形态相似，染色质呈粗网状。核仁 1～2 个，淡蓝色。

（5）脂肪细胞(fatty cell)：胞体直径 30～50 μm，呈圆形或椭圆形。胞质量多，淡蓝色，无颗粒，充满大小不一的空泡。胞核 1 个，偏位，小而不规则，染色质呈致密网状，无核仁。

（6）内皮细胞(endothelial cell)：胞体直径 10～30 μm，呈梭形、椭圆形或长尾形。胞质量较少，淡蓝色或淡红色，分布于一端或两极，可有细小紫红色颗粒。胞核 1 个，椭圆形或梭形，染色质细网状，无核仁。

（7）纤维细胞(fibrocyte)：胞体长径可达 200 μm。胞质量极丰富，淡蓝色或淡红色，可有较多

NOTE

紫红色颗粒。胞核多个至数十个，椭圆形或梭形，染色质网状，核仁1～2个。

2. 涂抹细胞 往往是由于推片时人为造成的，有时是细胞退化所致。涂抹细胞大小不定，通常只有一个核而无胞质，胞核肿胀，染色质结构常模糊不清，染淡紫红色，有的可见核仁。涂抹细胞有时呈扫帚状，形如竹篮，故又称为篮细胞。篮细胞在某些淋巴细胞白血病患者骨髓中明显增多。退化细胞是细胞衰老所致，例如核溶解、核固缩的细胞等。核溶解的细胞表现为胞核变大，核膜不完整，核染色质结构不清楚；其胞体也常变大，胞膜也不完整。核固缩的细胞表现为核染色质聚集呈团块状，深染，副染色质消失，核固缩呈圆形或核碎裂成数个，而核膜、胞膜仍完整。

【注意事项】

1. 组织细胞与内皮细胞

(1) 组织细胞与内皮细胞的鉴别见表1-2-11。

表1-2-11 组织细胞与内皮细胞的鉴别

鉴别点	组织细胞	内皮细胞
胞体形态	类似椭圆形或不规则	多呈长尾形、梭形
胞体大小	20～50 μm	25～30 μm
胞体边缘	多不整齐，呈撕纸状	胞膜完整，边界清晰
胞核形态	常呈椭圆形	椭圆形、梭形或不规则
核仁	常有1～2个较清晰的蓝色核仁	多无核仁
染色质	粗网状	细网状
胞质量	较丰富	较少，常分布于细胞的一端或两端
胞质颜色	淡蓝色、淡灰蓝色	淡蓝色或淡灰红色
胞质颗粒	有少许紫红色颗粒	极少有颗粒
其他	有时含被吞噬物	常不含被吞噬物

(2) 成骨细胞与浆细胞的鉴别见表1-2-12。

表1-2-12 成骨细胞与浆细胞的鉴别

鉴别点	成骨细胞	浆细胞
胞体大小	20～40 μm	8～15 μm
胞体形态	长椭圆形或不规则，边缘不清呈云雾状	圆形、椭圆形、不规则
胞质	极丰富，常呈深蓝色，棉絮状	丰富，多呈深蓝色或蓝紫色，有泡沫感或空泡
核染色质	粗网状	块状
核仁	常有，1～3个	无
淡染区	常在偏位的胞质中心区，呈椭圆形	核旁，呈半月形
存在方式	常成堆存在，有时单个散在	常单个散在，异常时可见成堆存在

(3) 破骨细胞与巨核细胞(尤其是分叶过度的巨核细胞)的鉴别见表1-2-13。

表1-2-13 破骨细胞和巨核细胞的鉴别

鉴别点	破骨细胞	颗粒型巨核细胞
核及核形	圆形或椭圆形，1～100个，彼此孤立，无核丝相连，大小、形态相似	不规则，异常时可见分叶状，彼此重叠，常分不清核叶数
核染色质	粗网状	条状或块状
核仁	每个核有1～2个，较清楚	无
胞质、颗粒	胞质呈灰蓝色，有大量细小不均匀的紫红色颗粒	胞质呈淡粉红色或淡蓝色，有大量细小均匀的淡紫红色颗粒

NOTE

2. 基质细胞 数量少，胞体较大，特征比较明显，一般可在低倍镜下寻找，找到疑似细胞后再转至油镜下确认。

3. 非造血细胞 往往在骨髓小粒中较易见，如网状细胞、肥大细胞、脂肪细胞及纤维细胞等，可首先在骨髓小粒中查找，尤其是再生障碍性贫血患者的骨髓涂片。

4. 肥大细胞 有的肥大细胞胞质中颗粒排列致密，染色后整个细胞呈紫黑色，易误认为异物，但仔细观察其胞体边缘，往往可发现胞质中充满颗粒。

【附注】 血细胞的分裂象

血细胞通过分裂进行增殖，分裂方式分为有丝分裂与无丝分裂两种，血细胞主要以有丝分裂的方式进行增殖。

1. 有丝分裂(mitosis) 又称间接分裂。正常血细胞的有丝分裂分为下列四期。

(1) 前期(prophase)：核膜完整，核仁消失，核染色质由细变粗，聚集成核染色体，宛如线团状，故称为线团期或单丝球期。

(2) 中期(metaphase)：核膜崩解，核染色质粗而弯曲呈“V”字形，移向赤道面，呈辐射状排列在纺锤体的四周。从侧面看，其呈环形栅栏状或菊花状排列，展成一个平面；从正面观察，呈赤道形排列，组成一条线，故称为赤道板期。

(3) 后期(anaphase)：胞质中间可略收缩，核染色体数目增加一倍，平均分开，移向细胞两极，故又称为两极期。

(4) 末期(telophase)：胞质中间部位收缩呈哑铃形或腰断为二，核染色质逐渐形成两个网状核染色质，故又称为双丝球期或双子星期。

2. 无丝分裂(amitosis) 又称直接分裂。没有染色体形成过程，胞核一分为二，继而胞膜内陷，胞质分为两部分，形成大小、形态相似的两个子细胞。血细胞很少由无丝分裂产生新细胞。

(王　丽　欧阳丹明)

第三节　骨髓涂片检验步骤

骨髓是人体的主要造血器官，通过对骨髓中成分的观察，可了解机体的造血功能和疾病状况。骨髓涂片检查是骨髓检查最基本的方法，经过常规的瑞特染色，在显微镜下即能观察到骨髓细胞的种类和形态。因此，掌握其检查方法和步骤，正确分析检查结果，才能为疾病的诊断与病情观察提供可靠依据。

实验一　骨髓涂片观察

在骨髓采集和制片的同时，需采集和制备外周血涂片，瑞特染色后备用。肉眼观察骨髓涂片或血涂片，选择正面(髓膜面)朝上，置于显微镜载物台上，先后用低倍镜和油镜检查。

1. 低倍镜检查骨髓涂片 低倍视野大，可视范围广，对骨髓涂片的基本面了解比较全面。重点观察骨髓涂片质量，骨髓有核细胞增生程度，巨核细胞分布，以及是否有其他病理细胞的存在。

(1) 观察骨髓取材、制片、染色情况，是否满足骨髓检查的要求。

(2) 选择片中涂片厚薄适宜，细胞分布均匀，无过分重叠处，判断有核细胞增生程度。有核细胞的增生程度是根据骨髓中有核细胞与成熟红细胞的比例来判断的，也可根据高倍镜一个视野下有核细胞的数量来判断。增生程度的判断标准见表 1-3-1。值得注意的是，有核细胞增生程度的判断受骨髓取材的影响很大，若被血液稀释，则结果判断会偏低。

表 1-3-1　骨髓有核细胞增生程度的判断标准

有核细胞∶成熟红细胞	有核细胞/高倍视野	分级标准
1∶1	>100	增生极度活跃
1∶10	50～100	增生明显活跃
1∶20	20～50	增生活跃
1∶50	5～10	增生减弱
1∶200	<5	增生极度减弱

(3) 观察并记录全片巨核细胞数量，对某些巨核系增生的血液病，应分类计数 25 个巨核细胞，计算各阶段巨核细胞百分比。

(4) 观察全片，重点是涂片尾部和边缘，注意有无特殊病理细胞出现，如转移癌细胞、戈谢细胞、尼曼-匹克细胞、里-斯细胞、海蓝组织细胞、多核巨细胞等。

2. 油镜检查骨髓涂片　选择细胞平铺均匀，无过分重叠，且染色良好的部位(以成熟红细胞可见中央淡染区为佳)，观察各系统细胞增生发育情况，各阶段细胞形态有无异常改变(观察要点见表 1-3-2)。同时注意观察成熟红细胞大小、形态有无改变，血小板大小、形态及分布情况有无异常。然后移动推进器，使镜头呈"之"字形按一定顺序推进，依次分类计数 200～500 个有核细胞。骨髓细胞分类方法同血液白细胞分类，按细胞种类、发育阶段分别记录至骨髓细胞分类原始记录单(表 1-3-3)中，至少计数 200 个有核细胞，增生明显活跃及极度活跃者应计数 500 个细胞。

表 1-3-2　骨髓各系统细胞观察要点

观察对象	观察要点
红系	红系增生情况，发育阶段是否正常； 幼红细胞大小、形态的变化，如巨幼改变，缺铁改变，类巨变等； 胞质量及受色情况，是否有异常结构(嗜碱性点彩、豪周小体、卡波环等)； 胞核是否有畸形、固缩、碎裂、多核等现象； 染色质结构与胞质颜色变化是否同步，是否存在核老质幼、质老核幼现象； 成熟红细胞形态、大小、受色情况，有无结构、排列异常
粒系	粒系增生情况，发育阶段是否正常，有无嗜酸性、嗜碱性粒细胞增多； 细胞大小、形态的变化，包括有无伪足、内外质等； 核形有无变化，如早期阶段核形不规则，成熟阶段核分叶过多或不分叶； 胞质有无异常，包括着色是否异常，颗粒是否过多或过少，甚至无颗粒，是否有中毒颗粒、黄沙样颗粒、吞噬物、空泡、包涵体等； 核质发育是否平衡，如胞质颜色变化、颗粒出现与核染色质结构发育是否同步
巨核系	细胞数量(分布)是多少，发育阶段是否正常； 细胞大小有无异常，如小巨核、微巨核、巨形变； 胞核形态有无改变，如小圆核、多个核、核分叶过多等； 血小板大小、形态、分布及其颗粒有无变化
单核系	是否有数量、发育阶段异常，是否有形态结构变化
淋巴系	是否有数量改变，未成熟细胞是否增多，是否有形态的异常
浆系	是否有数量、发育阶段异常，是否有形态结构的改变
基质细胞	是否有肥大细胞、巨噬细胞、组织细胞、纤维细胞等增多，是否有形态的改变
细胞分裂象	有丝分裂象是否增多，有无异常分裂象

NOTE

续表

观察对象	观察要点
退化细胞	固缩退化、肿胀退化细胞是否增多，涂抹细胞是否增多
骨髓小粒	骨髓小粒中细胞分布是否减少，特别是粒系、红系、巨核系三系造血细胞是否减少
其他异常细胞	是否有髓外浸润细胞，如淋巴瘤细胞、转移癌细胞等； 是否存在异常吞噬现象； 是否有尼曼-匹克细胞、戈谢细胞、海蓝组织细胞等类脂质代谢异常情况出现的细胞
血液寄生虫	是否有疟原虫、弓形虫、黑热病小体等

表 1-3-3　骨髓细胞分类原始记录单

姓名________性别________年龄________住院(门诊)号________科室________床号________

标本采集日期________________采集部位________________标本编号________________

分类细胞	骨髓(　　)个	%	血液(　　)个	%
原始粒细胞				
早幼粒细胞				
中性中幼粒细胞				
中性晚幼粒细胞				
中性杆状核粒细胞				
中性分叶核粒细胞				
嗜酸性中幼粒细胞				
嗜酸性晚幼粒细胞				
嗜酸性杆状核粒细胞				
嗜酸性分叶核粒细胞				
嗜碱性中幼粒细胞				
嗜碱性晚幼粒细胞				
嗜碱性杆状核粒细胞				
嗜碱性分叶核粒细胞				
原始红细胞				
早幼红细胞				
中幼红细胞				
晚幼红细胞				
原巨幼红细胞				
早巨幼红细胞				
中巨幼红细胞				
晚巨幼红细胞				
原始淋巴细胞				

NOTE

续表

分类细胞	骨髓(　　)个	%	血液(　　)个	%
幼稚淋巴细胞				
成熟淋巴细胞				
原始单核细胞				
幼稚单核细胞				
成熟单核细胞				
原始浆细胞				
幼稚浆细胞				
成熟浆细胞				

增生程度__________粒红比值__________成熟红细胞____________________

巨核细胞____________________血小板____________________

分裂象细胞__________退化细胞__________其他异常____________________

检验者__________检验日期__________

3. 血涂片检查

(1) 观察血涂片中各类血细胞分布情况,粗略了解白细胞、血小板的数量。

(2) 选择合适部位分类计数 100 个白细胞,如遇有核红细胞,应单独计数。

(3) 观察各类白细胞、红细胞、血小板的大小、形态是否有改变,是否有幼稚细胞出现。

4. 骨髓涂片检查结果的计算

根据有核细胞分类结果,计算出各系统、各阶段细胞占有核细胞总数的百分比,以及粒红比值。以此可推断骨髓各系细胞增生及发育情况。

(1) 计算各系统、各阶段细胞占有核细胞总数的百分比(ANC):

$$\text{ANC}=\frac{\text{某阶段细胞分类结果}}{\text{有核细胞分类总数}}\times 100\%$$

在急性髓细胞白血病的分型中,有时还需计算非红系细胞百分比(NEC),即某阶段细胞在除去有核红细胞、淋巴细胞、浆细胞、肥大细胞、巨噬细胞之后的有核细胞中所占的百分比。

$$\text{NEC}=\frac{\text{某阶段细胞分类结果}}{\text{有核细胞分类总数}-(\text{有核红细胞}+\text{淋巴细胞}+\text{浆细胞}+\text{巨噬细胞}+\text{肥大细胞})}\times 100\%$$

(2) 计算粒红比值(G/E):包括各阶段粒细胞(包括中性、嗜酸性、嗜碱性粒细胞)百分比总和与各阶段有核红细胞百分比总和之比。结果以分母为 1 来表达,即 X. X∶1。

$$\text{G/E}=\frac{\text{各阶段粒细胞百分比之和}}{\text{各阶段有核红细胞百分比之和}}\times 100\%$$

实验二　骨髓细胞形态学检验报告单填写

根据表 1-3-4 中内容逐项填写完整,条件许可时应辅以图片。此报告单是临床诊断、治疗、判断预后的主要依据,必须慎重对待。

NOTE

表 1-3-4 骨髓细胞形态学检验报告单

细胞名称		骨髓涂片			血涂片
		百分比	X	±SD	百分比
粒细胞（ ）%	原始粒细胞		0.42	0.42	
	早幼粒细胞		1.27	0.81	
	中性中幼粒细胞		7.23	2.77	
	中性晚幼粒细胞		11.36	2.93	
	中性杆状核粒细胞		20.01	4.47	
	中性分叶核粒细胞		12.85	4.38	
	嗜酸性中幼粒细胞		0.50	0.49	
	嗜酸性晚幼粒细胞		0.80	0.64	
	嗜酸性杆状核粒细胞		1.06	0.95	
	嗜酸性分叶核粒细胞		1.90	1.48	
	嗜碱性中幼粒细胞		0.01	0.03	
	嗜碱性晚幼粒细胞		0.02	0.03	
	嗜碱性杆状核粒细胞		0.03	0.07	
	嗜碱性分叶核粒细胞		0.16	0.24	
红细胞（ ）%	原始红细胞		0.37	0.36	
	早幼红细胞		1.34	0.88	
	中幼红细胞		9.45	3.33	
	晚幼红细胞		9.64	3.50	
	原巨幼红细胞				
	早巨幼红细胞				
	中巨幼红细胞				
	晚巨幼红细胞				
淋巴细胞	原始淋巴细胞		0.01	0.01	
	幼稚淋巴细胞		0.08	0.15	
	成熟淋巴细胞		18.9	5.46	
单核细胞	原始单核细胞		0.01	0.02	
	幼稚单核细胞		0.06	0.07	
	成熟单核细胞		1.45	0.88	
浆细胞	原始浆细胞		0.002	0.01	
	幼稚浆细胞		0.03	0.07	
	成熟浆细胞		0.54	0.38	
其他细胞					
共计	骨髓细胞		血液细胞		
	个		个		

姓名__________性别__________

年龄__________

住院(门诊)号__________

科室__________床号__________

标本编号__________

标本采集日期__________

采集部位__________

骨髓涂片：

血涂片：

化学染色：

诊断意见：

检验者__________检验日期__________

NOTE

1. 填写患者基本信息 包括患者姓名、性别、年龄、住院号、所在科室、床号、标本采集日期、采集部位、标本编号、临床诊断意见等。

2. 填写原始数据 将骨髓涂片和血涂片分类计算所得各系统、各阶段细胞占有核细胞的百分比填入骨髓细胞形态学检验报告单中。

3. 描写骨髓涂片细胞特征 要求内容真实，格式规范，文字简洁，重点突出。主要内容见表1-3-5。

表 1-3-5 骨髓涂片特征描写要求

项目	描写要求
骨髓取材、制片、染色情况	一般以良好、尚可、欠佳三级评价标准分别描述
有核细胞增生程度	根据有核细胞分布情况，按五级法确定增生程度等级
粒红比值	各阶段粒细胞总数与各阶段有核红细胞总数之比，分母为 1
粒系增生、发育情况及形态学特征	以极度增生、明显增生、增生良好、增生减弱或受抑描写粒系增生情况，以各阶段细胞的比例变化判断发育情况。形态重点描写异常所在，包括胞体、胞核和胞质的变化。嗜酸性、嗜碱性粒细胞数量、形态有无变化
红系增生、发育情况及形态学特征	红系描写同粒系，极度受抑时，可简单概述比例、阶段和形态。注意成熟红细胞大小、形态的描写
淋巴系、单核系、浆系比例、形态	淋巴系、单核系、浆系若无明显异常，可简单概述比例、阶段和形态；若有某系异常增生，应放到粒系之前描写，且按粒系要求详细描写
巨核核增生、发育情况及形态学特征	以巨核细胞分布或数量反映增生情况，以细胞出现的阶段判断发育情况，形态重点描写异常所在。同时要注意血小板的分布与形态、大小
是否存在其他异常	包括其他特殊病理细胞或血液寄生虫

4. 描写血涂片细胞特征 主要内容见表 1-3-6。

表 1-3-6 血涂片特征描写要求

项目	描写要求
白细胞多少、分类、形态	与正常相比，白细胞有无增减，分类结果是否正常，特别是未成熟细胞的有无很重要。细胞形态有无异常，必要时描写异常特征
红细胞大小、形态、排列	红细胞大小是否均匀，有无增大或减小，有无异形红细胞存在，有无异常结构和异常受色，细胞排列是否正常
血小板多少、分布、形态	与正常相比，血小板有无增减，分布是成簇成群，还是单个散在，有无明显大小不一或异形
其他异常	是否存在其他特殊病理细胞或血液寄生虫

5. 细胞化学染色结果 需注明细胞化学染色名称，结果以阳性率或积分报告。

6. 提出诊断意见 诊断意见必须综合骨髓涂片、血涂片、细胞化学染色等多项检查结果，再结合临床进行综合考虑。根据临床常见情况，可有如下几种诊断意见，具体情况见表 1-3-7。

表 1-3-7 临床常见几种诊断意见的模式

类型	满足条件
肯定性诊断	骨髓呈特异性变化，临床表现又典型者，如各类白血病、巨幼细胞性贫血、多发性骨髓瘤、骨髓转移癌、戈谢病、尼曼-匹克病、疟疾等
提示性诊断	骨髓有明显改变，但特异性不强，如缺铁性贫血、再生障碍性贫血、急性白血病亚型等，同时可建议做相应检查

NOTE

续表

类　型	满足条件
符合性诊断	骨髓呈非特异性改变，但符合临床及其他检查结果。如溶血性贫血、免疫性血小板减少症、原发性血小板增多症、脾功能亢进等，同时可建议做进一步检查
可疑性诊断	骨髓中出现少量异常细胞，临床表现不典型，可能为某种疾病的前期或不典型病例，要结合临床，做进一步相关检查，并动态观察其变化
排除性诊断	临床怀疑为某种血液病，但骨髓象不支持临床或骨髓象大致正常，可考虑排除此病。但应注意也可能是疾病早期，骨髓尚未有明显反应，可动态观察其变化
形态学描写	骨髓象有些改变，但缺乏明确诊断方向，可简述涂片形态学检查的主要特点，同时尽可能提出一些建议

对于已确诊的患者，治疗后复查骨髓涂片时，应与之前的骨髓涂片进行比较，得出疾病“部分缓解”“完全缓解”“改善”“退步”“复发”等意见。

实验三　骨髓象检查结果分析与资料归档

一、正常骨髓象特征

(1) 骨髓有核细胞增生活跃，粒红比值为(2～4)∶1。

(2) 各系统、各阶段细胞比例大致正常。

①粒细胞系统占40%～60%，其中原始粒细胞少于2%，早幼粒细胞少于5%，中性中幼粒细胞约占8%，中性晚幼粒细胞约占10%，中性杆状核粒细胞约占20%，中性分叶核粒细胞约占12%，嗜酸性粒细胞少于5%，嗜碱性粒细胞少于1%。

②红细胞系统占15%～25%，以中幼和晚幼红细胞为主(各占10%左右)，原始红细胞少于1%，早幼红细胞少于5%。

③淋巴细胞系统占20%～25%，单核细胞系统少于4%，浆细胞系统少于2%。淋巴细胞、单核细胞、浆细胞系统均以成熟阶段细胞为主，原始、幼稚阶段细胞罕见。

④巨核细胞系统：在1.5 cm×3 cm的髓膜上可见巨核细胞7～35个(髓膜大小和厚度有波动)，其中原始巨核细胞不见或偶见，幼稚巨核细胞占0～5%，颗粒型巨核细胞占10%～27%，产血小板型巨核细胞占44%～60%，裸核型巨核细胞占8%～30%，血小板易见，成群或成簇分布。

⑤其他细胞，如巨噬细胞、肥大细胞、组织细胞、成骨细胞、破骨细胞等偶见，分裂象细胞和退化细胞少见。

(3) 各系统、各阶段细胞形态无明显异常，包括成熟红细胞和血小板。

(4) 无特殊病理细胞和血液寄生虫。

二、骨髓象检查的注意事项

(1) 细胞形态受制片、染色的影响较大，分类时应观察全片情况，选择最佳部位进行。

(2) 增生明显活跃或极度活跃的骨髓，应分类计数500个有核细胞，增生极度低下者可减少分类计数的有核细胞数量。

(3) 分类计数细胞不包括分裂象细胞、破碎细胞和巨核细胞。必要时，巨核细胞应单独计数分类。

(4) 由于细胞形态的多样性，观察时应结合细胞的胞体、胞核、胞质全面考虑。同时应注意与周围细胞进行比较，找同类细胞的共同点或非同类细胞的差异点来帮助细胞确认。

(5) 出现介于同系统两阶段之间的细胞，应划为下一阶段。出现介于两系统之间的细胞，一般

NOTE

采用大数归类法。

(6) 遇难以确定的细胞时，个别可列入分类不明细胞。若有一定数量，则应借助细胞化学染色进行判断。

(7) 急性白血病时原始细胞形态变化多端，有时很难鉴别。这时，应注意观察伴随出现的幼稚细胞、成熟细胞，推测原始细胞的归属。必要时，借助细胞化学染色和免疫标记检测进行判断。

三、标本登记与资料归档

1. 标本保存 标本用去油剂洗脱去油装袋，注明标本编号、患者姓名、诊断结论以及归档时间，按一定顺序排列保存。

2. 资料归档 根据病历资料详细记录患者信息以及标本采集时间、部位，连同骨髓检查诊断报告和临床病历一并保存。

(欧阳丹明)

第四节 细胞化学染色

实验一 铁染色

【目的】 掌握骨髓铁染色(iron stain)的原理、方法、结果判断、注意事项及临床意义。

【原理】 正常人骨髓中含铁血黄素(细胞外铁)和铁蛋白聚合物(细胞内铁)，分别储存于骨髓小粒和中晚幼红细胞胞质中。骨髓中的三价铁在酸性条件下和亚铁氰化钾发生普鲁士蓝反应，形成蓝色亚铁氰化铁沉淀，定位于含铁的部位。

【材料】

1. 器材 新鲜骨髓涂片、水浴箱、显微镜、染色缸等。

2. 试剂

(1) 固定液 甲醇。

(2) 酸性亚铁氰化钾溶液(新鲜配制) 取 200 g/L 亚铁氰化钾溶液 5 mL 于试管内，缓缓滴加 1 mL 浓盐酸，边滴加边混匀，至出现白色沉淀，再滴加 200 g/L 亚铁氰化钾溶液，边滴加边混匀，使白色沉淀消失澄清。

(3) 2 g/L 核固红-硫酸铝溶液 取 2 g 硫酸铝溶于 100 mL 蒸馏水中，再加入 0.2 g 核固红。放置 37 ℃水浴箱内 1 h，随时振荡促其溶解，过滤后使用。

【方法】

(1) 选取富含骨髓小粒的新鲜干燥骨髓涂片，甲醇固定 10 min，待干。

(2) 将骨髓涂片放入酸性亚铁氰化钾溶液中，置 37 ℃水浴箱内 30 min。蒸馏水冲洗，待干。

(3) 用蜡笔将血膜上的骨髓小粒部分划出，核固红染液复染骨髓小粒以外部分 3～5 min。

(4) 流水冲洗，待干，镜检。

(5) 结果判断

①细胞内铁 油镜下计数 100 个中、晚幼红细胞，记录胞质内含有蓝色铁颗粒细胞(铁粒幼红细胞)的百分比。根据细胞内铁颗粒的多少、大小、染色深浅和颗粒的分布情况，将铁粒幼红细胞分为Ⅰ型、Ⅱ型、Ⅲ型、Ⅳ型及环形铁粒幼红细胞。成熟红细胞中出现铁颗粒称为铁粒红细胞，详见表 1-4-1、图 1-4-1。

NOTE

表 1-4-1　细胞内铁染色结果判断

细 胞 类 型	铁分布情况
Ⅰ型细胞	幼红细胞胞质内含 1～2 个小铁颗粒
Ⅱ型细胞	幼红细胞胞质内含 3～5 个小铁颗粒
Ⅲ型细胞	幼红细胞胞质内含 6～10 个小铁颗粒，或 1～4 个大铁颗粒
Ⅳ型细胞	幼红细胞胞质内含 10 个以上小铁颗粒，或 5 个以上大铁颗粒
环形铁粒幼红细胞	幼红细胞胞质内铁颗粒在 5 个以上，且围绕核周排列 1/3 以上

扫码看彩图

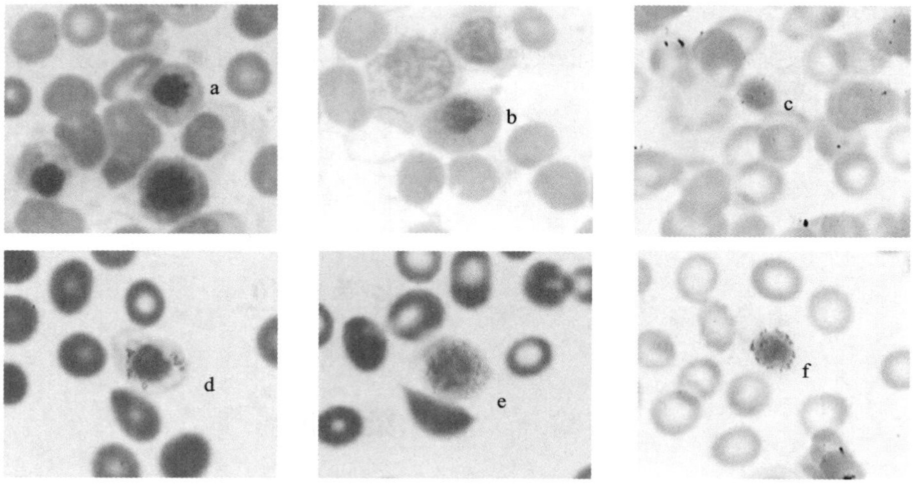

图 1-4-1　细胞内铁染色(×1000)

注：a. 阴性；b. Ⅰ型幼红细胞；c. Ⅱ型幼红细胞；d. Ⅲ型幼红细胞；e. Ⅳ型幼红细胞；f. 环形铁粒幼红细胞。

②细胞外铁　低倍镜下观察骨髓小粒中的铁，呈蓝绿色弥散状、颗粒状、小珠状或块状分布。根据其存在的多少及方式将细胞外铁分为(－)、(＋)、(＋＋)、(＋＋＋)、(＋＋＋＋)，详见表1-4-2、图 1-4-2。

表 1-4-2　细胞外铁染色结果判断

结　　果	铁分布情况
(－)	无颗粒
(＋)	有少数铁颗粒或偶见铁小珠
(＋＋)	有较多的铁颗粒或铁小珠
(＋＋＋)	有很多的铁颗粒、铁小珠和少数铁小块
(＋＋＋＋)	有极多的铁颗粒、铁小珠和铁小块，密集成堆分布

【注意事项】

1. 玻片处理　将玻片做去铁处理，用清洁液浸泡 24 h，取出后反复水洗，再用 95%酒精浸泡 24 h，晾干后置入 5%盐酸中 24 h，最后用双蒸水反复清洗，烘干后备用。

2. 骨髓取材　取材是否满意，将会影响铁染色结果的判断。细胞外铁存在于骨髓小粒中，故应选择骨髓小粒丰富的涂片进行铁染色。

3. 试剂配制　酸性亚铁氰化钾溶液须新鲜配制，浓盐酸一定要缓慢加入，并及时摇匀使沉淀消失。盐酸的浓度过低，会导致阳性率降低。

4. 涂片冲洗　骨髓涂片需小心冲洗，防止流水过大，骨髓小粒被冲掉。复染后涂片流水冲洗时，需从尾部开始，防止染液复染到骨髓小粒部分。

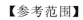

【参考范围】

1. 细胞外铁　(＋)～(＋＋)。

NOTE

扫码看彩图

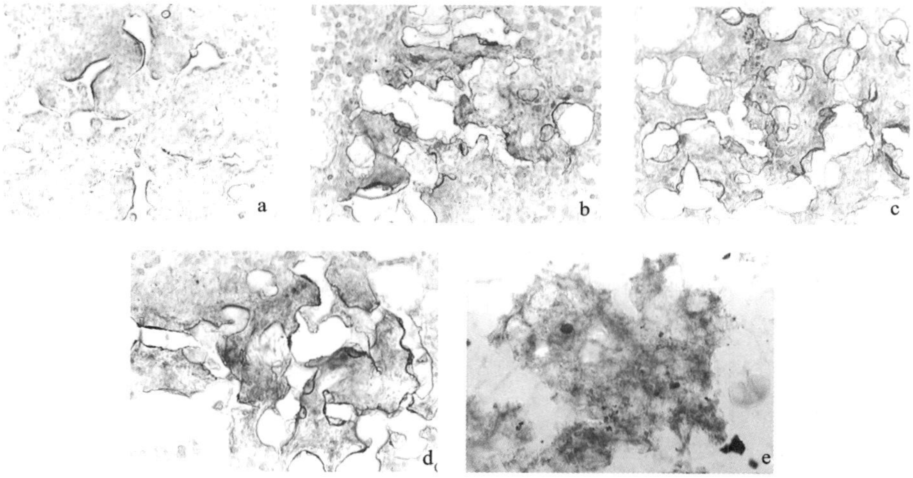

图 1-4-2 细胞外铁染色(×400)

注：a. －；b. ＋；c. ＋＋；d. ＋＋＋；e. ＋＋＋＋。

2. 细胞内铁 阳性率为 12%～44%，以Ⅰ型为主，少数为Ⅱ型，环形铁粒幼红细胞及铁粒红细胞不见。实验室可依据实际情况，建立本实验室参考范围。

【临床意义】

1. 缺铁性贫血 缺铁性贫血时骨髓细胞外铁明显减少或消失；细胞内铁阳性率降低，铁颗粒细小且着色淡，以Ⅰ型为主，缺铁性贫血加重时，细胞内铁甚至呈阴性。经铁剂治疗后细胞内铁和外铁可逐步恢复正常。铁染色可辅助诊断缺铁性贫血及指导铁剂治疗。

2. 血小板减少 部分血小板减少患者可出现不同程度的铁减少，可能与患者持续失血有关。真性红细胞增多症患者的细胞内铁、外铁均较少。

3. 铁粒幼细胞贫血 此类患者细胞内铁增多，多见粗颗粒的Ⅲ型与Ⅳ型铁粒幼红细胞及一定比例的环形铁粒幼红细胞，有时可见到铁粒红细胞，细胞外铁也常增多。铁染色可作为诊断该疾病的重要方法。

4. 骨髓增生异常综合征 伴环形铁粒幼红细胞增多的难治性贫血，其细胞内、外铁增多，同时环形铁粒幼红细胞的比例大于 15%。

5. 非缺铁性贫血 巨幼细胞性贫血、溶血性贫血、再生障碍性贫血、脾功能亢进、多次输血后等，细胞外铁和内铁正常或增多；慢性肾炎、感染、肝硬化、尿毒症等，细胞外铁明显增多而细胞内铁阳性率可降低。

实验二 过氧化物酶染色(四甲基联苯胺法)

【目的】 掌握血细胞过氧化物酶(peroxidase，POX)染色的原理、方法、结果判断、注意事项及临床意义。

【原理】 细胞的溶酶体颗粒中含有过氧化物酶(POX)，POX 能使供氢体“无色联苯胺”脱氢氧化为联苯胺蓝，同时氢传递给 H_2O_2 生成水，联苯胺蓝与亚硝基铁氰化钠进一步结合，生成更稳定的蓝绿色物质沉淀于酶活性部位。

【材料】

1. 器材 新鲜骨髓涂片或外周血涂片、显微镜等。

2. 试剂

(1) 0.1%四甲基联苯胺乙醇溶液：0.1 g 四甲基联苯胺溶于 100 mL 88%乙醇溶液中，置棕色瓶内，4 ℃保存。

(2) 亚硝基铁氰化钠饱和液(360 g/L)：在少量蒸馏水中加入亚硝基铁氰化钠，搅拌直至不再

NOTE

溶解为止，置棕色试剂瓶内，4 ℃冰箱保存。

(3) 染液：取0.1%四甲基联苯胺乙醇溶液1 mL，加亚硝基铁氰化钠饱和溶液10 μL，溶液呈淡棕黄色，用前配制。

(4) 1%过氧化氢溶液(新鲜配制)：取1 mL 30%过氧化氢加入29 mL蒸馏水中。

(5) 过氧化氢工作液(新鲜配制)：1%过氧化氢1滴，加10 mL蒸馏水稀释。

(6) 瑞特染液。

【方法】

(1) 取新鲜干燥涂片，加0.1%四甲基联苯胺-亚硝基铁氰化钠饱和溶液的混合试剂0.5 mL，覆盖整个血膜，放置1～2 min。

(2) 不弃前液，加过氧化氢工作液0.7 mL，混匀，染色6 min。

(3) 直接流水冲洗，待干。

(4) 瑞特染液复染15～20 min，流水冲洗，待干，镜检。

(5) 结果判断：在细胞胞质内出现蓝黑色颗粒为阳性反应，详见表1-4-3、图1-4-3。

表1-4-3　POX染色结果判断(四甲基联苯胺法)

结　果	细胞染色情况
阴性	无颗粒
弱阳性	颗粒细小，分布稀疏
阳性	颗粒较粗大，分布较密集，约占胞质面积的1/2
强阳性	颗粒粗大，密布于整个胞质中

扫码看彩图

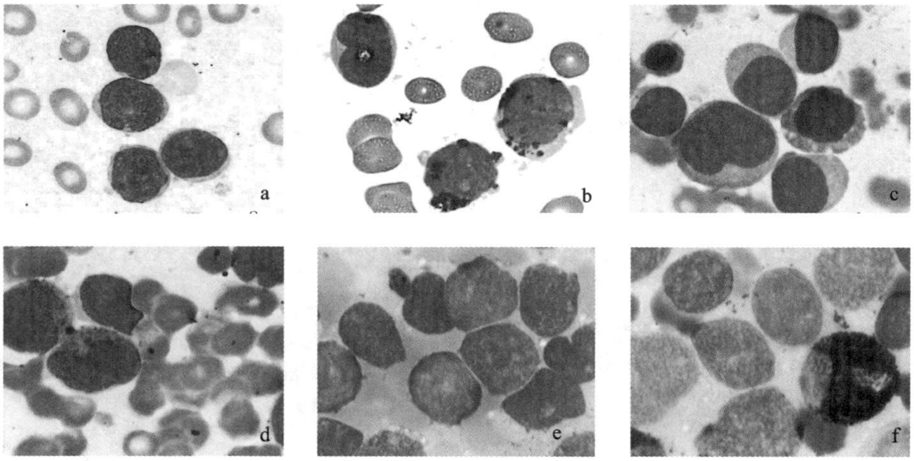

图1-4-3　POX染色(×1000)

注：a. 原始粒细胞；b. 原始粒细胞呈阳性反应；c. 原始幼稚单核细胞；d. 原始幼稚单核细胞呈阴性或弱阳性反应；e. 原始幼稚淋巴细胞；f. 原始幼稚淋巴细胞呈阴性反应。

【注意事项】

(1) 涂片应新鲜制作，不宜放置过久，否则会造成细胞内的POX消失。

(2) 四甲基联苯胺乙醇溶液以85%～88%的乙醇浓度染色效果较好，90%～95%乙醇会导致细胞表面蛋白质过快凝固，阻碍试剂向细胞内渗入，从而使显色反应减弱或消失。

(3) 过氧化氢溶液需新鲜配制，其浓度与加入量严格按实验要求进行。过氧化氢的最适浓度为0.05 mol/L，浓度过高反而抑制酶的活性。涂片中粒细胞看不见阳性颗粒，红细胞呈棕色或绿色，即表示过氧化氢浓度过高；若过氧化氢加于血涂片上不产生气泡，则表示过氧化氢无效。

(4) 染色时加入过氧化氢工作液后必须与四甲基联苯胺溶液充分混匀，否则会出现同一张涂片细胞染色不一致的情况。

(5) 试剂应低温避光存放，防止光线照射而失效。

NOTE

(6) 染液适宜 pH 应为 5.5，若 pH<5.0 会出现假阳性结果。

【参考范围】 正常血细胞的 POX 染色结果见表 1-4-4。

表 1-4-4 正常血细胞的 POX 染色结果

细胞	染色结果
粒细胞系统	早期原始粒细胞呈阴性，晚期原始粒细胞及以下各阶段粒细胞均含不同程度的蓝黑色颗粒，随粒细胞逐步成熟，阳性反应逐渐增强，中性分叶核粒细胞呈强阳性反应，衰老的中性粒细胞酶活性降低，反应程度减弱，甚至呈阴性反应；嗜酸性粒细胞阳性反应最强，颗粒更粗大，呈蓝黑色；嗜碱性粒细胞呈阴性反应
单核细胞系统	原始单核细胞呈阴性或弱阳性反应，幼稚和成熟单核细胞均呈弱阳性反应，其颗粒少而细小，且呈弥散分布，可覆盖在核上，但有的单核细胞亦可呈阴性反应
淋巴细胞系统	淋巴细胞系统呈阴性反应
其他细胞	正常网状细胞及巨噬细胞可呈不同程度的阳性反应，浆细胞、红细胞、巨核细胞系统等均为阴性

【临床意义】 POX 染色是鉴别急性粒细胞白血病、急性单核细胞白血病、急性淋巴细胞白血病类型的重要细胞化学染色方法。急性粒细胞白血病时白血病细胞可呈阳性反应，阳性颗粒一般较多较大，着色深；急性单核细胞白血病时白血病细胞呈弱阳性或阴性反应，阳性颗粒稀疏、细小，着色较浅，分布稀疏；急性淋巴细胞白血病时白血病细胞呈阴性反应，阳性率一般小于 3%(阳性细胞常为残留的原始粒细胞)。

实验三 过氧化物酶染色(改良 Pereira 法)

【原理】 细胞中 POX 能使碘化钾脱氢而氧化成碘(I_2)，碘再与煌焦油蓝作用形成蓝绿色沉淀，定位于具有酶活性的部位。

【材料】

1. 器材 新鲜骨髓涂片或外周血涂片、染色缸、显微镜等。

2. 试剂

(1) 固定液(10%甲醛乙醇液)：取 10 mL 甲醛与 90 mL 无水乙醇混合。

(2) pH 5.5 磷酸盐碘化钾缓冲液：称取 100 mg 碘化钾溶于 100 mL 0.067 mol/L pH 5.5 磷酸盐缓冲液中，室温保存。

(3) 0.03 mol/L(1%)煌焦油蓝水溶液：称取 0.25 g 煌焦油蓝染料溶于 25 mL 蒸馏水中，室温保存。

(4) 0.0088 mol/L(0.03%)过氧化氢水溶液：0.1 mL 0.88 mol/L(3%)过氧化氢加 9.9 mL 蒸馏水混匀，新鲜配制。

(5) 染色应用液：临用前配制，混匀后 4 h 内使用。

pH 5.5 磷酸盐碘化钾缓冲液	5 mL
0.03 mol/L(1%)煌焦油蓝水溶液	2～5 滴
0.0088 mol/L(0.03%)过氧化氢溶液	1～3 滴

【方法】

(1) 涂片于固定液中固定 30～60 s，流水冲洗，待干。

(2) 加染色应用液覆盖涂片，染色 2～5 min。

(3) 流水冲洗，待干，镜检。

(4) 结果判断 同四甲基联苯胺法。

【注意事项】

(1) 涂片应新鲜制作，不宜放置过久；厚薄适宜。

(2) 过氧化氢溶液应新鲜配制。

NOTE

【参考范围】 同四甲基联苯胺法。

【临床意义】 同四甲基联苯胺法。

实验四 过碘酸-希夫反应

【目的】 掌握过碘酸-希夫反应(periodic acid Schiff reaction,PAS)的原理、方法、结果判断、注意事项及临床意义。

【原理】 过碘酸-希夫反应又称糖原染色。糖原中的 1,2-乙二醇基经过碘酸氧化而产生双醛基。醛与希夫染料中的无色品红作用,使无色的亚硫酸品红失去亚硫酸,重新排列,恢复品红对醌结构,显示紫红色,定位于胞质中糖原所在部位。

【材料】

1. 器材 骨髓涂片或外周血涂片、染色缸、水浴箱、显微镜等。

2. 试剂

(1) 10 g/L 过碘酸溶液:1 g 过碘酸($HIO_4 \cdot 2H_2O$)溶于 100 mL 蒸馏水中,4 ℃冰箱保存,一般可存放 3 个月,变黄则不能再用。

(2) 希夫(Schiff)染液:取 200 mL 蒸馏水倒入 500 mL 三角烧瓶内,加热至沸腾。移开火焰,1～2 min 后,缓缓地加入 1 g 碱性品红继续加热至沸腾,移开火焰,振荡促其溶解。待冷却至 50 ℃左右时,加入 1 mol/L 盐酸 20 mL,混匀。待冷却至 25 ℃左右时,加入 2 g 焦亚硫酸钠($Na_2S_2O_5$)混匀,置棕色瓶内并避光。24 h 后取出,加活性炭 1～2 g,振荡混匀吸附色素。过滤后密封在棕色瓶内,放 4 ℃冰箱保存。

(3) 焦亚硫酸溶液(新鲜配制):100 g/L 焦亚硫酸钠溶液 6 mL、1 mol/L 盐酸 5 mL,加入 100 mL 蒸馏水。

(4) 20 g/L 甲绿溶液:甲绿 2 g 溶解于 100 mL 蒸馏水中。

【方法】

(1) 取新鲜干燥的骨髓涂片或外周血涂片,用 95%乙醇固定 10 min,待干。

(2) 滴加 10 g/L 过碘酸溶液,覆盖整个涂片 15～20 min,蒸馏水冲洗,待干。

(3) 涂片置希夫染液中 37 ℃(或室温)放置 20 min。

(4) 用亚硫酸溶液冲洗 3 次(此步亦可省略),再用流水冲洗 2～3 min,待干。

(5) 20 g/L 甲绿溶液复染 10～20 min。

(6) 水洗,待干,镜检。

(7) 结果判断:细胞胞质中出现红色弥散状、颗粒状或块状物质为阳性。胞质无红色或无红色颗粒为阴性,如图 1-4-4 所示。

扫码看彩图

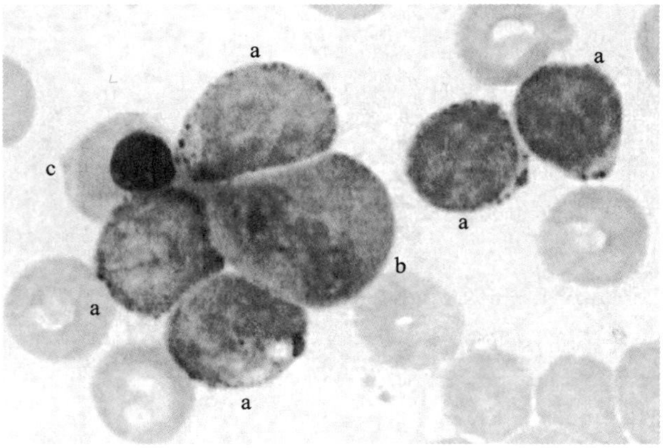

图 1-4-4 糖原染色(×1000)

注:a. 淋巴细胞呈颗粒状阳性反应;b. 中性粒细胞呈弥散状阳性反应;c. 晚幼红细胞呈阴性反应。

NOTE

(8) 根据反应情况的不同，计数 100 个同一类细胞，计算出阳性率和积分。

【判断标准】

(1) 中性粒细胞糖原染色结果判断标准见表 1-4-5。

表 1-4-5 中性粒细胞糖原染色结果判断标准

结　果	细胞染色情况
0 分	胞质无红色
1 分	胞质呈淡红色，有极少颗粒
2 分	胞质呈红色，厚而不透明，或有少量颗粒
3 分	胞质呈深红色，颗粒较紧密，但尚有空隙
4 分	胞质呈深紫红色，颗粒紧密，无空隙

(2) 淋巴细胞糖原染色结果判断标准见表 1-4-6。

表 1-4-6 淋巴细胞糖原染色结果判断标准

结　果	细胞染色情况
0 分	胞质内无红色
1 分	胞质呈弥散淡红色或有少数细颗粒(＜10 个)
2 分	胞质呈弥散较深的红色或有多数细颗粒(≥10 个)
3 分	胞质内有较粗颗粒或少数小块状红色物质
4 分	胞质内有较多粗颗粒并有大块红色物质

(3) 幼红细胞糖原染色结果判断标准见表 1-4-7。

表 1-4-7 幼红细胞糖原染色结果判断标准

结　果	细胞染色情况
0 分	胞质内无红色
1 分	胞质内有少数分散细小颗粒或浅红色弥漫物质
2 分	胞质中有 1～10 个中等颗粒或胞质呈弥散红色
3 分	胞质中有较粗红色颗粒至小块状红色物质
4 分	胞质中有粗大致密的紫红色颗粒有粗大红色块

(4) 巨核细胞糖原染色结果判断标准见表 1-4-8。

表 1-4-8 巨核细胞糖原染色结果判断标准

结　果	细胞染色情况
0 分	胞质内无红色颗粒，但细胞质弥散性着色，此系其他多糖类物质
1 分	少量糖原(数小块或一大块)，常位于核膜附近
2 分	中等量糖原，定位于核膜处或分散在胞质中，约占胞质的 1/3
3 分	大量糖原呈块状分散于胞质中，占胞质的 1/2
4 分	糖原包涵体充满整个胞质

【注意事项】

(1) 染色缸及器具应清洁、干燥。

(2) 固定剂：目前较常用的有乙醇、甲醇及丙酮，其中 95%乙醇固定后糖原颗粒明显，易于判断阳性反应的程度，故通常选用乙醇为固定剂。

(3) 过碘酸易潮解，用后必须密封或放干燥器内保存。

NOTE

(4) 10 g/L 过碘酸溶液质量要有保证,变黄则不能用。氧化时间要准确,以 20 min 为宜,过长可使醛基进一步氧化为羧基,影响实验结果。

(5) 焦亚硫酸钠量要充足。此药易于分解,若刺激性气味减弱或消失,意味着药物变性不能使用,此药要密封干燥保存。

(6) 希夫染液应放置棕色瓶内避光、密封保存,一般 4 ℃下可保存 6 个月,试剂应为无色,变红则失效。

(7) 涂片放入希夫染液中时,一定要完全干燥,如果有水,染液变红色。

(8) 配制希夫染液时,待煮沸腾的蒸馏水移开电炉后,缓慢加入品红,以防外溅。

【参考范围】 正常细胞糖原染色结果见表 1-4-9。

表 1-4-9 正常细胞糖原染色结果

细胞	染色结果
粒细胞系统	原始粒细胞为阴性;自早幼粒细胞及以下阶段均呈阳性反应,并随细胞的逐步成熟阳性反应程度逐渐增强,成熟中性粒细胞最强;嗜酸性粒细胞的颗粒本身不着色,颗粒周围胞质呈红色;嗜碱性粒细胞呈阳性反应,阳性反应物质为大小不一的紫红色颗粒,颗粒周围胞质不着色
淋巴细胞系统	各阶段淋巴细胞大多数呈阴性反应,少数呈颗粒或块状阳性反应,阳性率通常不到 20%,积分为 30 分左右
红细胞系统	幼红细胞和红细胞均呈阴性反应
单核细胞系统	原始单核细胞呈阴性或阳性反应;幼稚单核细胞及单核细胞多呈细颗粒状阳性反应,有时在胞质的边缘处颗粒较粗大
巨核细胞和血小板	巨核细胞和血小板均呈阳性反应,呈红色颗粒状或块状
其他细胞	浆细胞一般呈阴性反应,少数可呈红色细颗粒状阳性反应;巨噬细胞可呈红色细颗粒状阳性反应

【临床意义】

1. 红血病、红白血病及贫血类型的鉴别 红血病、红白血病的幼红细胞呈强阳性反应,积分明显增高;缺铁性贫血(iron deficiency anemia,IDA)、重型海洋性贫血及骨髓增生异常综合征(myelodysplastic syndrome,MDS)时,PAS 积分亦可增高;溶血性贫血(hemolytic anemia,HA)、淋巴瘤的幼红细胞呈阴性反应或弱阳性反应;再生障碍性贫血(aplastic anemia,AA)、巨幼细胞性贫血(megaloblastic anemia,MA)时幼红细胞呈阴性反应。PAS 染色对于红细胞系统疾病的诊断和鉴别诊断有一定价值。但恶性增生的红细胞并不都呈阳性反应,而良性增生的红细胞也并不都呈阴性反应,因此诊断时应结合其他临床资料综合分析。

2. 急性白血病细胞类型的鉴别 PAS 染色可用于辅助鉴别急性白血病的细胞类型:①急性淋巴细胞白血病原始、幼稚淋巴细胞 PAS 染色呈阴性或阳性反应,阳性反应物多为红色粗颗粒状或块状,围绕核周呈环形排列,胞质底色一般无红色;②急性粒细胞白血病原始粒细胞呈阴性反应或胞质呈淡红色弥漫分布;③急性单核细胞白血病原始和幼稚单核细胞呈阴性或阳性反应,存在弥漫分布的红色细颗粒,胞质边缘及伪足处颗粒较粗大,可见红色小珠或裙边样反应;M_{4EO} 异常嗜酸性粒细胞 PAS 染色可见深粉红色小珠;④急性髓细胞白血病 M_0 型 PAS 染色呈阳性反应,表现为细颗粒、中粗颗粒散在分布,有时可见红色小珠;⑤红白血病的有核红细胞 PAS 染色多呈阳性反应,且阳性率高,成熟红细胞可呈阳性反应,其他类型急、慢性白血病的有核红细胞 PAS 染色多呈阴性反应;⑥巨核细胞白血病原始巨核细胞 PAS 染色呈颗粒状阳性,部分细胞可见小珠状或块状,小巨核细胞 PAS 染色可见弥散状分布的细小红色颗粒,边缘处为粗颗粒及小珠;⑦嗜碱性粒细胞白血病的嗜碱性粒细胞 PAS 染色呈强阳性反应,呈粗颗粒、珠状、块状,有时可与幼稚淋巴细胞 PAS 染色的阳性反应类似,应注意鉴别;⑧浆细胞 PAS 染色呈弱阳性反应,可见淡粉红色细小颗粒,极少

NOTE

数可见粗颗粒和小珠；⑨Auer 小体 PAS 染色呈阳性反应。

3. 其他类型细胞的鉴别 ①戈谢细胞和尼曼-匹克细胞：戈谢细胞 PAS 染色呈强阳性反应；尼曼-匹克细胞呈阴性或弱阳性反应，空泡中心呈阴性。②非霍奇金淋巴瘤细胞呈阳性反应，可见粗颗粒散在分布；Reed-Sternberg 细胞 PAS 染色则呈弱阳性或阴性反应。③骨髓转移的腺癌细胞呈强阳性反应，可见红色颗粒或块状，肥大细胞呈强阳性反应，红色细颗粒弥散分布，部分细胞可见大而粗的红色颗粒。

实验五　中性粒细胞碱性磷酸酶染色(钙钴法)

【目的】 掌握钙钴法中性粒细胞碱性磷酸酶(neutrophilic alkaline phosphatase，NAP)染色的原理、方法、结果判断、注意事项和临床意义。

【原理】 成熟中性粒细胞含有碱性磷酸酶，在碱性条件(pH 9.2～9.8)下，可将底物 β-甘油磷酸钠水解，产生磷酸钠。磷酸钠与钙离子发生反应，形成不溶性磷酸钙。磷酸钙再与硝酸钴发生反应，生成磷酸钴。最后与硫化铵发生反应，形成不溶性棕黑色硫化钴沉淀，定位于酶活性所在部位。

【材料】

1. 器材 新鲜骨髓涂片或外周血涂片、染色缸、水浴箱、显微镜等。

2. 试剂

(1) 固定液　甲醛 10 mL 与甲醇 90 mL 混合成 10%甲醛甲醇液，置 4 ℃冰箱备用。

(2) 基质液　取 30 g/L β-甘油磷酸钠溶液 5 mL，20 g/L 氯化钙溶液 10 mL，20 g/L 巴比妥钠溶液 5 mL，20 g/L 硫酸镁溶液 1 mL，蒸馏水 10 mL，混和后搅拌混匀，使之完全溶解，用 1 mol/L 盐酸或 1 mol/L 氢氧化钠溶液调节 pH 至 9.4。

(3) 20 g/L 硝酸钴溶液。

(4) 20 g/L 硫化铵溶液(或 50 mL 蒸馏水滴加 20 滴硫化铵溶液)　新鲜配制，用完弃去。

(5) 10 g/L 伊红溶液或 20 g/L 甲绿溶液。

【方法】

(1) 新鲜干燥的涂片置入 10%甲醛甲醇固定液中 10 min，用流水冲洗，待干。

(2) 将涂片放入预热至 37 ℃的基质液中，温育 4～6 h，蒸馏水漂洗。

(3) 滴加 20 g/L 硝酸钴溶液，5 min 后，蒸馏水冲洗。

(4) 滴加 20 g/L 硫化铵溶液，5 min 后，蒸馏水冲洗。

(5) 用 10 g/L 伊红复染 3～5 min，水洗，待干，镜检。

(6) 结果判断：胞质中出现棕黑色颗粒沉淀为阳性。判断标准见表 1-4-10。

表 1-4-10　成熟中性粒细胞碱性磷酸酶染色结果判断标准

结　果	细胞染色情况
0 分	胞质呈淡红色，无阳性染色颗粒
1 分	胞质呈均匀浅灰色，无颗粒或含少量颗粒，但不超过胞质的 1/4
2 分	全部胞质呈均匀棕黑色或出现较粗的黑色颗粒，不超过胞质的 1/2
3 分	胞质中基本充满棕黑色颗粒，但颗粒之间有空隙
4 分	全部胞质中充满粗大棕黑色颗粒或块状沉淀，黑色颗粒可覆盖胞核

(7) 计算阳性率和积分。

【注意事项】

(1) 涂片应新鲜制备，存放过久，则酶活性降低，影响染色结果。一般涂片存放不能超过 1 周。

(2) 低温固定保证细胞不易破碎，酶不易扩散，从而准确定位。

(3) β-甘油磷酸钠的基质液必须新鲜配制。

NOTE

（4）基质液的 pH 以 9.4～9.6 为宜，pH<9.0 时酶活性明显下降，且染色的沉淀易分解；pH>10.0 时细胞易破碎，使酶扩散，黑色颗粒散于细胞外，易造成假阴性。

（5）基质液温育后，用蒸馏水漂洗，不可用流水冲洗，避免生成的磷酸钙被冲掉。

（6）每次染色应同时做阳性对照。可取细菌性感染患者外周血涂片，固定后冰箱保存备用。

【参考范围】 健康成人 NAP 积分为 2～60 分。但因实验条件（实验方法、试剂质量、结果判断）不同，差别较大，故应建立各自实验室的参考范围。

【临床意义】

1. 生理性变化 ①年龄：新生儿、儿童期 NAP 活性增高，老年人降低。②妊娠：妊娠 2～3 个月时 NAP 积分增高，分娩时达到高峰，产后可恢复正常。③应激状态：恐惧、紧张或剧烈活动可致 NAP 积分增高。

2. 病理性变化 ①鉴别感染：细菌性感染时 NAP 积分增高，急性感染较慢性感染 NAP 积分高，病毒或寄生虫感染时 NAP 积分一般正常或降低。②鉴别急性白血病类型：急性淋巴细胞白血病 NAP 积分常增高，急性髓细胞白血病 NAP 积分常降低。③鉴别慢性粒细胞白血病与类白血病反应：慢性粒细胞白血病慢性期（无继发感染时）NAP 积分一般明显降低，甚至为零分，缓解期可恢复至正常范围，加速期和急变期 NAP 积分可不同程度地增高；类白血病反应时 NAP 阳性率显著增高，积分常大于 200 分。④贫血的鉴别：阵发性睡眠性血红蛋白尿（PNH）和再生障碍性贫血，前者 NAP 积分降低，后者阳性率和积分明显增高。⑤鉴别真性红细胞增多症和继发性红细胞增多症：前者 NAP 阳性率和积分正常或增高，后者正常或降低。⑥鉴别恶性组织细胞病和反应性组织细胞增多症：前者 NAP 积分明显降低，后者常增高。⑦其他血液病：慢性淋巴细胞白血病、多发性骨髓瘤、骨髓纤维化、原发性血小板增多症和原始神经母细胞瘤等的 NAP 阳性率和积分常增高。⑧应用肾上腺糖皮质激素、ACTH 后 NAP 阳性率和积分常增高。

实验六　中性粒细胞碱性磷酸酶染色（卡氏偶氮偶联法）

【目的】 掌握卡氏偶氮偶联法中性粒细胞碱性磷酸酶染色的原理、方法、结果判断、注意事项和临床意义。

【原理】 成熟中性粒细胞胞质中的碱性磷酸酶在 pH 9.2～9.6 的碱性条件下能水解磷酸萘酚钠，产生磷酸和萘酚，后者与重氮盐偶联形成不溶性的有色沉淀定位于胞质中酶所在的部位。

【材料】

1. 器材 新鲜骨髓涂片或外周血涂片、染色缸、水浴箱、显微镜等。

2. 试剂

（1）固定液　甲醛 10 mL 与甲醇 90 mL 混合成 10%甲醛甲醇液，置 4 ℃冰箱备用。

（2）丙二醇缓冲液储备液（0.2 mol/L）　取 2-氨基-2-甲基-1,3-丙二醇 10.5 g 加蒸馏水至 500 mL，溶解后 4 ℃冰箱保存。

（3）丙二醇缓冲液（0.05 mol/L，pH 9.75）　取 0.2 mol/L 储备液 25 mL 和 0.1 mol/L 盐酸 5 mL，加蒸馏水至 100 mL。

（4）基质液（pH 9.5～9.6）　用前临时配制，取 α-磷酸萘酚钠 20 mg 溶于 0.05 mol/L 丙二醇缓冲液 20 mL 中，再加坚牢紫酱 GBC 盐（或重氮坚牢蓝）20 mg 混合后用滤纸过滤，立即使用。

（5）1%苏木精染液。

【方法】

（1）新鲜干燥的涂片用冷 10%甲醛甲醇固定液固定 30 s，流水冲洗。

（2）将涂片浸入基质液中，在 37 ℃水浴箱内温育 10～15 min。

（3）流水冲洗 1～2 min，待干。

（4）苏木精染液复染 5～8 min，流水冲洗，待干，镜检。

NOTE

(5) 结果判断：胞质中出现紫红色颗粒沉淀为阳性(图 1-4-5)。

(6) 计算阳性率和积分。

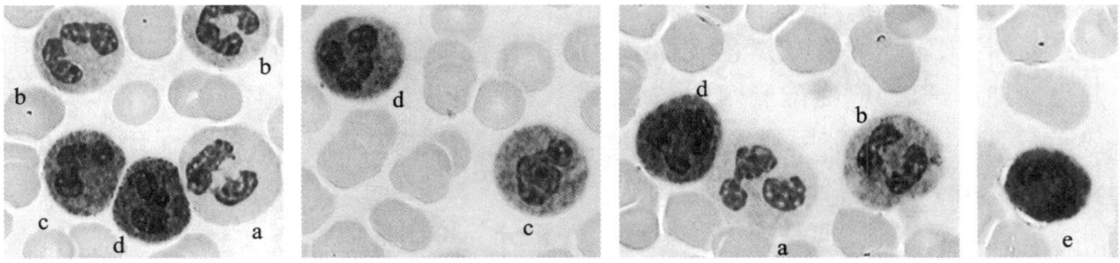

图 1-4-5　碱性磷酸酶染色(卡氏偶氮偶联法×1000)

注：a. 0 分；b. 1 分；c. 2 分；d. 3 分；e. 4 分。

扫码看彩图

【注意事项】

(1) 磷酸萘酚盐和重氮试剂品种繁多，应根据基质不同选择相适应的重氮盐，常见几种试剂配制见表 1-4-11。

表 1-4-11　卡氏偶氮偶联法常用的基质与重氮盐

基　　质	重　氮　盐
α-磷酸萘酚钠	坚牢蓝 RR、坚牢紫酱
磷酸萘酚 AS-MX	坚牢蓝 RR
磷酸萘酚 AS-BI	坚牢紫红、坚牢紫红 LB、坚牢蓝 RR
磷酸萘酚 AS	坚牢蓝 BBN

(2) 若无 2-氨基-2-甲基-1,3-丙二醇，可用巴比妥缓冲液(pH 9.2)或 0.2 mol/L Tris 缓冲液(pH 9.2)代替。

(3) 其他：同钙钴法。

【参考范围】　同钙钴法。

【临床意义】　同钙钴法。

实验七　α-NAE 染色及氟化钠抑制试验

【目的】　掌握 α-醋酸萘酚酯酶(alpha-naphthol acetate esterase，α-NAE)染色的原理、方法、结果判断、注意事项及临床意义。

【原理】　细胞中的 α-醋酸萘酚酯酶(α-NAE)能将 α-醋酸萘酚水解，产生的 α-萘酚与重氮盐偶联，生成不溶性的有色沉淀，定位于胞质的酶活性处。重氮盐通常用坚牢蓝 B，形成棕黑色或灰黑色有色沉淀。

【材料】

1. 器材　新鲜骨髓涂片或外周血涂片、染色缸、水浴箱、显微镜等。

2. 试剂

(1) 0.067 mol/L 磷酸盐缓冲液(pH 7.6)　A 液：2.388 g $Na_2HPO_4 \cdot 12H_2O$ 加蒸馏水至 100 mL。B 液：0.908 g KH_2PO_4 加蒸馏水至 100 mL。取 A 液 72 mL、B 液 28 mL 混合，pH 调至 7.6。

(2) 基质液　0.067 mol/L 磷酸盐缓冲液 50 mL，加 10 g/L α-醋酸萘酚溶液(用 50%丙酮为溶剂)1.0 mL，充分振荡，直至最初产生的混浊物大部分消失为止，加重氮盐(坚牢蓝 B 等)50 mg，振荡，过滤后立即使用。

(3) 10 g/L 甲绿溶液。

【方法】

(1) 新鲜干燥涂片置 10%甲醛生理盐水中 5 min 或甲醛蒸气固定 5～10 min，流水冲洗 5 min，

NOTE

待干。

(2) 放入基质液中，37 ℃保温 1 h，水洗，待干。

(3) 10 g/L 甲绿溶液复染 5 min，充分水洗，待干，镜检。

(4) 结果判断：细胞质内有灰黑色或棕黑色弥漫性或颗粒状沉淀为阳性。

(5) 氟化钠抑制试验：同时配制两份基质液，其中一份中加入 75 mg 氟化钠，混匀，其余染色步骤同上。染色后两张涂片分别用油镜计数 100 个或 200 个细胞(图 1-4-6)，分别计算出抑制前和抑制后的阳性率和积分，按下列公式计算抑制率：

$$\text{氟化钠抑制率(\%)}=\frac{\text{抑制前阳性率或阳性积分}-\text{抑制后阳性率或阳性积分}}{\text{抑制前阳性率或阳性积分}}\times 100\%$$

扫码看彩图

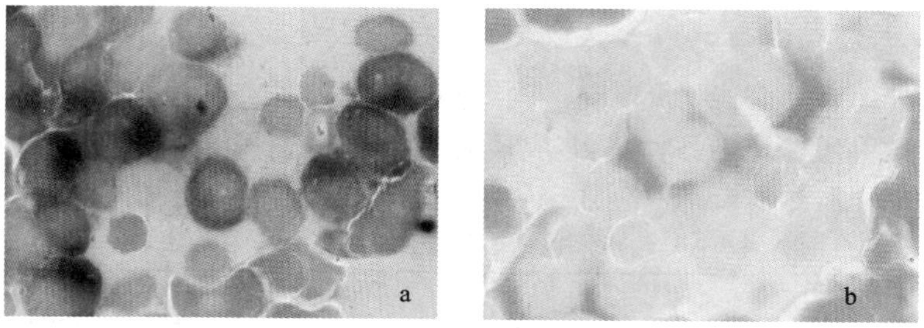

图 1-4-6　α-NAE 染色(×1000)及氟化钠抑制试验

注：a. 单核细胞呈棕黑色阳性反应；b. 阳性反应被氟化钠抑制。

【注意事项】

(1) 骨髓涂片或血涂片必须新鲜，应于取材后 3 天内染色。

(2) 基质液配制时不宜过度振荡，以免析出沉淀影响染色效果；基质液不能长期保存，应新鲜配制，过滤后迅速使用，缩短等候时间，避免沉淀物析出。温度过低时应置于 37 ℃温箱内操作，以促使基质充分溶解。

(3) 重氮盐选择随基质而异，以坚牢蓝 B、坚牢蓝 RR 及坚牢黑 B 的染色效果为好。

(4) 染色时间与温度应相对恒定。

(5) 本试验对染色剂的 pH 要求比较严格，基质液 pH 以 6.1～6.4 为宜，否则影响染色效果。

(6) 所用试剂最好是 AR 级，严格按照操作规程清洗器皿。

【参考范围】

正常血细胞 α-NAE 染色反应见表 1-4-12。

表 1-4-12　正常血细胞 α-NAE 染色反应

细　胞	染色结果
单核细胞	正常单核细胞呈强阳性反应，原始单核细胞呈阴性或阳性反应，幼稚单核细胞及组织细胞呈阳性反应，且阳性反应能被氟化钠抑制
粒细胞	各期粒细胞呈阴性或阳性反应，阳性反应也多数较弱，不能被氟化钠抑制
巨核细胞	巨核细胞和血小板呈弱阳性反应，部分可被氟化钠抑制
红细胞	有核红细胞一般呈阴性反应，少数有核红细胞呈弱阳性反应
淋巴细胞	淋巴细胞多数呈阴性反应，少数为弱阳性反应，不能被氟化钠抑制
浆细胞	浆细胞呈阴性反应

【临床意义】

急性白血病类型鉴别：急性粒细胞白血病原始粒细胞 α-NAE 染色呈阳性反应；急性早幼粒细胞白血病呈阳性或强阳性反应，且不被氟化钠所抑制，M_{2b}细胞部分阳性反应可见团块状颗粒，部分被氟化钠抑制；急性单核细胞白血病原始、幼稚单核细胞多呈阳性或强阳性反应，阳性反应可以被氟化钠抑制，抑制率一般大于 50%。急性粒-单核细胞白血病：单核系白血病细胞呈阳性反应，可被

NOTE

氟化钠抑制；粒系白血病细胞呈阳性反应，不被氟化钠抑制。急性淋巴细胞白血病原始淋巴细胞多呈阴性反应，有时可呈阳性反应，主要见于T细胞型急性淋巴细胞白血病，部分阳性反应可以被氟化钠抑制；红血病和红白血病细胞可呈阳性反应。

实验八　酸性磷酸酶染色(Gomori)硫化铅法

【目的】 掌握Gomori硫化铅法酸性磷酸酶染色(acid phosphatase，ACP)的原理、方法、结果判断、注意事项和临床意义。

【原理】 细胞内的酸性磷酸酶在酸性环境(pH 4.7)下，能将β-甘油磷酸钠水解成甘油和磷酸钠，磷酸钠进而与硝酸铅作用生成磷酸铅，沉淀于酶的活性处，再与硫化铵作用生成棕黑色的硫化铅沉淀。

【材料】

1. 器材 新鲜骨髓涂片或外周血涂片、水浴箱、显微镜、染色缸等。

2. 试剂

(1) 固定液　甲醛。

(2) 醋酸缓冲液(pH 4.7)　1 mol/L氢氧化钠溶液54.4 mL和1 mol/L醋酸100 mL混合，加蒸馏水至500 mL，混匀。

(3) 基质液　50 g/L β-甘油磷酸钠溶液4 mL、50 g/L硝酸铅溶液2 mL、醋酸缓冲液12 mL混合，加蒸馏水74 mL，混匀即得。

(4) 10 g/L硫化铵溶液。

(5) 20 g/L甲绿溶液或5 g/L伊红溶液。

【方法】

(1) 取新鲜干燥涂片，甲醛蒸气固定5～10 min，流水冲洗5 min，待干。

(2) 放入37 ℃基质液中4 h，水洗，待干。

(3) 10 g/L硫化铵溶液3 min，流水冲洗，待干。

(4) 20 g/L甲绿溶液复染10 min，流水冲洗，待干，镜检。

(5) 结果判断：细胞质中出现棕黄色或棕黑色颗粒状或块状沉淀为阳性反应。

(6) 抗酒石酸酸性磷酸酶染色：同时制备两份基质液，其中一份加入L-酒石酸150 mg，混匀，其余染色步骤同上。

【注意事项】

(1) 涂片应新鲜制备。

(2) 固定后的涂片流水冲洗时，水流不可过大。

【参考范围】

正常细胞的染色反应：粒细胞、单核细胞、淋巴细胞、巨核细胞、血小板、浆细胞、巨噬细胞呈阳性反应。

【临床意义】

1. 毛细胞白血病的诊断 毛细胞酸性磷酸酶(ACP)染色呈阳性反应，且不被L-酒石酸抑制；慢性淋巴细胞白血病的淋巴细胞和淋巴肉瘤细胞ACP染色呈阳性反应，但可被L-酒石酸抑制。但ACP阴性者，不能排除多毛细胞白血病的可能性。

2. T淋巴细胞和B淋巴细胞的鉴别 前者ACP染色呈粗大颗粒阳性反应，后者呈阴性或细颗粒弱阳性反应。

3. 戈谢细胞和尼曼-匹克细胞的鉴别 前者ACP染色呈粗大颗粒阳性反应，后者呈阴性或细颗粒弱阳性反应。

4. 其他 粒系细胞、单核巨噬细胞、巨核细胞和肥大细胞ACP染色也呈阳性反应。

NOTE

实验九　酸性磷酸酶染色(偶氮偶联法)

【目的】 掌握偶氮偶联法酸性磷酸酶染色的原理、方法、结果判断、注意事项和临床意见。

【原理】 细胞内的酸性磷酸酶在酸性环境(pH 4.7)下能水解磷酸萘酚 AS-BI,产生萘酚 AS-BI,再与重氮盐偶联,形成不溶性红色沉淀,定位于胞质中。

【材料】

1. 器材 新鲜骨髓涂片或外周血涂片、水浴箱、显微镜、染色缸等。

2. 试剂

(1) 固定液　甲醛。

(2) 基质液　A 液:4%副品红(2 mol/L 盐酸溶解)溶液 0.5 mL,4%亚硝酸钠溶液 0.5 mL,0.1 mol/L醋酸钠溶液 9 mL,用浓氢氧化钠溶液调节 pH 至 5.0。B 液:萘酚 AS-BI 磷酸钠 5 mg、丙酮 0.2 mL、醋酸缓冲液(pH 5.0)10 mL,混匀。A 液、B 液各取 10 mL,混合成基质液备用。

(3) 1%苏木精溶液或 0.2%核固红溶液。

【方法】

(1) 取新鲜干燥涂片,甲醛蒸气固定 5~10 min,流水冲洗 5 min,待干。

(2) 放入 37 ℃基质液中 1 h,水洗,待干。

(3) 1%苏木精溶液复染 2 min 或 0.2%核固红溶液复染 5 min,水洗,待干,镜检。

(4) 结果判断:细胞质中出现鲜红色或深红色颗粒状或块状沉淀为阳性反应。

(5) 抗酒石酸酸性磷酸酶染色:同时制备两份基质液,其中一份加入 L-酒石酸 150 mg,混匀,其余染色步骤同上。

【注意事项】 同 Gomori 硫化铅法。

【参考范围】 同 Gomori 硫化铅法。

【临床意义】 同 Gomori 硫化铅法。

(刘　帅)

第五节　免疫标记技术

血细胞的免疫标记技术是围绕着白血病的分型诊断建立起来的一种常用免疫学检验方法,其主要目的是鉴别白血病细胞类型、确定白血病的免疫学分型。1999 年 WHO 提出的造血与淋巴组织肿瘤分类方案,进一步推进了细胞免疫标记技术在造血系统肿瘤诊断中的应用。

实验一　免疫细胞化学检验

免疫组织化学技术(immunohistochemistry)又称免疫细胞化学技术(immunocytochemistry),是利用已知的抗体与细胞抗原特异性相结合的特性,通过化学反应使标记在抗体上的显示剂显示一定的颜色,并借助显微镜或电镜进行观察,以达到对组织、细胞结构中化学成分进行定量、定位分析的目的。目前血液病检查常用的免疫细胞化学染色方法有碱性磷酸酶-抗碱性磷酸酶、亲和素-生物素-过氧化物酶复合物等方法。

一、碱性磷酸酶-抗碱性磷酸酶桥联酶标记法检测

NOTE

【目的】 掌握碱性磷酸酶-抗碱性磷酸酶桥联酶标记法检测白细胞免疫标记的原理、方法、注

意事项和临床意义。

【原理】 碱性磷酸酶-抗碱性磷酸酶(alkaline phosphatase-antialkaline phosphalase,APAAP)桥联酶标记法,是用碱性磷酸酶作为标记物标记已知抗体或抗抗体,进行抗体抗原反应。先用牛肠碱性磷酸酶(ALP)和鼠抗碱性磷酸酶单克隆抗体(McAb,单抗)结合制备成一种可溶性碱性磷酸酶-抗碱性磷酸酶(APAAP)复合物。然后待测细胞表面抗原与第一抗体(鼠抗人单抗)、第二抗体(兔或羊抗鼠抗体)、APAAP复合物依次结合。第二抗体起桥联作用。通过碱性磷酸酶催化外来底物显色,以显示抗原定位及鉴定细胞抗原的种类。

【材料】

1. 器材 离心管、37 ℃水浴箱、离心机、显微镜等。

2. 试剂

(1) Hanks 液。

(2) 淋巴细胞分离液(相对密度 1.007±0.001)。

(3) 第一抗体:鼠抗人单抗。

(4) 第二抗体:兔抗鼠 IgG,为桥联抗体。

(5) APAAP 复合物:用 ALP 和鼠抗 ALP 单抗按适当比例混合制成。

(6) 碱性磷酸酶底物液(α-萘酚 AS-BI 磷酸盐-坚固红 TR 盐底物显色系统):α-萘酚 AS-BI 磷酸盐 2 mg,二甲基甲酰胺 0.2 mL,0.1 mol/L Tris 缓冲液(pH 8.2)9.8 mL,1 mol/L 左旋咪唑 10 μL。待完全溶解后置−20 ℃可保存数月。用前加入坚固红 TR 盐 10 mg,溶解后将液体直接滴到标本上。

(7) 磷酸盐缓冲液(PBS,pH 7.4):KH_2PO_4 0.2 g、Na_2HPO_4 2.9 g、NaCl 18 g,用蒸馏水溶解并稀释至 1000 mL,充分搅拌均匀,调 pH 至 7.4 备用。

(8) FAB 固定液(pH 6.6):Na_2HPO_4 20 mg,KH_2PO_4 100 mg,丙酮 45 mL,加蒸馏水 30 mL,充分搅拌均匀,过滤,调 pH 至 6.6,置 4 ℃备用。

(9) 甘油明胶:明胶 10 g,加蒸馏水 60 mL,加热溶解(不用搅拌),加甘油 70 mL,再加苯酚 0.25 g。每次使用前水浴加热熔化。

(10) Mayer 苏木精染液:苏木精 0.1 g、钾明矾 5 g、碘酸钠 0.02 g,加入 100 mL 蒸馏水中,加热搅拌使之溶解。再加枸橼酸钠 0.1 g,水合氯醛 5 g,混合后煮沸 5 min,冷却、过滤后备用。

【方法】

1. 标本采集 取肝素抗凝骨髓 2 mL 或外周静脉血 6~10 mL(肝素 10 U/mL)。

2. 分离单个核细胞

(1) 将待测标本用 Hanks 液(或无菌生理盐水)稀释 3 倍。

(2) 取一离心管加入淋巴细胞分离液 3 mL,用滴管将稀释的标本沿试管壁缓缓叠加于淋巴细胞分离液上,形成清晰的界面。稀释标本与分离液的容积比为 3∶1。

(3) 以 400 *g* 离心 20 min,离心后可见试管内液体分层,从底部到液面依次为红细胞和粒细胞层、分离液层、单个核细胞层、稀释液与血浆层。

(4) 用滴管直接吸出单个核细胞层,置于另一离心管中,用 PBS 洗 2 次,每次 1100 *g* 离心 10 min,弃去上清液。最后根据实验需要调整细胞浓度为 1×10^8/mL。

3. 制备待检标本的细胞涂片

(1) 离心涂片机法:①取特制离心杯,将有圆孔的滤纸对准且紧贴于离心杯下侧的圆孔,滤纸上压一张洁净的画有一圆圈的载玻片;②压离心圆槽中的钢片夹,将离心杯孔连同画有圆圈的载玻片对准,一起插入槽内;③取准备好的 1×10^8/L 细胞 50 μL 加于杯底,盖上保护盖,以 500 r/min 离心 2 min;④取出的载玻片可见圆形印迹,置室温中自然干燥,再用纯丙酮在室温中固定 5 min。固定后可立即进行免疫细胞化学标记,亦可用塑料薄膜包好后置−20 ℃以下保存。

(2) 干抗原载玻片法:将细胞悬液滴加在干抗原载玻片的圆圈内,每个圆圈内加 20 μL(根据试

NOTE

验需要可在多个圆圈内加 20 μL)，置室温中自然干燥，待用。

(3) 手工法：将细胞悬液滴于涂有一层黏片剂的载玻片上，然后回吸液滴，剩下一薄层细胞，快速吹干。也可用悬液推制成片，自然干燥，待用。

4. APAAP 免疫酶染色

(1) 固定涂片：将涂片放入装有 4 ℃ FAB 固定液的染色缸内，固定 30 s，用 PBS 洗 2 次，每次 5 min，吹干。

(2) 封闭：每个圆圈内各加灭活的 10%羊血清 20 μL，置 37 ℃湿盒内作用 30 min。

(3) 加一抗：擦去标本周围多余的液体，滴加工作浓度(按效价稀释)的第一抗体 20 μL 孵育 30～60 min(在湿盒中室温下进行)。PBS 洗 3 次，每次 3 min，擦去标本周围多余的液体。

(4) 加二抗：滴加第二抗体 20 μL，孵育 30 min(在湿盒中室温下进行)。PBS 洗 3 次，每次 3 min。擦去标本周围多余的液体。

(5) 加 APAAP 复合物：滴加 APAAP 复合物 20 μL，孵育 30 min(在湿盒中室温下进行)，PBS 洗 3 次，每次 3 min。如需增强染色强度，可再次滴加第二抗体、APAAP 复合物各一次，每次室温孵育 15 min。

(6) 加底物显色：用前取底物液，按 1 mL 底物液加 1 mg 坚固红的比例加入坚固红，充分混匀。每张涂片滴加碱性磷酸酶底物液 50 μL，37 ℃水浴箱内显色 10～30 min。低倍镜下观察，待显色明显时，用蒸馏水轻轻冲洗 30 s，中止显色。

(7) 复染、封片：加苏木精复染 1～3 min，自来水冲洗。如核着色太深影响观察，可用 1%盐酸分色 5～10 s。加甘油明胶封片。

【注意事项】

(1) 白血病分型时最好用骨髓液。若用外周血，白血病细胞数应占有核细胞总数的 30%以上，结果才有参考价值。

(2) 在化疗之前或停止化疗的 3～4 周以后采集标本，否则会因化疗导致细胞抗原性改变而影响结果。

(3) 涂片及冰冻切片标本如不进行染色，干燥后用塑料纸包起来密闭防潮。标本最好放入有适量硅胶的干燥器中，放－20 ℃可保存半年至一年而抗原不会丢失。标本在室温可以保存 3～5 天，长期保存会因抗原丢失而不能染色。染色前将标本从冷冻状态中取出，使其恢复至室温后再打开包装。

(4) 固定时间要准确，时间过长可影响细胞表面的抗原活性。白血病细胞容易破碎，洗涤过程中应特别小心。抗体效价要适当，需同时做阴性对照。

(5) 温度控制在 37 ℃，反应活性最佳。抗体反应必须在湿盒内孵育，以防干片。每次洗涤后应及时吸干多余洗液，以免抗体被稀释。

(6) APAAP 试剂盒冰冻保存，分装后的试剂反复冻融时效果会明显降低。

(7) 本法以左旋咪唑抑制中性粒细胞的内源性碱性磷酸酶，对外源性牛肠碱性磷酸酶的活性没有影响，其用量可根据标本中成熟中性粒细胞的数量和内源性碱性磷酸酶活性而定。

【结果判断】 高倍镜下观察，细胞膜或细胞质有玫瑰红色颗粒或弥散状红色沉淀物为阳性反应。

(－)：细胞膜和细胞质无红色沉淀物，胞核复染后呈蓝色。

(＋)：细胞膜和细胞质有浅红色沉淀物。

(＋＋)：细胞膜和细胞质有深红色沉淀物。

镜检计数：高倍镜下每孔计数 100～200 个待测细胞，计算每孔标记阳性细胞的百分比，该百分比分别代表各单抗所针对抗原的阳性百分比。

二、亲和素-生物素酶标法检测

【目的】 掌握亲和素-生物素酶标法检测白细胞免疫标记的原理、方法、注意事项和临床意义。

【原理】 亲和素-生物素-过氧化物酶复合物(avidin-biotin-peroxidase complex,ABC)标记法的原理如下。亲和素(avidin)和生物素(biotin)之间有很强的亲和力,生物素可以与抗体结合,结合后仍保持与亲和素强大的亲和力。将辣根过氧化物酶标记在亲和素-生物素复合物上,形成亲和素-生物素-过氧化物酶复合物,即 ABC。待测细胞抗原与特异性抗体(第一抗体)结合后,与已标记生物素的第二抗体起反应,二抗中的生物素再与标有辣根过氧化酶的亲和素结合形成 ABC。ABC 上辣根过氧化物酶作用于显色剂,使其产生有色沉淀,指示抗原存在部位。

【材料】

1. 器材 离心管、微量移液器、振荡器、离心机、显微镜等。

2. 试剂

(1) Hanks 液,0.1%戊二醛 PBS。

(2) 淋巴细胞分离液(相对密度 1.007±0.001)。

(3) 第一抗体:鼠抗人单克隆抗体,同 APAAP 桥联酶标记法。

(4) 第二抗体:标记有生物素的兔抗鼠 IgG,为桥联抗体。

(5) PBS(pH 7.4)配制。Ⅰ液:$Na_2HPO_4 \cdot 12H_2O$ 23.88 g,蒸馏水 1000 mL。Ⅱ液:KH_2PO_4 9.08 g,蒸馏水 1000 mL。取Ⅰ液 86 mL、Ⅱ液 14 mL,加入 NaCl 0.87 g,充分搅拌均匀,调 pH 至 7.4。

(6) 标有辣根过氧化物酶的亲和素、封片剂及苏木精染液等。

(7) TBS 的配制。Ⅰ液:0.5 mol/L pH 8.2 的 Tris-HCl 缓冲液(3 g Tris 溶于 50 mL 去离子水中,用 HCl 溶液调 pH 至 8.2)。Ⅱ液:4.388 g NaCl 溶于 500 mL 去离子水中。取 1 份Ⅰ液与 9 份Ⅱ液混匀即可。

(8) 底物液的配制。Ⅰ液:2 mg 萘酚 AS-MX 磷酸盐溶于 0.2 mL N,N-二甲基甲酰胺中。Ⅱ液:2.4 mg 左旋咪唑溶于 9.8 mL pH 8.2 的 TBS 中。取Ⅰ液 49 份加Ⅱ液 1 份混匀,按 1 g/L 的浓度加入坚固红,振荡溶解。

【方法】

(1) 制备单个核细胞涂片:分离骨髓或外周静脉血单个核细胞,制备细胞涂片,具体同 APAAP 桥联酶标记法。于干燥的细胞涂片上加 0.1%戊二醛 PBS 50 μL。2 min 后用 PBS 洗涤。

(2) 标记细胞:用玻璃铅笔在涂有细胞的载玻片背侧沿细胞外缘画一圈,以标记细胞。

(3) 加一抗:滴加 50 μL 适当稀释的一抗于细胞上。平置载玻片于湿盒内,置室温 30 min 或 4 ℃过夜,用 PBS 洗涤(每次淋洗后圈外及载玻片背面的 PBS 均需擦干)。

(4) 加二抗:滴加 50 μL 适当稀释的标记生物素的二抗于细胞上,于湿盒内室温放置 30 min,用 PBS 洗涤。

(5) 加亲和素化酶:滴加 50 μL 适当稀释的标有辣根过氧化物酶的亲和素于细胞上,于湿盒内室温放置 30 min,用 PBS 洗涤。

(6) 浸泡过氧化氢:将涂片于装有 2%过氧化氢溶液的染缸中浸泡 30 min,以消除内源性过氧化氢,水洗后速用 PBS 洗涤。

(7) 加入 ABC 30 min,用 PBS 洗涤。

(8) 滴加底物液 50 μL 于细胞上,室温显色 15 min 左右,待显淡红色,用 PBS 洗涤。

(9) 复染:滴加 50 μL 苏木精染液于细胞上,立即用 PBS 洗涤。

(10) 滴加封片剂于细胞上,加盖玻片封片。

(11) 结果判断:细胞表面染有红色者为阳性细胞。

(12) 镜检计数:高倍镜下计数 200 个细胞。计算阳性细胞比例,同 APAAP 桥联酶标记法。

【注意事项】 同 APAAP 桥联酶标记法。嗜酸性粒细胞的内源性过氧化物酶不能完全清除,胞质嗜酸性颗粒可出现假阳性。

NOTE

实验二　免疫荧光检验

【目的】　掌握免疫荧光检测白细胞免疫标记的原理、方法、注意事项。

【原理】　为检测白细胞的免疫标记，将抗体标记荧光素制成荧光抗体，与细胞表面的分化抗原相结合。利用荧光显微镜(fluorescence microscope)在特定波长激发光的照射下发出荧光，即可对标本中的表面标记进行定位。根据标记物和反应程序的不同分为三种方法：①直接荧光法，即将荧光素直接标记在特异性抗体上与相应抗原反应，根据荧光有无来检测抗原存在情况；②间接荧光法，即将荧光素标记抗抗体(二抗)，待检标本中的抗原与相应抗体反应后，再用荧光素标记的抗抗体结合第一抗体，呈现荧光现象，间接反映抗原的存在情况；③双标记法，即用两种荧光素分别标记不同抗体，对同一基质标本进行染色，可使两种抗原分别显示不同颜色的荧光，主要用于同时观察细胞表面两种抗原的分布。常用异硫氰酸荧光素(FITC)和藻红蛋白(PE)做双重标记染色，前者发黄绿色荧光，后者发红色荧光。本法特异性强且与形态学相结合，可检测新鲜或陈旧标本，或污染杂菌的标本，并可对组织中抗原或抗体进行定位检查，以及追踪抗原的分布等。

【材料】

1. 器材　荧光显微镜、冷冻离心机、振荡器、37 ℃水浴箱、离心管、载玻片等。

2. 试剂

(1) Hanks 液、肝素、甘油、NaN_3、淋巴细胞分离液(相对密度 1.007±0.001)等。

(2) 白细胞洗涤液(0.11 mol/L PBS,pH 7.2)：磷酸氢二钠($Na_2HPO_4 \cdot 12H_2O$)28.37 g、磷酸二氢钠($NaH_2PO_4 \cdot 2H_2O$)4.82 g，用蒸馏水溶解并稀释至 1000 mL(含 0.5%小牛血清清蛋白和 0.1% NaN_3)。

(3) 第一抗体：均为 FITC 标记或未标记的鼠抗人白细胞分化抗原单抗。可根据实验需要选用相应单抗，如以下类型的单抗。

抗 T 系单抗：CD_1 至 CD_8 等。

抗 B 系单抗：CD_9、CD_{10}、CD_{19} 至 CD_{22}、CD_{72}、CD_{77}、CD_{79a}、Igκ、Igλ 等。

抗粒系、单核系单抗：CD_{11b}、CD_{13} 至 CD_{18}、CD_{33} 至 CD_{36}、CD_{66b}、MPO 等。

抗巨核系单抗：CD_{41a}、CD_{41b}、CD_{42b}、CD_{36}、CD_{61}。

抗血小板单抗：CD_9、CD_{w17}、CD_{31}、CD_{36}、CD_{41a}、CD_{41b}、CD_{42a}、CD_{42b}、CD_{61}。

抗红系单抗：血型糖蛋白 A/H。

前体细胞及非特异性单抗：CD_{34}、CD_{38}、HLA-DR 等。

(4) 第二抗体：FITC 标记的兔(或羊)抗鼠免疫球蛋白。

【方法】　间接免疫荧光法

1. 标本采集　取用肝素抗凝的骨髓液 2 mL 或外周血 20 mL(肝素 10 U/mL)。

2. 制备白细胞(单个核细胞)悬液　用 Hanks 液将待测标本稀释 5 倍，取另一支试管加入淋巴细胞分离液 3 mL，用滴管将稀释的标本 5 mL 缓缓叠加于分离液上，形成清晰的界面，于 4 ℃下 2500 r/min 离心 15 min。小心取出白细胞层于另一试管中，2500 r/min 离心 10 min，弃去上清液，下层白细胞用 Hanks 液洗涤，以 800 r/min 离心 20 min，弃掉上清液(含血小板)。重复洗涤 2 次，管底血细胞用 PBS 200 μL 配制成细胞悬液，使单个核细胞浓度为$(4\sim10)\times10^9$/L。

3. 加一抗　加入适当稀释的 FITC 或 PE 标记或未标记的鼠抗人白细胞分化抗原单抗，置 37 ℃水浴温育 1 h，用 PBS(不含 BAS)洗涤 3 次，沉淀细胞用 PBS 200 μL 悬浮。同时以鼠抗羊 IgG 作为阴性对照。

4. 加荧光标记二抗　加入不同比例稀释的荧光标记的二抗，37 ℃水浴温育 1 h。

5. 制备荧光标记的细胞悬液涂片　反应完成后，管底加含 60%甘油的 PBS 5～10 μL，取细胞悬液 10 μL 于清洁载玻片上，然后盖上盖玻片，让细胞悬液均匀弥散。静置 1 h。

NOTE

6. 计算公式

$$阳性荧光率=\frac{荧光阳性细胞}{荧光阳性细胞+荧光阴性细胞}\times 100\%$$

【注意事项】

(1) 白血病细胞极易破碎，洗涤时应特别小心。

(2) 影响荧光强度的因素：①pH 的改变可引起荧光素光谱的改变，影响荧光素吸收和发射的光量子数。②环境温度高时易引起荧光淬灭。在 20 ℃以下的环境检测时，其发光效率基本保持恒定。③在一定浓度范围内，荧光强度随荧光素浓度增加而增加。

(3) 每次试验必须做阴性对照，以鉴别特异性和非特异性荧光物质，避免非特异性荧光的干扰，影响结果的判断。阴性对照应包括如下几种：①用与特异性抗体种属相同的动物血清(如鼠抗羊 IgG)代替特异性抗体；②将未标记荧光素的抗体先与基质标本中的抗原反应，然后再加荧光素标记的相同抗体(染色抑制试验)；③用 PBS 代替荧光抗体；④标本自发荧光对照，即基质标本经 PBS 洗涤后不加荧光抗体。

(4) 计数前应先将细胞悬液进行离心沉淀，涂片后行瑞特染色，用光学显微镜观察，以便了解悬液中含有的细胞成分。

(5) 因荧光容易消退，不宜保存及制备永久性标本，故荧光抗体染色后的标本，应低温避光放置，及时镜检。最好在染色当天做好镜检，以防荧光消退。

(6) 荧光显微镜检查应在通风良好的暗室内进行。同时，由于荧光阳性细胞在强光源的照射下荧光强度可迅速减弱，计数时应先于荧光光源下快速观察和确定带荧光的细胞。然后在普通光源下计数同一视野的白细胞，并进行形态鉴别。

(7) 直接免疫荧光法的优点是特异性强，缺点是检查不同的抗原时都必须制备相应的荧光抗体，即每检查一种抗原都要制备一种相应的特异性抗体，成本较高。间接免疫荧光法比直接免疫荧光法敏感性高，制备一种荧光抗体(二抗)可用于检查多种抗原，但易出现非特异性荧光，且检验需要多种对照，操作较麻烦、费时。

【结果判断】 在荧光显微镜下，选择细胞分散较好的视野，自下而上、从左向右，先计数荧光反应细胞，然后在普通显微镜下计数同一视野的白细胞。膜荧光阳性细胞有三种类型：①完整的膜荧光为一与细胞吻合的翠绿圆圈；②帽状荧光；③点状荧光。荧光强度根据以下标准判定。

(－)：无荧光。

(±)：极弱的可疑荧光。

(＋)：荧光较弱但清楚可见。

(＋＋)：荧光明亮。

(＋＋＋～＋＋＋＋)：荧光闪亮或耀眼的强荧光。

实验三　流式细胞术检验

【目的】 掌握流式细胞术检测白细胞免疫标记的原理、方法和注意事项。

【原理】 流式细胞仪可看作荧光显微镜的延伸，是将分离的白细胞标本用荧光标记单抗染色后制备成悬液，使快速流动液体中荧光标记的细胞逐个通过仪器的检测区，仪器分别辨认细胞形态大小和荧光特征，此法称为荧光活化细胞分选法(flow cytomatric cell sorting，FACS)，将细胞分别计数，并计算标记上荧光的各组细胞的百分比。由此可测得白细胞表面抗原。短时间内可分析数万个细胞，计算机记录并处理用多种不同特异性的荧光标记单抗染色，进行多色荧光分析，还可同时检测单个细胞上表达的多种细胞表面分子。此外，流式细胞仪还可分析一群较纯细胞的表面标记，也可用设门技术(gating)把其他细胞排除于被分析的细胞外。

【材料】

1. 器材 流式细胞仪、冷冻离心机、振荡器、37 ℃水浴箱等。

NOTE

2. 试剂

(1) Hanks 液、淋巴细胞分离液(相对密度 1.007±0.001)。

(2) 白细胞洗涤液(0.1 mol/L PBS,pH 7.2):见免疫荧光检验。

(3) 第一抗体:异硫氰酸荧光素(FITC)标记或未标记的鼠抗人白细胞分化抗原单抗。

(4) 第二抗体:FITC 标记的兔(或羊)抗鼠免疫球蛋白。

【方法】

1. 标本采集 取用肝素抗凝的骨髓液 2 mL 或外周静脉血 20 mL(肝素 10 U/mL)。

2. 制备白细胞(单个核细胞)悬液 见免疫荧光检验。

3. 加一抗 加入适当稀释的 FITC 或藻红蛋白(PE)标记或未标记的鼠抗人白细胞分化抗原单抗,置 37 ℃水浴温育 1 h,用 PBS(不含 BAS)洗涤 3 次,沉淀细胞用 PBS 200 μL 悬浮。

4. 加荧光标记二抗 加入不同比例稀释的荧光标记的二抗,37 ℃水浴温育 1 h(直接法不做此步)。

5. 制备荧光标记的白细胞悬液 用含 0.1% NaN_3 的 PBS 洗涤 2 次,弃去上清液,沉淀悬浮于 PBS 中。

6. 检测计数 利用流式细胞仪,以激光功率 260 MW,激光波长 448 nm,经 550 nm 短通道滤光片检测绿色荧光。通常计数分析 5000 个细胞。

【结果判断】 用流式细胞术获取的检测数据以直方图形式表示。

1. 单参数直方图 一维数据应用最多的图形,可用来定性分析和定量分析。横坐标表示荧光信号或散射光强度的相对值,其单位是“道数”(channel)。“道”即多道脉冲分析器中的道,也可看成相对荧光(或散射光)的单位,可用线性或对数表示。纵坐标通常代表细胞出现的频率或相对细胞数。

2. 二维点阵图 显示两个独立数与细胞定量的关系。横坐标和纵坐标分别以不同的散射光和荧光信号表示,可同时观察到双参数。例如点阵图的横坐标是 CD_8 淋巴细胞的相对含量,纵坐标是 CD_4 淋巴细胞的相对含量。图上每点代表 1 个细胞,每个点与纵轴的距离即表示该点的相对值(CD_4 值)。可以由二维点阵图得到两个直方图,但两个直方图无法反演成一个二维点阵图,这说明一个点阵图所携带的信息量大于两个直方图所携带的信息量。

【数据分析】 流式细胞术分析免疫荧光样品主要获取二项参数:免疫荧光阳性细胞百分比和荧光强度。免疫荧光多采用非参数方法,计算各部分细胞的百分比,只要计算 3 个峰的峰面积即可。在峰间“谷”的最低处画一条垂直于横坐标的直线。3 个峰以直线为界,逐个计算峰下的细胞数,并与总细胞数相比,求出 3 种细胞在整个细胞群体中的百分比,同时计算免疫荧光阳性细胞的百分比和荧光强度。进行免疫荧光阳性细胞群体及荧光强度的判定时,应有一个阈值标准作为确定阳性群体的界限。单道荧光直接染色法因在直方图标上形成两个明显独立的群体峰,标准容易确定。但用间接荧光法时,为了排除红细胞干扰,目前推荐用对照组曲线同实验组曲线交叉法,即以交叉点为界,分别计算出阳性组曲线覆盖面积及对照组延伸到阳性组下的面积,以前者减去后者获得的数据,即为阳性组细胞群体百分比。为了使免疫荧光的定量概念更加完整,在阳性细胞群体百分比基础上加入荧光强度指标。此值除了按对照组及实验组的曲线峰值常规确定外,还可以用拟合曲线法估计荧光强度的平均值和标准差进行确定。

【注意事项】

(1) 骨髓和血液标本以肝素抗凝为好。最好在化疗之前采集标本,因化疗常导致细胞抗原表达不规则,使结果难以分析。一般认为初治病例免疫分型结果客观、可靠。

(2) 白血病细胞极易破碎,洗涤过程中应特别小心。

(3) 计数前应先将细胞悬液进行离心沉淀,并染色观察悬液中的细胞成分,以利于上机后各种参数的设定。

(4) 必须同时做鼠抗羊 IgG(亚类应与单抗相同,标记相同荧光素)阴性对照,以便消除非特异

NOTE

性荧光的干扰。

(5) 当骨髓液或血液原始及幼稚白血病细胞总数大于 30%时，分型结果较为可靠。分型结果与形态学结果不同时，应进行综合分析。

(6) 当原始及幼稚白血病细胞总数大于 50%时，可直接用骨髓液或血液检查，但应先加溶血剂使红细胞破坏，再用 PBS 洗涤并定容(约 0.5 mL)后检测。

(7) 计数应在 4 h 内完成。

【临床意义】

(1) 应用 APAAP 酶标、荧光标记、流式细胞术等技术分析 T 细胞亚群(T3、T4、T8)，是评价细胞免疫调节功能的重要指标，也是临床医学研究的重要方法。

(2) 急性白血病的分型诊断：白血病细胞分化停滞于某一阶段并异常增殖，出现不同的细胞表面标记，形成白血病的不同亚型。应用上述技术联合检测，并进行综合分析判断，可对白血病进行免疫分型，对白血病的诊断、治疗及判断预后亦有重要意义。

(3) 有助于慢性白血病的诊断、鉴别诊断及淋巴瘤免疫分型诊断。

(4) 监测白血病疗效：在监测白血病免疫疗效(自体骨髓移植及异体骨髓移植)和微量残留白血病细胞免疫检测应用中更具灵敏性和直观性。目前主要用于急性淋巴细胞白血病和非霍奇金淋巴瘤的检测。

(5) 病态巨核细胞研究：对巨核细胞白血病及骨髓增生异常综合征的诊断有重要参考价值。

(张艳超)

第六节 染色体检验技术

血细胞染色体检查是利用骨髓穿刺液或血液中的细胞作为分析材料，具有取材方便、容易培养等优点，通过人工离体培养，短时间内获得大量有丝分裂象细胞，计数并进行核型分析的方法。基于许多血液病尤其是血液系统肿瘤具有较高的染色体畸变率，血细胞染色体检验对遗传性血液病和血液系统肿瘤的诊断、分型、预后、复发监测，以及病因和发病机制的研究有重要价值。

实验一 染色体标本制备

一、外周血染色体标本制备

【目的】 掌握外周血染色体标本制备的原理、方法和注意事项。

【原理】 制备染色体标本时，需要细胞处于有丝分裂中期，此阶段的染色体较为完整，长度适于分析。而较早阶段的染色体细长，中、晚期以后的染色体则短小、分叉，难以进行显带。正常情况下，人外周血淋巴细胞处于 G_1 期或 G_0 期，在体内、外一般不分裂。但在适宜的培养条件及植物血凝素(PHA)刺激下，能转化为淋巴母细胞而获得重新分裂的能力。加入秋水仙素抑制细胞分裂中纺锤丝的形成，将细胞阻断于有丝分裂中期。然后将细胞悬浮离心、低渗、固定处理。最后将细胞悬液滴于湿冷、清洁的玻片上，空气中自然干燥后即得中期染色体标本。

【材料】

1. 器材 带有照相装置的光学显微镜，二氧化碳孵箱(或附有温控仪的隔水式恒温培养箱)，恒温水浴箱，电热干燥箱，天平，离心机，手提式高压消毒锅，冰箱，无菌室(超净工作台)，pH 计，放大机及有关暗室设备，水质仪，定时钟，秒表，G_6 玻璃漏斗或蔡斯漏斗(细菌滤器)，注射器(1 mL、2 mL、5 mL、10 mL，50～100 μL)，刻度离心管，量筒，烧杯，锥形瓶，25 mL 培养瓶，吸管，滴管，标本

NOTE

缸，染色缸，棕色试剂瓶等。

2. 试剂

（1）培养液的配制：在无菌室内或接种罩内，用移液管将培养液和其他各试剂分装入 10 mL 培养瓶中：1640 培养液 4 mL，小牛血清 1 mL，PHA 0.2 mL，肝素 0.05 mL，双抗（青霉素和链霉素，终浓度为 100 U/mL），用 3.5% $NaHCO_3$ 溶液调 pH 至 7.2～7.4。经 0.22 μm 灭菌滤膜抽滤，除菌备用。

（2）0.2%肝素溶液。

（3）0.0005%秋水仙酰胺溶液（黑纸包裹避光置于 4 ℃冰箱保存）。

（4）2%植物血凝素（PHA）溶液（临用前用生理盐水新鲜配制）。

（5）低渗液：0.075 mol/L KCl。

（6）固定液：甲醇与冰醋酸按 3∶1 混合，临用时配制。

（7）10% Giemsa 染液：1 份原液和 10 份 pH 7.4 磷酸盐缓冲液，临用时配制。

【步骤】

（1）标本采集：用肝素润湿的针筒采集静脉血 1 mL，混匀后注入两瓶含 5 mL 培养液的标本瓶中，每瓶 0.3～0.5 mL。

（2）加 PHA：每瓶培养液加入 PHA 溶液 0.2 mL。

（3）培养：标本混匀后置于 37 ℃恒温培养箱培养 72 h，每日早晚定时摇匀培养物一次。

（4）阻留中期分裂象：在培养终止前 2～4 h 加秋水仙酰胺溶液，至终浓度为 0.1 μg/mL。

（5）收获细胞：将培养物吸至尖底离心管，1000 r/min 离心 10 min，弃上清液。

（6）低渗：加入预热至 37 ℃的 0.075 mol/L KCl 溶液 6～8 mL，用吸管轻微吹打细胞团，混匀后置 37 ℃恒温培养箱 15 min。

（7）预固定：加入 3∶1 甲醇-冰醋酸固定液 1 mL，用吸管轻轻打匀细胞团，制成细胞悬液。

（8）离心：1000 r/min 离心 10 min。

（9）固定：弃去上清液，加新鲜配制的甲醇-冰醋酸固定液 6～8 mL，吹打混匀。

（10）离心：1000 r/min 离心 10 min。

（11）重复步骤 9、10 两遍，使细胞经过 3 次固定。除第一次固定至少 30 min 外，其余两次固定每次 15 min 或 30 min 均可。

（12）细胞悬液的制备和保存：弃去上清液，加入适量固定液，制成浓度合适的细胞悬液。此液置于－20 ℃冰箱中可保存一年至数年，在此期间可随时取出，供各种显带处理或荧光原位杂交（FISH）检测用。

（13）制片：用吸管将细胞悬液轻轻打匀后，吸取少量，于 10～15 cm 高度向下滴至一端倾斜 15°角的经冰水或酒精浸泡过的洁净无脂玻片上，每片滴 2～3 滴，在酒精灯火焰上方来回通过数次，空气干燥后备用（染色或显带）。

（14）染色：标本用 10%吉姆萨（Giemsa）染液染色 30 min，流水冲洗，晾干，镜检。剩余标本置于 4 ℃冰箱或－20 ℃冰箱备用。

（15）结果观察：染色体标本玻片干燥后，先用低倍镜寻找染色体分散良好的中期分裂象细胞，低倍镜下见含红色条状物质的细胞轮廓，然后轻轻转动细准焦螺旋（微调），待细胞图像清晰后，选择交叉缠绕少、分散好、长短适宜的染色体分裂象置于视野中央，再用油镜观察染色体的长臂、短臂、着丝点位置及某些染色体次缢痕、随体等。

【注意事项】

1. 培养注意事项

（1）培养液的 pH 以 7.3±0.1 为佳，偏酸会造成细胞发育不良，偏碱细胞会出现轻度固缩，或培养过程中瓶塞不紧，CO_2 逸出。

NOTE

（2）水质要求：配备各种培养基所用的溶液必须是三蒸水，或导电度至少在 30 万以上。

(3) 培养细胞的温度控制在 37 ℃±0.5 ℃。

(4) 玻璃器皿,尤其是培养瓶必须洗涤干净,避免酸碱残留。

(5) 严格无菌操作。细菌污染是夏季常见的失败原因。

2. 染色体标本注意事项

(1) 秋水仙酰胺浓度过高或作用时间过久,会使染色体形态短粗,单体离散。

(2) 培养条件不适,分裂象过少,染色体亦较小,不易显带。

(3) 低渗处理不足或过度,可造成染色体分散不佳(重叠、聚集等)或染色体分散过度,甚至丢失。

(4) 离心、吸打等操作不当,可造成分裂象或染色体的丢失。离心机最好用水平式。离心速度太快,难以打散沉降到管底的细胞团;速度太慢,易丢失分裂象。低渗后离心速度过快,分裂象细胞会过早破裂,导致完整分裂象过少。

(5) 固定液须新鲜,每次固定时间以 30 min 及以上为佳。加固定液应沿管壁缓慢加入,否则染色体容易扭转并出现毛刷状。

(6) 玻片清洁度和湿冷程度会影响染色体的铺展。

3. 不加 PHA 注意事项 当白血病患者外周血白细胞计数在 15×10^9/L 以上,其中原始细胞多于 10%时,可采用不加 PHA 的外周血培养 24 h 或 48 h,以代替骨髓细胞培养。此法的优点如下:①分裂象均来自白血病细胞;②由于外周血中不存在有碍制片的物质,故标本质量通常优于骨髓涂片。

【临床意义】 用 PHA 刺激的周围血细胞培养,可检查正常 T 细胞核型。若外周血白细胞计数高于 10×10^9/L,且至少 10%为可分裂细胞(中幼粒细胞以前),外周血亦同样可以用来做染色体检查。

【方法评价】 人类 46 条染色体按其长短和着丝粒的位置编为 A~G 7 组,包括 1~22 号,以及 X 和 Y 染色体。通常 A 组的第 1~3 号染色体、E 组的第 16~18 号染色体在未分带标本片上可辨认。染色体和染色单体的裂隙、断裂及染色体畸变率的测定,在未分带染色标本片上均较分带后更易检出。未分带染色标本片脱色后还可用于做各种分带检查,但影响分带效果。

二、骨髓细胞染色体标本制备

【目的】 掌握骨髓细胞染色体标本制备的原理、方法和注意事项。

【原理】 骨髓细胞具有较强的自我增殖特性,白血病患者常采用骨髓细胞染色体标本进行检查。其染色体制备方法分直接法、短期培养法和同步化法三种,制备过程中均不需加 PHA。①直接法指骨髓采集后不经培养立即予以各种处理后制片,此法多用于白血病研究;②短期培养法指骨髓接种到培养基内,经 24 h 或 48 h 培养后再收获细胞制片;③同步化法是指通过人为处理造成细胞周期同步化。在细胞培养中,由于细胞进入有丝分裂期先后不一,尤其白血病细胞生长紊乱,获得中期或较早阶段的染色体很不容易,如能使细胞同步进入分裂,然后在适当的时间收获,即可获得分裂早期、中期的细胞,提高染色体的制备质量。采用某些药物如甲氨蝶呤(MTX)、过量的胸腺嘧啶核苷(TdR)、5-氟脱氧尿苷(FdU)等阻断 DNA 合成达一定时间,细胞将高度阻滞于同一细胞周期,解除阻断作用后各细胞的 DNA 合成重新同步启动,使细胞处于同一分裂周期,从而可获取大量早期、中期的有丝分裂象细胞,提高染色体的制备质量。

【材料】

1. 器材 同外周血标本制备法。

2. 试剂 磷酸盐缓冲液(PBS)或 0.9% NaCl 溶液,0.2%肝素,0.0005%秋水仙酰胺溶液,0.075 mol/L KCl,3∶1 甲醇-冰醋酸固定液(临用前现配),10%吉姆萨染液(临用前用 pH 7.2 的 PBS 新鲜配制),20%小牛血清,80% RPMI 1640 培养基,青霉素,链霉素,FdU,5-溴脱氧尿嘧啶核苷(BrdU),尿苷。

NOTE

【直接法步骤】

(1) 标本采集：骨髓穿刺时用肝素湿润的针筒抽取骨髓至少 2.0 mL，立即注入含 1640 培养基的标本瓶中。

(2) 细胞接种：将标本瓶带回实验室后，先做骨髓有核细胞计数，再按 8×10^{6}/mL 的细胞密度注入标本瓶中，然后补充 pH 为 7.4 的 PBS 或生理盐水至 20 mL。

(3) 阻留中期分裂象：立即加入 0.0005%秋水仙酰胺溶液，终浓度为 0.05 μg/mL，摇匀后，置于 37 ℃恒温培养箱中 1 h。

(4) 收获细胞：将培养物吸至尖底离心管，1000 r/min 离心 10 min，弃上清液。

(5) 低渗：沿管壁缓缓加入预热至 37 ℃的 0.075 mol/L KCl 溶液 6～8 mL，吹打混匀后置于 37 ℃恒温培养箱 30 min。

(6) 固定、制片和染色等步骤同外周血染色体标本制备方法操作步骤(7)～(14)。

【直接法注意事项】

(1) 直接法应在标本采集后 1 h 内进行，否则细胞活力下降而致分裂象少见。

(2) 直接法的效果好坏与细胞接种关系不大。因此，若不准备进行培养者，骨髓抽吸后可立即注入 20 mL 生理盐水中，而不需要做骨髓有核细胞计数。

(3) 骨髓细胞染色体制备和外周血染色体制备主要的不同之处：①秋水仙酰胺浓度和处理时间：前者为 0.05 μg/mL、1 h，后者为 0.1 μg/mL、2～4 h。②低渗时间：前者 30 min，后者 15 min。

【短期培养法步骤】

(1) 细胞接种：同直接法。

(2) 细胞培养：将培养瓶放入 37 ℃温箱中持续培养 24 h 或 48 h，期间定时摇匀培养物。

(3) 其余步骤同直接法。

【短期培养法注意事项】

(1) 细胞密度以$(1\sim2)\times10^{6}$/mL 为宜。

(2) 远距离运送的标本必须在 24 h 内进行培养。

(3) 改良方法有以下两种，可任选其一：①收获细胞前 6 h 加入 10^{-5} mol/L 的胸腺嘧啶核苷(Tdr)，秋水仙酰胺处理时间缩短为 10～30 min；②收获细胞前 2 h 加入终浓度为 10 μg/mL 的溴乙锭，秋水仙酰胺处理时间不变。

【5-氟脱氧尿苷(FdU)同步化法步骤】

(1) 白血病细胞接种密度为$(1\sim2)\times10^{6}$/mL，37 ℃恒温培养箱培养 24 h 左右。

(2) 次日下午 3 时加 FdU，终浓度为 10^{-7} mol/L，同时加入尿苷，终浓度为 4 μmol/L，置 37 ℃温箱继续培养 17 h。

(3) 第 3 天上午 8 时加入 BrdU，终浓度为 30 μg/mL，继续培养 5～7 h。

(4) 终止培养前 15～30 min，加入 0.0005%秋水仙酰胺溶液，终浓度为 0.05 μg/mL。

(5) 收获细胞：将培养物吸至尖底离心管，1000 r/min 离心 10 min，弃去上清液。

(6) 低渗处理：沿管壁缓缓加入预热 37 ℃的 0.075 mol/L 氯化钾溶液 6～8 mL，吹打混匀后置于 37 ℃恒温培养箱 30 min。

(7) 固定、制片和染色等步骤同外周血染色体标本制备方法的操作步骤(7)～(14)。

【注意事项】

本法制备的染色体标本适合制备 R 带。欲用本法制备 G 带，则于 FdU 和尿苷处理 17 h 后不加 BrdU 而改用 Tdr，终浓度为 10^{-5} mol/L，处理 5～7 h，其余步骤不变。

【临床意义】 骨髓细胞染色体检查主要用于血液系统恶性肿瘤的细胞遗传学研究，它在细胞水平上为恶性血液病及其他肿瘤提供了简单而又确凿的证据，对血液病的临床诊断、治疗、预后判断等方面都有重要意义。

NOTE

1. 白血病中的应用 在多种白血病和血液系统疾病中均可发现特异性和非特异性的染色体

异常。特异性染色体异常对疾病的诊断已作为急性白血病 MICM 分型的主要指标之一，因而对白血病诊断、鉴别诊断、分型、预后判断和指导治疗具有重要作用。

2. 骨髓增生异常综合征(MDS)中的应用 MDS 为高度异质性克隆性异常疾病，细胞遗传学分析有助于其诊断及鉴别诊断。染色体异常可见于 40%～80%的 MDS。常见的染色体异常包括染色体丢失、数目增加、缺失和结构异常等。染色体分析在判断转归及预后以及 MDS 与再障、阵发性睡眠性血红蛋白尿(PNH)等疾病的鉴别上都有十分重要的作用。

3. 淋巴瘤中的应用 90%淋巴瘤患者有克隆性染色体异常，恶性淋巴瘤亚型与核型异常相关，染色体分析对淋巴瘤的诊断、治疗和预后判断等具有指导意义。

4. 其他血液病中的应用 骨髓增殖性疾病如真性红细胞增多症和原发性骨髓纤维化可见克隆性染色体异常，染色体分析可为疾病的诊断和鉴别诊断提供有力证据。此外，染色体检查也是验证骨髓移植是否成功的常用方法，如具有核型异常的白血病受体移植后原有的异常核型被正常核型所代替，证明移植成功。

【方法评价】 目前认为短期培养法相比直接法能揭示更多有染色体异常的细胞。这是因为白血病细胞和正常细胞在体内和体外有不同的细胞动力学特点。白血病细胞在体内的增殖率低于正常细胞，故直接法正常核型的细胞检出机会较多；而短期培养后，由于摆脱了体内的调控因素，白血病细胞的增殖率增高，正常细胞的增殖率反而降低，故异常核型的细胞检出机会较多。短期培养法还可在一定程度上克服直接法染色体短小、分叉和发毛现象的问题，染色体制备质量得到一定的改善。临床上也可见到直接法的异常克隆经短期培养后反而消失的例子，为了确保染色体检查的成功，并提高异常核型检出率，最好同时采用两种方法制备染色体。

实验二 染色体显带技术

在染色体分析中，普通染色法只能识别 1、2、3、16、17、18 号染色体及 Y 染色体，不能正确地识别出其他染色体及染色体上的不同片段。即使应用放射自显影术，计算机自动分析以及其他方法，仍难以突破其方法学的局限性。染色体显带技术的出现，很好地解决了以上问题。当染色体经某种特殊的处理后，其上可显示出一系列连续的明暗条纹，称显带染色体(banding chromosome)。用喹吖因(quinacrine)等对染色体标本进行染色或经某些特殊的预处理后用吉姆萨等染料染色，可使染色体不同区段显现出明暗或深浅交替、宽窄相间的横向带纹，此即染色体显带技术。根据不同显带方法所现带纹的特点，可用喹吖因等染料显示的荧光带纹称为 Q 带；用吉姆萨染料显示的带纹称为 G 带；在使用吉姆萨或其他荧光染料的基础上，加上不同的预处理而获得的与 Q 带或 G 带着色强度正好相反的带纹称为 R 带(reverse band)。用于染色体分析的显带技术有很多种，以下仅介绍目前应用最广泛的染色体显带技术。

一、G 显带法

【目的】 掌握染色体 G 显带法的原理、方法和注意事项。

【原理】 G 显带技术是最常用的染色体显带技术，即标本先经胰蛋白酶处理，再以吉姆萨染色后使染色体显带的方法。其机制为染色体标本经胰蛋白酶、NaOH、柠檬酸盐或尿素等试剂处理后，胰蛋白酶抽提了与 DNA 上富含 GC 碱基对区段相结合的蛋白质，降低该区段和吉姆萨染料的亲和力而呈浅带；反之，DNA 上富含 AT 碱基对的区段与组蛋白结合较紧密，不易被胰蛋白酶抽提，和吉姆萨染料的亲和力较强而呈深带。这样可使染色体不同区段显现出深浅交替的横向带纹。由于每条染色体的带纹特征是恒定的，G 显带后可更准确地识别每条染色体，并可发现染色体上较细微的结构异常。

【材料】

1. 器材 恒温培养箱、冰箱、染色缸、载片架、载玻片、弯头吸管、镊子、烧杯、量筒、搪瓷缸等。

NOTE

2. 试剂 RPMI 1640 培养基、小牛血清、灭菌生理盐水、PHA、胰蛋白酶、KCl、NaCl、NaOH、秋水仙素、肝素、吉姆萨染液、PBS。

【步骤】 以胰蛋白酶 G 显带法为例。

1. 染色体标本制备 取培养后的细胞制备的中期染色体标本，滴片后室温下静置 1～2 周或置 75 ℃烤箱烘烤 2～3 h，自然冷却至室温备用。目的在于使标本干燥，染色体结构紧密，以便制得整齐清晰的 G 带。

2. 消化 用已预热至 37 ℃的 0.025% Difco 胰蛋白酶(0.85% NaCl 溶液配制，用 0.1 mol/L NaOH 溶液调 pH 至 7.2)或用 0.05%国产胰蛋白酶溶液(pH 7.4)消化 1.5～2 min。

3. 染色 pH 6.8 的 PBS(37 ℃)一过性漂洗两次，用 5%吉姆萨染液染色 15 min。

4. 结果观察 低倍镜下选择分散良好，染色体带型清晰的分裂象，转换油镜观察核型。根据各染色体的 G 显带特征和着丝粒位置，依次对 1～22 号染色体和性染色体进行分组、配对和排列，显微摄影，做出核型分析报告。

若染色体未出现带纹，则为显带不足；若染色体边缘有毛刺为显带过头，此时应根据具体情况调整胰蛋白酶处理时间，重新制作标本。

【注意事项】

(1) 严格控制染色体标本烤片和消化的时间、温度、pH 等。温度过高，时间过长，可致染色体变性；而温度过低，时间过短，则分带不佳。

(2) 胰蛋白酶的浓度和处理时间与片龄和温度有关。每份标本的胰蛋白酶处理时间不同，每次显带应预试 1～2 片，以确定合适的消化时间。一般规律：骨髓标本胰蛋白酶处理时间比外周血标本要长些；片龄长，温度低时，时间宜长；片龄短，温度高时，时间宜短。胰蛋白酶的作用时间不够，可致细胞呈紫蓝色。若细胞呈桃红色，说明作用时间适当。片龄在一年以上的标本通常显带效果不佳。

(3) 吉姆萨染液应现用现配，以免沉淀影响染色效果。

二、R 显带法

【目的】 掌握染色体 R 显带法的原理、方法和注意事项。

【原理】 R 带(reverse band)显带机制尚未完全明了，可能由于 DNA 受热变性，使富含 AT 碱基对的区段单链化，不易被吉姆萨染液染色，呈浅带；而富含 GC 碱基对的区段，因保持正常的双链结构，易于被吉姆萨染液染色，成深带。其深浅带纹与 G 带的带纹正好相反，故又称逆相 G 带(reverse G-band)。按制备方法的不同，可分为荧光 R 带和吉姆萨 R 带两种类型。目前常用的是热处理吉姆萨 R(RHG)显带法。

【材料】 器材和试剂同外周血染色体制备。

【步骤】

1. Earle 液的配制 称取氯化钠 6.8 g、葡萄糖 1.0 g、氯化钾 0.4 g、酚红 0.01 g、磷酸二氢钠($NaH_2PO_4 \cdot H_2O$)0.164 g、硫酸镁($MgSO_4 \cdot 7H_2O$)0.2 g、磷酸氢二钠($Na_2HPO_4 \cdot 12H_2O$)0.2 g、氯化钙 0.2 g，加双蒸水至 1000 mL，使完全溶解。此液配制后呈橘黄色，pH 约为 6.2(pH 计测定)，经过 0.22 μm 纤维素酯滤膜滤菌后置 4 ℃冰箱中保存备用；或配制中不加葡萄糖，临用前按每 100 mL 加 0.1 g 葡萄糖，则不必过滤除菌保存。取 2～3 个 50 mL 立式染缸，倒入 Earle 液(pH 6.2)，加盖后置水浴箱中加热至 87.5 ℃。

2. 染色体标本制备 将制备好的骨髓细胞悬液打匀，滴片 6～8 张，平放于洁净滤纸上，待干。

3. 标本孵育 已干燥的染色体标本置于 Earle 液(87.5 ℃)中孵育 1～2 h。孵育过程中片与片之间留有空隙。

4. 染色 标本片孵育 1 h 后，每隔 10 min 取出 1～2 片，流水冲洗，然后用新鲜配制的 10%吉姆萨染液(PBS 配制，pH 6.8)染色 8～10 min，水洗，待干。

NOTE

5. 结果观察 同G显带法。

【注意事项】

(1) 分裂象量多,质量好是制备优良R带标本的前提,这与细胞培养及收获技术密切相关。

(2) Earle液的pH和孵育温度是显带成功与否的两个关键因素。pH 6.5、温度87.5 ℃为最佳显带条件。一般情况下,pH应控制在5.2～7.0之间,温度应控制在80～90 ℃之间。在此范围内,标本温育时间与Earle溶液的pH成正比,而与温度成反比。

(3) 外周血细胞染色体标本在Earle液中的孵育时间明显短于骨髓标本。

(4) 陈旧的玻片标本,或已经吉姆萨染液染色的标本,均可用于R带显带。但需注意,随着片龄增加,孵育时间要相应缩短。

(5) R带标本最好用相差显微镜观察。若用普通显微镜观察或进行显微摄影,宜加用绿色滤光片增大反差。

【临床意义】 根据染色体的特定带纹,显带技术可准确鉴定染色体结构上的变化,发现更多、更细微的染色体结构异常,准确定位染色体发生畸变的断裂点,从细胞遗传学角度揭示疾病的特征,对肿瘤病因学、分子细胞遗传学及产前诊断等研究有重要的价值。近年来,在常规G显带技术的基础上发展起来的高分辨G显带技术,使人类染色体的单倍体带纹数由320条增加到400条、550条、850条,甚至1200～2000条之多。这对于进一步研究较细小的染色体缺陷和进行基因定位具有重大意义。

【方法评价】 常用的染色体显带技术有Q显带技术、G显带技术、R显带技术和C显带技术。Q显带技术因荧光褪色快,标本不易保存,临床很少应用。G显带技术简单易行,带纹清楚,但影响因素较多,条件不易控制。因此G带对标本中分裂象数量和质量要求较高。对于分裂象相对缺乏、染色体质量又差的白血病标本一般不易获得高质量的G带。另由于G带在多数染色体末端呈浅带,不利于该区异常染色体的分析。C显带技术对染色体识别难度较大,较少使用。R显带技术条件较易控制,操作亦较简便,显带成功率较高,带型较清晰。R带的带纹虽不如G带精细,但作为G带的互补带,其优势是可确定位于G带阴性区的染色体重排断裂点,有助于揭示染色体末端的缺失和易位,对末端缺失、易位的识别有很大价值。目前许多实验室将骨髓细胞R显带技术作为白血病患者常规显带方法。

由于白血病等肿瘤细胞的生长特性,通过培养方法制备的染色体分裂指数往往较低,且处于分裂中晚期的染色体常存在短小、分叉、发毛和分散不良等现象,使显带较模糊,增大了染色体制备和分析的难度。因此,在同步化基础上制备的G带、R带,能获得较多、较长而清晰的可供分析的染色体标本,便于检出更多的染色体异常和进行精确定位。同步化技术是一种较实用的白血病细胞遗传学技术。

高分辨技术是在同步化技术基础上发展改进而来的,该技术有利于对染色体微细畸变进行精确定位,为基因定位等研究提供依据。但由于骨髓细胞的高分辨显带质量不如外周血,应用染色体收缩抑制剂后分裂指数不高,高分辨染色体常缠绕和分散不佳,常给显带和识别带来困难,因而目前还未得到广泛应用。

实验三 姊妹染色单体差别染色技术

姊妹染色单体差别(sister chromatid differentiation,SCD)染色技术是20世纪70年代中期发展起来的染色体处理技术。Latt(1973)在培养的细胞中加入5-溴脱氧尿嘧啶核苷(BrdU),当用Hoechst 33258荧光染料染色时,发现了姊妹染色单体的色差和它们之间互换的现象。1974年K. O. Renberg和Froeed-Lerder对此技术进行了改进并建立了较简易的BrdU-Giemsa技术,不仅可用于研究细胞周期、染色体半保留复制、染色体的分子结构和畸变,以及DNA复制、损伤与修复等一系列重要理论问题,还可用于分析姊妹染色单体互换(sister chromatid exchange,SCE)的

NOTE

频率。

【目的】 掌握姊妹染色单体差别染色技术的原理,方法和注意事项。

【原理】 姊妹染色单体差别染色技术的原理主要涉及 DNA 链 BrdU 的取代。已知每条染色体由两条染色单体组成,每条单体是一个双股 DNA 链,其中每条单股链又由腺嘌呤(A)、鸟嘌呤(G)、胸腺嘧啶(T)和胞嘧啶(C)四种碱基组成。由于 DNA 复制时,BrdU 作为核苷酸前体取代胸腺嘧啶而被掺入新合成的 DNA 中,同时 DNA 遵守半保留复制规律。于是每一条 DNA 复制周期形成的 DNA 双链仅一小部分被复制,大部分被保留下来。当细胞在含有 BrdU 的培养液中进行分裂时,经历第 1 次细胞分裂周期,两条新复制的单体中两股 DNA 链各有一条链中的胸腺嘧啶被 BrdU 取代,此时受色特性不变,经吉姆萨染色后两条单体均深染。细胞经历第二次分裂周期后,两条姊妹染色单体中一条由双股都含有 BrdU 的 DNA 链构成,而另一条为单股含有 BrdU 的 DNA 链。双股含 BrdU 的 DNA 链螺旋化程度较低,与染色剂的亲和力低,吉姆萨染色时单体着色浅,而单股含 BrdU 的 DNA 链组成的单体则着色深,而形成差别着色。借此观察两条姊妹染色单体着色的差别,便于准确地计算染色单体的互换率。

【材料】

1. 器材 冰箱、超净工作台、水浴箱、二氧化碳孵箱、水浴锅、蔡斯漏斗、20 W 紫外灯、培养瓶、各种刻度吸管等。

2. 试剂 RPMI 1640 培养基、小牛血清(56 ℃灭活 30 min)、肝素、青霉素、链霉素、BrdU、PHA、$NaHCO_3$、KCl、NaCl、PBS、2×SSC 溶液、秋水仙素等。

【步骤】 以紫外线照射加吉姆萨法为例。

1. 培养基制备 RPMI 1640 培养基(80%)、灭活的胎牛血清(15%)、PHA(4%)(骨髓细胞培养时不加 PHA)、青霉素和链霉素(均为 10000 IU/mL 工作液)、肝素(100 μg/mL 工作液)、BrdU(终浓度为 3～10 μg/mL),用 5% $NaHCO_3$ 溶液调 pH 至 7.0～7.4,过滤除菌,每瓶 5 mL 分装,置冰箱避光保存。

2. 培养及 BrdU 掺入 每瓶接种全血 0.3～0.5 mL 或浓度为(1～2)×10^6/mL 骨髓细胞,混匀后置 37 ℃培养 72 h。终止培养前 2 h 加入 BrdU(终浓度为 0.05～0.10 μg/mL 培养液)。

3. 染色体标本制备 终止培养后,按常规空气干燥法,制成染色体标本,于室温下保存 3～10 天。

4. 2×SSC 溶液的配制 将预先配制的储存于 4 ℃的 0.3 mol/L 氯化钠溶液和 0.03 mol/L 柠檬酸三钠溶液等量混合,pH 约为 6.7。

5. 分化染色 将标本平放于加热至 50 ℃的水浴锅金属板上,滴加 2×SSC 液 4～5 滴(以盖满整个玻片为宜),于 20 W 紫外线灯照射 30 min(光源距玻片 3～5 cm),照射中添加一次 2×SSC 液以防蒸干。照射结束后,倾去 2×SSC 液,于双蒸水中轻轻漂洗。用 1%～2% 吉姆萨染液(PBS 配制,pH 6.8)染色 10 min,再先后用自来水和双蒸水漂洗待干。

6. 结果观察 油镜视野下,选择姊妹染色单体分化着色清晰,染色体分散良好,长短合适和染色体数目完整的中期分裂象进行分析,判断 SCE 次数。计数原则:染色单体臂端部或着丝粒处交换均计数为一次交换,染色单体间交换计数为两次交换。每个标本分析 30～50 个中期分裂象,并计算 SCE 率,计算公式如下:SCE 率=累计互换数/观察细胞数。

【注意事项】

(1) 标本保存 3～10 天效果最佳,久置超过 1 个月标本质量下降。

(2) PBS 需无菌,否则标本污染会严重影响实验结果。

(3) 切记不要用含胸腺嘧啶核苷的溶液培养细胞。

(4) 紫外灯使用时要注意保护实验者的眼睛。

(5) 标本置于 50 ℃金属板上时,要随时在玻片上加 2×SSC 溶液,以防标本变干产生沉淀。

(6) BrdU 是一种强突变剂,使用浓度不宜过高,否则易产生细胞毒性作用。

NOTE

【临床意义】 SCD 分析技术简便又敏感，并表现出很好的剂量效应关系，可有效反映 DNA 的损伤，快速筛选致突变物和致癌物，列为检测诱变剂或致癌物的常规指标之一，广泛应用于毒理、临床、环境诱变和肿瘤研究等领域。

【方法评价】 SCE 频率分析是继染色体显带技术后展现的细胞遗传学研究技术，是在 SCD 染色技术的基础上建立的简易 BrdU-Giemsa 技术。这种技术在细胞周期、染色体半保留复制、染色体的分子结构和畸变，以及 DNA 的复制、损伤与修复方面的研究已得到广泛的应用。

（张艳超）

第七节 血液分子生物学检验

实验一 聚合酶链反应（polymerase chain reaction，PCR）

【目的】 了解 PCR 的工作原理、操作步骤及临床意义。

【原理】 该技术是体外模拟天然 DNA 合成过程的选择性扩增方法。首先，DNA 在高温下变性，双链解开成单链，成为模板；其次，在较低温度下引物与模板 DNA 按碱基互补结合，称为退火；最后，在 DNA 聚合酶（常用 Taq DNA 聚合酶）及合适 pH 和离子浓度缓冲液存在的条件下，从引物结合部位延伸合成 DNA 新杂交链。以上三个步骤反复循环，可将基因拷贝数以指数形式增加至上百万倍，从而达到体外扩增核酸序列的目的。PCR 技术具有省时、操作简便、特异性强、灵敏度高、效率高等特点，是分子诊断中重要的技术之一，广泛应用于 DNA 克隆、突变分析、基因融合、基因半定量、遗传性疾病的诊断等方面。由经典的 PCR 技术还可衍生出新的技术，如实时定量 PCR（RQ-PCR）、逆转录 PCR（RT-PCR）、等位基因特异性 PCR（ASPCR）、单链构型多态性 PCR（SSCP-PCR）、随机引物扩增 PCR（AP-PCR）、原位 PCR（in situ PCR）、不对称 PCR（asymmetric PCR）等，使 PCR 在科研及临床上的应用得到更大的发展。

【材料】

1. 器材 新鲜采集的抗凝血或骨髓，PCR 仪，离心机，紫外分光光度计，电泳仪，电泳槽，紫外检测仪，移液器，离心管等。

2. 试剂

（1）红细胞裂解液（RCLB）：5 mmol/L NaCl 溶液，10 mmol/L $MgCl_2$ 溶液，10 mmol/L Tris-HCl（pH 7.6）。

（2）白细胞裂解液（WCLB）：5 mmol/L NaCl 溶液，10 mmol/L EDTA 溶液，10 mmol/L Tris-HCl（pH 7.6），用前加 1/5 体积的 10%SDS 和 1/200 体积的蛋白酶 K（200 mg/mL）。

（3）1∶1 饱和酚-氯仿（混匀）。

（4）3 mol/L 醋酸钠溶液（pH 5.2）。

（5）无水乙醇，75%乙醇。

（6）TE 缓冲液：10 mmol/L Tris-HCl（pH 7.6），1 mmol/L EDTA 溶液（pH 8.0）。

（7）10×dNTP 混合液（10 mmol/L）。

（8）Taq DNA 聚合酶（5 mol/μL）。

（9）10×Taq DNA 酶缓冲液。

（10）5×TBE（pH 7.3 电泳缓冲液）：Tris 5.4 g，硼酸 2.25 g，EDTA 0.64 g，加双蒸水定容至 100 mL。

（11）矿物油。

NOTE

（12）1%琼脂糖。

（13）TELT：2.5 mol/L LiCl溶液，50 mmol/L Tris-HCl(8.0)，625 mmol/L EDTA溶液，4% Triton X-100溶液。

【方法】

（一）模板DNA制备

（1）裂解红细胞：取0.6 mL人抗凝血至1.5 mL离心管中，加入0.9 mL预冷的RCLB，混匀，冰浴15 min，其间颠倒混匀3次。4 ℃下5000 r/min离心10 min，弃上清液，向沉淀中加入1.5 mL RCLB，混悬沉淀，冰浴10 min，颠倒混匀3次，离心后弃上清液。

（2）消化白细胞：将上述沉淀重悬于0.4 mL WCLB中，55 ℃保温3 h。

（3）DNA提取与纯化：在上述白细胞裂解液中加入0.4 mL饱和酚-氯仿（1∶1），混匀，4 ℃、5000 r/min离心5 min。将上清液转移至新1.5 mL离心管中，加入等体积氯仿再抽提DNA一次。向上清液中加入1/10体积3 mol/L醋酸钠溶液、2.5倍体积的无水乙醇混匀，4 ℃下12000 r/min离心10 min，弃上清液，加入75%乙醇洗涤沉淀，晾干。待乙醇挥发后加入100 μL TE缓冲液，室温过夜溶解DNA。

（4）DNA浓度测定：取5 μL DNA溶液加入1 mL蒸馏水，同时测定260 nm和280 nm波长处吸光度，计算两者比值以确定DNA纯度，根据260 nm波长处吸光度计算DNA含量。

（二）PCR反应

（1）取2只0.5 mL离心管分别按如下所列加入试剂，然后加入Taq DNA聚合酶1 μL，随后加入20 μL矿物油以防止挥发。

50 μL反应体系

ddH$_2$O	37.5 μL
10×PCR缓冲液（含MgCl$_2$）	5 μL
10 mmol/L 4×dNTP混合液	1 μL
10 μmol/L 5′端引物P1	1 μL
10 μmol/L 3′端引物P2	1 μL
模板DNA（逆转录产物）	3 μL
Taq DNA聚合酶（5 U/μL）	0.5 μL

（2）将离心管移入PCR仪，并按如下要求进行操作。

①预变性：94 ℃，5 min。

②变性：94 ℃，30 s。退火：55 ℃，30 s。延伸：72 ℃，45 s。重复循环30次。

③继续延伸：72 ℃，10 min，设置PCR反应参数。

（三）PCR产物鉴定

用1.0%琼脂糖凝胶进行电泳鉴定。取10 μL PCR产物，同时设DNA分子质量标准对照，分别加入6×上样缓冲液2 μL混匀。上样后在0.5×TBE电泳缓冲液中于15 V/cm电压下电泳1 h，用紫外检测仪检查，与DNA分子质量标准对照分析。

【注意事项】

（1）由于PCR灵敏、快速，在短时间内可将DNA片段特异性地扩增几十倍，所以微量产物或阳性标本对反应体系的污染就会造成假阳性结果，因此操作时必须注意将所有器材消毒，移液器枪头不重复使用，戴手套操作来减少污染。

（2）Taq DNA聚合酶、dNTP等于−20 ℃保存，操作时置于冰上，勿反复冻融。

（3）电泳过程中一定要等到凝胶完全凝固后再拔梳子点样，加样时应防止加样器枪头碰坏凝胶孔壁，以免导致邻近样品污染。

【结果判断】 通过上述步骤可得到类似图1-7-1的电泳结果（以*ABL-BCR*融合基因为例）。

NOTE

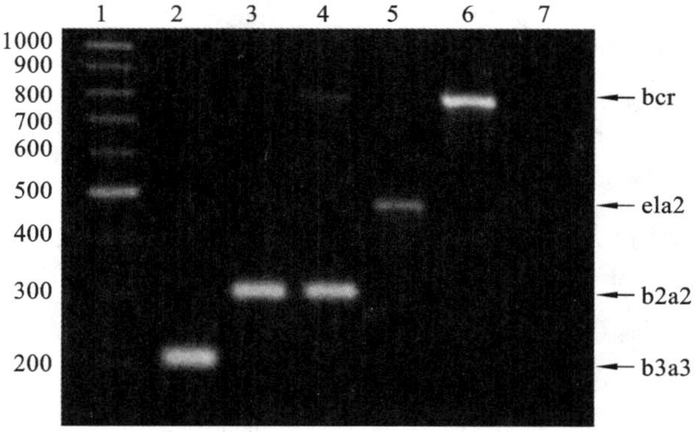

图 1-7-1 *ABL-BCR* 融合基因多重 PCR 结果图

注：1. 泳道为分子质量标准；2. 泳道为 b3a3 型 *ABL-BCR* 融合基因；3、4. 泳道为 b2a2 型 *ABL-BCR* 融合基因；5. 泳道为 e1a2 型 *ABL-BCR* 融合基因；6. 泳道为 *BCR* 基因；7. 泳道为阴性对照。

【临床意义】

(1) 临床上检测费城(Ph)染色体可作为慢性髓细胞白血病(CML)和急性淋巴细胞白血病(ALL)等白血病的分型诊断依据、疗效评价以及微小残留病的检测和预后评估的可靠指标。Ph 染色体是由于 t(9;22)(q34;q11)形成了两个融合基因，分别为位于 22 号染色体上的 *ABL-BCR* 融合基因和位于 9 号染色体上的 *ABL-BCR* 融合基因。而其中的 *ABL-BCR* 融合基因转录后可形成 3 种形式的 mRNA：b3a2、b2a2、e1a2。它们可单独存在或同时存在，其中 b3a2 和 b2a2 主要存在于 CML，e1a2 主要存在于 ALL。

(2) PCR 技术是分子诊断中重要的技术之一，可检测到经典遗传学分辨率以下的特定 DNA 或 RNA 序列的微小改变。可以识别血液肿瘤和其他血液病相关的特异性分子学改变。

实验二　免疫印迹杂交

【目的】 了解 Southern 免疫印迹杂交(Southern blot)的工作原理、操作方法及注意事项。

【原理】 将样品中的 DNA 用限制性内切酶消化后，经琼脂糖凝胶电泳分离 DNA 片段，然后经碱变性，Tris 缓冲液中和、高盐环境下通过毛吸作用将 DNA 从凝胶中转印至硝酸纤维素膜上，烘干固定后与 ^{32}P 标记的探针杂交，利用放射自显影术确立与探针互补的每一条 DNA 带的位置，从而可以确定某一特定序列的 DNA 片段的位置和大小。

【材料】

1. 器材 透射灯、电泳槽、硝酸纤维素膜、滤纸、吸印纸、接触胶、镊子等。

2. 试剂 琼脂糖凝胶、0.5 μg/mL EB 的 TBE 缓冲液、变性缓冲液(1.5 mol/L NaCl 溶液，0.5 mol/L NaOH 溶液)、中和缓冲液(1 mol/L Tris-HCl，0.15 mol/L pH 8.0 NaOH 溶液)、10×SSC 缓冲液、6×SSC 缓冲液等。

【方法】

1. 琼脂糖凝胶电泳 利用琼脂糖凝胶电泳将 DNA 酶解片段(0.3～25 kb)分离开，用不同浓度琼脂糖(0.7%、1.0%、1.3%)分别分离 800～12000 bp、500～1000 bp 与 300～5000 bp 的片段。根据分离样品品质、分离速度和分辨率要求的不同，选用不同规格电泳槽。电泳时加入 DNA 分子质量标准品，以确定样品 DNA 的分子质量。20 V 恒压电泳过夜(冰水浴)。电泳后将凝胶置于含 0.5 μg/mL EB 的 TBE 缓冲液中染色 30 min，也可将 EB 直接加到电泳缓冲液中，或在灌胶前加入凝胶中，在 254 nm 短波透射灯下拍照，加橙黄色滤色镜，使用高速一次成像胶片，光圈 f4.5，曝光 20～40 s。

2. 硝酸纤维素膜吸印

(1) 将凝胶切成合适大小，切去右上角作为记号。

NOTE

(2) 将凝胶放入盛有变性缓冲液的盘中轻晃 15 min。

(3) 再放入盛有中和缓冲液的盘中轻晃 30 min。

(4) 裁一张硝酸纤维素膜、2～4 张 3 mm 滤纸和一些吸印纸，都与凝胶的大小相同(硝酸纤维素膜和吸印纸不能比凝胶大，否则易形成旁路)。先将硝酸纤维素膜浸到水中，再放入 10×SSC 缓冲液中，接触凝胶和硝酸纤维素膜时要戴手套操作。

(5) 平盘上放一块比凝胶大的平板，上面铺一张 3 mm 滤纸。盘中加入少量 10×SSC 缓冲液(2.5 cm 厚)，不能没过平板，使 3 mm 滤纸充分饱和。将凝胶倒扣在 3 mm 滤纸上。

(6) 将浸湿的硝酸纤维素膜在凝胶上对齐。铺膜时从一边逐渐放下，防止产生气泡。有气泡时，可用吸管赶出，不能让膜与凝胶下的滤纸直接接触。

(7) 膜上放一张 3 mm 滤纸，不能与凝胶接触。上面加吸印纸及重物(500 g 左右)。

(8) 随着平盘中的缓冲液通过凝胶上移，可将 DNA 吸印到膜上，及时更换浸湿的吸印纸，在室温下转印过夜。

(9) 用镊子将膜取出，在 6×SSC 缓冲液中漂洗。

(10) 自然干燥，80 ℃烤 2 h。这时的膜就可进行杂交，或室温密封保存。

【注意事项】

(1) 硝酸纤维素膜与凝胶之间不能有气泡。

(2) 转膜必须充分，要保证 DNA 已转到膜上。

(3) 杂交条件及漂洗是保证阳性结果和背景反差对比好的关键。

(4) 洗膜不充分会导致背景太深，洗膜过度又可能导致假阴性。

(5) 若用到有毒物质，必须注意环保及安全。

【结果判断】 见图 1-7-2。

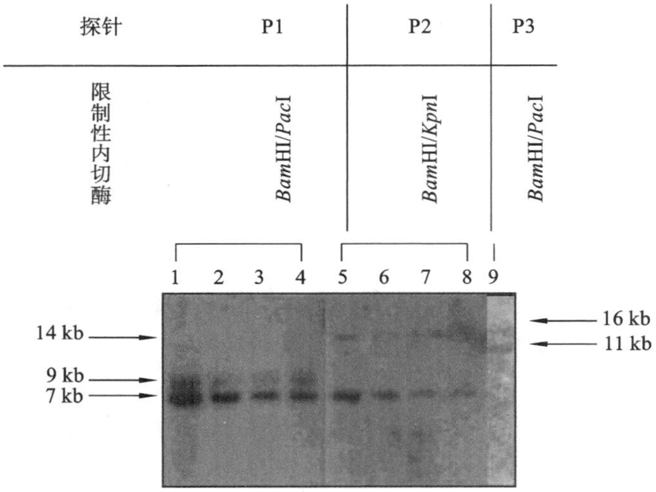

图 1-7-2 人类肝脏中分离的 *MDR1* 基因的 Southern 免疫印迹分析

注：1～4 为 *Bam*HI/*Pac*I 限制性内切酶酶切人类肝脏基因组 DNA 后与放射性标记的 P1 探针杂交；5～8 为 *Bam*HI/*Kpn*I 限制性内切酶酶切人类肝脏基因组 DNA 后与放射性标记的 P2 探针杂交；9 为 *Bam*HI/*Kpn*I 限制性内切酶酶切人类肝脏基因组 DNA 后与放射性标记的 P3 探针杂交。

【临床意义】 Southern 免疫印迹杂交是研究 DNA 图谱的基本技术，在遗传性疾病诊断、DNA 图谱分析及 PCR 产物分析等方面有重要价值。

实验三 荧光原位杂交(fluorescence in situ hybridization, FISH)

【目的】 了解荧光原位杂交技术的原理、实验方法及荧光标记的图像分析。

【原理】 将 DNA(或 RNA)探针用特殊的核苷酸分子标记，再用与荧光素分子偶联的单克隆抗体与探针分子特异性结合，属于以荧光标记的原位杂交方法。按照碱基互补的原则，经变性-退火-复性，形成靶 DNA 与核酸探针的杂交体。通过对杂交体中荧光信号的识别，来进行 DNA 序列在染色体或 DNA 纤维切片上的定性、定位和相对定量分析。

【材料】

1. 器材 杂交仪、荧光显微镜、FISH 图像分析系统、水浴箱等。

2. 试剂

(1) 各种白血病 FISH 探针，如 *ABL-BCR*、AML1-ETO、PML/RARα 及 CBFβ/MYH11 等。

(2) 核酸染料：DAPI。

(3) 细胞老化剂：0.4×SSC 缓冲液(pH 7.0)、2×SSC 缓冲液(pH 7.0)。

(4) 洗涤剂：NP-40 或 0.05% Tween-20(pH 7.0)。

(5) 0.075 mol/L KCl 溶液。

(6) 固定液：甲醇-冰醋酸混合液(3∶1)。

【方法】

实验流程：FISH 样品的制备→探针的制备→探针标记→杂交→染色体显带→荧光显微镜检测→结果分析。

(1) 取 1～2 mL 肝素抗凝骨髓液，2500 r/min 离心 8 min，去上清液，加 8 mL 的 0.075 mol/L KCl 溶液放置 30 min。

(2) 取 1 mL 固定液吹打混匀，1800 r/min 离心 8 min，去上清液。

(3) 取 6 mL 固定液，吹打混匀，1800 r/min 离心 8 min，去上清液，重复 2～3 次。

(4) 样品制备、滴片。

(5) 于 2×SSC 缓冲液，70%、85%、100%乙醇中分别浸泡 2 min。

(6) 加入 10 μL 探针，加盖玻片后封片。

(7) 杂交仪：72 ℃变性 2 min，37 ℃杂交至少 16 h。

(8) 去盖玻片，将玻片浸泡于 0.3% NP-40/0.4×SSC 溶液中，置 72 ℃水浴 2 min，再放入 0.1% NP-40/2×SSC 溶液中，37 ℃水浴 30 s。

(9) 取 10 μL DAPI，加盖玻片后用暗视野荧光显微镜观察。

(10) 用配有 DAPI/FITC/TRITC 三色激发块的荧光显微镜检查杂交信号。

【注意事项】

(1) 探针的量与细胞浓度配比适当。细胞浓度以每高倍视野下 10 个细胞左右为宜，且分散均匀。

(2) 操作过程应在暗视野下进行。

(3) 变性杂交应严格控制温度和时间。

(4) 洗片液的 pH 在 7.0±0.1 范围内。

(5) 封片应密闭无气泡。

【结果】

(1) 每个样品观察 500 个间期细胞，并观察中期分裂象。

(2) 正常参考范围：以正常细胞的阳性测定值的 X±2SD 为标准，一般为 1%～3%。

(3) 常见荧光信号的观察如下。

①融合基因检测：正常间期细胞出现 2 个橘红色、2 个绿色分散的荧光信号。若出现 1 个黄色、1 个橘红色和 1 个绿色信号，则为融合基因阳性细胞(图 1-7-3)。

②断裂基因检测：正常间期细胞出现 2 个黄色分散荧光信号。若出现 1 个黄色、1 个橘红和 1 个绿色信号，则为断裂基因阳性细胞。

③性染色体检测：出现 1 个红色和 1 个绿色信号为 XY；2 个绿色信号为 XX。

【临床意义】

(1) FISH 技术将经典的细胞遗传学与分子生物学相结合，不需要从组织和细胞中提取核酸，

NOTE

扫码看彩图

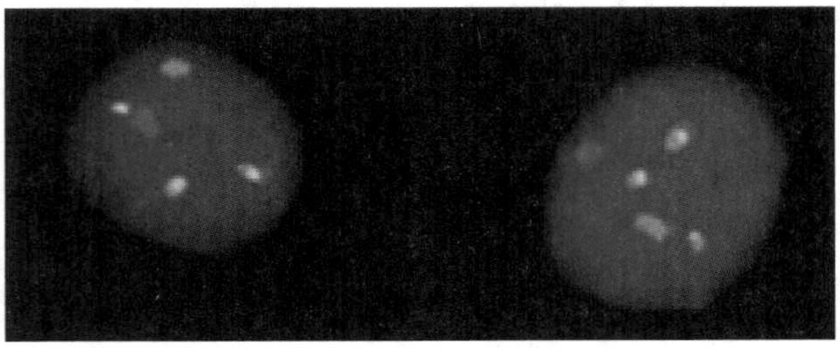

图 1-7-3　融合基因检测

对组织中含量较低的 DNA 或 RNA 分子具有较高的灵敏度，并可保持组织和细胞的形态完整性。此外，也因具有高度特异性和操作快速简便的特点，FISH 技术被广泛应用于血液肿瘤的临床检测和研究。

(2) FISH 技术检测白血病的某些特定基因，其阳性结果对临床诊断具有决定性的意义。

AML 1 -ETO/t(8;21)——诊断 AML-M2b。

PML-RARa/t(15;17)——诊断 AML-M3。

CBF-MYH 11 /inv(16)——诊断 AML-M4EO。

BCR-ABL/t(9;22)——诊断 CML 和 ALL。

TEL-AML 1 /t(12;21)——诊断儿童前 B-ALL。

(3) FISH 技术检测 MDS 的染色体改变，对临床诊断也有重要的参考价值。MDS 常见的克隆性核型异常有＋8，－5/5q－，－7/7q－，20q－。

实验四　基因芯片技术

【目的】 了解基因芯片技术的工作原理、操作步骤及临床意义。

【原理】 基因芯片(gene chip)又称核酸芯片、DNA 芯片、DNA 微阵列(microarray)。利用原位合成或微量点样技术，将大量的核酸片段有序高密度地固定在固相支持物(如玻璃片、硅片或纤维膜)表面，从而形成的二维 DNA 探针阵列。当加入经 PCR 扩增和荧光标记的单链靶 DNA 后，依据碱基互补原则，与芯片上互补的探针杂交。由于杂交是平行的，故在同一芯片上可一次同时分析多条不同靶 DNA 的序列，其结果经扫描后可用计算机分析。该方法可一次进行大量靶基因的杂交探测，具有快速、高效、高通量分析生物信息的特点。目前已用于探测新的基因、监测大量基因的表达、检测基因的多态性和突变及基因组克隆。

【材料】

1. 器材 玻片、PCR 扩增仪、点样仪及扫描仪等。

2. 试剂

(1) 标准 DNA(HLA-DR52)组及验证用试剂盒。

(2) HLA-DRB 序列特异性寡核苷酸。

(3) 含 1% APS 的 95%丙酮溶液：取无水丙酮与去离子水按 19∶1 的体积比混匀，配制成 95%丙酮溶液，再将 APS(3-氨丙基三甲氧基硅烷)溶液与 95%的丙酮溶液按 1∶99 的体积比混匀制得含 1% APS 的 95%丙酮溶液。

(4) 含 0.2% PDC 的 10%吡啶/DMF 溶液：取吡啶溶液与 DMF(二甲基甲酰胺)溶液按 1∶9 的体积比混匀，配制成 10%吡啶/DMF 溶液，再称取 0.2 g PDC(对苯二异硫氰酸酯)溶于 100 mL 的 10%吡啶/DMF 溶液中，即为含 0.2% PDC 的 10%吡啶/DMF 溶液。

(5) 0.2% SDS(十二烷基硫酸钠)溶液：称取 0.2 g SDS 粉剂溶于 90 mL 去离子水中，完全溶解后定容为 100 mL。

NOTE

【方法】

1. 基因芯片的制备 目前制备芯片主要以玻璃片或硅片为载体，采用原位合成和微矩阵的方法将寡核苷酸片段或 cDNA 作为探针按顺序排列在载体上。步骤如下。

(1) 取干净玻片浸于含 1% APS 的 95%丙酮溶液中 2 min，用 95%丙酮溶液浸洗 5 min，重复 6 次。

(2) 110 ℃烘烤 45 min。

(3) 将玻片浸于含 0.2% PDC 的 10%吡啶/DMF 溶液中 2 h。

(4) 用丙酮溶液冲洗 1 次，室温晾干，放于 4 ℃准备点样。

(5) 用点样液溶解寡核苷酸探针，配制成 1×点样溶液，终浓度为 100 μmol/L，将溶解好的探针加在多孔板里(如 384 孔)。

(6) 启动点样仪，每条探针重复点 5 个点，点成所要的矩阵。

(7) 点样完毕，水合 30 min，室温放置 1 h，自然干燥。

(8) 用 0.2%的 SDS 溶液洗去未共价结合的 DNA，再用双蒸水冲掉残余的 SDS，自然晾干，4 ℃保存备用。

2. 杂交 取 4 μL 经 75 ℃预热的杂交液加入 10 μL PCR 产物，混匀后在 99 ℃变性 5 min，取出并立即置于冰上。暗室中将液体全部转移到芯片的点样区域，加盖玻片。将芯片放入杂交舱，48 ℃恒温箱内杂交 1 h。

3. 洗涤与干燥 取出芯片，用 1×洗脱液冲掉盖玻片，然后将芯片放入盛有 1×洗脱液的染色缸内，室温放置 5 min，用双蒸水冲洗 2 遍，于室温彻底干燥。

4. 扫描 用荧光扫描仪扫描，使用专用软件分析结果，也可以根据阳性探针的布局进行人工分析得出实验结果。

【注意事项】

基因芯片上的杂交属固-液相反应。许多因素会影响双链核酸的形成，如靶分子浓度、靶分子和探针的序列组成、杂交液离子强度、杂交温度和时间等。应根据具体情况选择合适的反应条件和杂交条件。

【结果判断】

(1) 根据在微矩阵中添加的探针和标记荧光素的不同，分析判断所测生物样品的性质。

(2) 根据荧光信号的强弱，使用专用软件进行结果分析。

【临床意义】 目前，基因芯片技术应用领域主要有基因表达谱分析、新基因发现、基因突变及多态性分析、基因组文库作图、疾病诊断和预测、药物筛选、基因测序等。对血液系统肿瘤而言，基因芯片技术的应用有助于对诊断的分类、定义新的预后，从而促进对这些疾病的生物学机制的认识。比如对急性白血病类型的区分，对弥漫性大 B 细胞淋巴瘤、多发性骨髓瘤等的预后评估等。

(杨亦青)

NOTE

第二章 红细胞疾病检验技术

第一节 铁代谢异常性贫血检验

实验一 缺铁性贫血细胞形态学检验

缺铁性贫血(iron deficiency anemia,IDA)是因机体铁的需要量增加和(或)铁吸收减少使体内储存铁耗尽而缺乏,又未得到及时足够的补充,导致血红蛋白合成不足而引起的贫血。缺铁性贫血是人类常见的慢性病之一。

【目的】 掌握IDA的血象、骨髓象特点,正确书写IDA骨髓检查报告单。

1. 血象 缺铁性贫血患者为小细胞低色素性贫血。其发展阶段不同,血象的表现也不一样。缺铁早期常无贫血,加重时出现轻度正细胞性贫血,红细胞形态已有变化,红细胞分布宽度增加。随着缺铁进展,红细胞及血红蛋白进一步减少,呈典型的小细胞低色素性贫血,镜下可见红细胞大小不等,形态不一,以小红细胞为主,中心浅染区扩大(图2-1-1),严重者可见环形红细胞,可见少量靶形红细胞、嗜多色性红细胞和点彩红细胞等。MCV、MCH和MCHC均降低,RDW升高。网织红细胞计数大多正常,急性出血造成的缺铁性贫血网织红细胞明显增多。患者服用铁剂后网织红细胞3～5天可迅速增多,常于一周左右达高峰,两周后降至正常。白细胞计数和血小板计数一般正常。慢性失血者可有血小板增多。钩虫病引起的缺铁性贫血可有嗜酸性粒细胞增多。

扫码看彩图

扫码看彩图

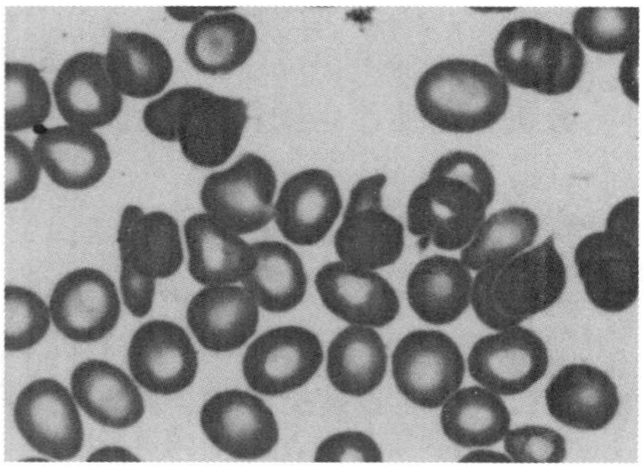

图2-1-1 IDA血象(瑞特染色×1000)

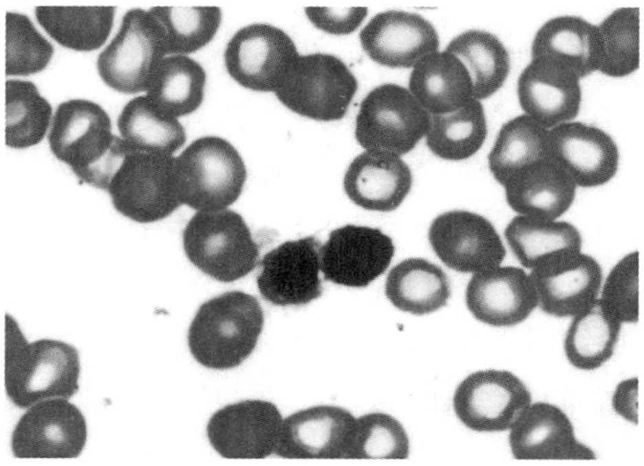

图2-1-2 IDA骨髓象(瑞特染色×1000)

2. 骨髓象 骨髓呈增生性贫血骨髓象特点,有核细胞增生活跃或明显活跃,个别患者增生减弱。粒红比值降低。红系增生,以中幼红、晚幼红为主;形态学特征与正常同阶段细胞相比概括为小、蓝、密。胞体"小";胞质量少而着色偏"蓝",边缘不整齐,呈不规则锯齿状或破布样;胞核小而致"密"、深染,甚至在核的局部呈浓缩块状;表现为"核老质幼"的核质发育不平衡改变(图2-1-2)。成熟红细胞的形态学特征同血象。粒系比例相对降低,各阶段间比例及形态基本正常。巨核系无明显异常。淋巴细胞、单核细胞和其他细胞基本正常。

3. 骨髓铁染色 患者储存铁缺乏,细胞外铁明显减少或消失;细胞内铁阳性率为零或明显减少,且铁颗粒小、着色淡。经铁剂治疗有效后,细胞内铁先增加,血色素恢复正常后细胞外铁增加。

【注意事项】

(1) 骨髓涂片应选择推片及染色良好的部位进行观察。观察部位以细胞分布均匀、薄厚适宜

NOTE

的部位为宜。

(2) 骨髓内幼红细胞缺铁样改变不是 IDA 所特有的特征，因此贫血患者应加做铁染色进行鉴别。

(3) 注意观察成熟红细胞中形态异常红细胞及红细胞异常结构。

实验二 铁粒幼细胞贫血细胞形态学检验

铁粒幼细胞贫血(sideroblastic anemia，SA)是因多种原因引起的血红素合成过程发生障碍，铁不能与原卟啉螯合成血红素而沉积在线粒体内，铁利用不良导致血红蛋白合成减少和无效造血的一组贫血综合征。其表现为高铁血症，骨髓红系增生，细胞内、外铁明显增多，并出现大量环形铁粒幼红细胞，伴有红细胞无效生成。主要为小细胞低色素性贫血，亦可出现双形性，即低色素小细胞群与正常或大细胞群并存。

【目的】 掌握铁粒幼细胞贫血的血象、骨髓象特点，正确书写 SA 骨髓检查报告单。

1. 血象 可表现为不同程度的贫血，血红蛋白浓度常在 40～100 g/L 之间，也可低于 30 g/L。红细胞大小不一，具有双形性特征，即低色素小细胞群与正常或大细胞群并存。有比例不等的低色素红细胞，可见异型红细胞、靶形红细胞、椭圆形红细胞、点彩红细胞和红细胞碎片，少数可见有核红细胞。网织红细胞可正常、增多或减少。白细胞和血小板一般正常或减少，极少数患者血小板增多。

2. 骨髓象 有核细胞增生活跃，红系明显增生，以中幼红、晚幼红细胞增生为主。幼红细胞形态异常，可见幼红细胞巨幼样变、双核、核固缩，胞质常缺少或有空泡形成。粒系细胞相对减少，原发性患者可见粒系的病态造血，巨核细胞一般正常。

3. 骨髓铁染色 骨髓铁染色对本病的诊断非常重要。细胞外铁和细胞内铁均明显增多，幼红细胞内含有 5 粒以上普鲁士蓝阳性颗粒，绕细胞核周 1/3 以上排列者即为环形铁粒幼红细胞(图 2-1-3)，可见于各期幼红细胞。骨髓中环形铁粒幼红细胞占比超过 15%，有时可高达 30%～90%，是铁粒幼细胞贫血的实验室检查特征，具有诊断价值。

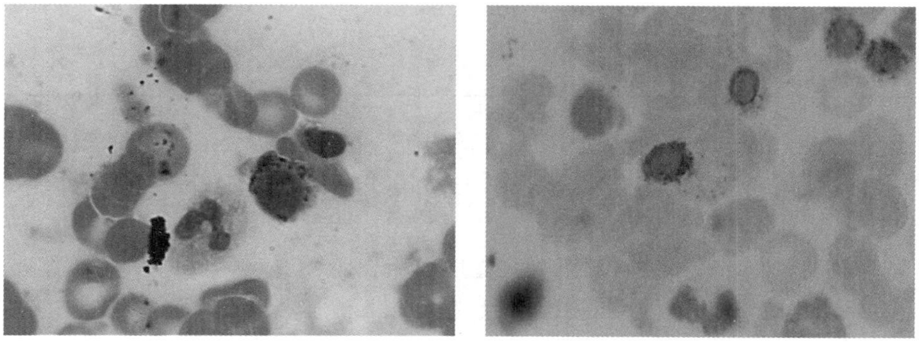

扫码看彩图

图 2-1-3 SA(铁染色×1000)

【注意事项】

(1) 骨髓涂片观察时应选择薄厚适宜、细胞分布均匀的部位进行观察。

(2) 注意骨髓涂片内幼红细胞的形态学变化。如幼红细胞的巨幼样变、双核、核固缩等异型幼红细胞的出现。

(3) 骨髓铁染色对诊断有非常重要的价值。细胞内、外铁均明显增多，其中环形铁粒幼红细胞占 15%以上。

(4) 注意成熟红细胞的异常形态的出现。

NOTE

实验三　血清铁检测

【目的】 掌握化学比色法检测血清铁的基本原理、注意事项和临床意义，熟悉其检测方法。

【原理】 血清铁(serum iron,SI)以 Fe^{3+} 形式与转铁蛋白(transferrin,Tf)结合成复合物，在酸性介质中铁从复合物中解离出来，加入还原剂(如抗坏血酸、羟胺盐酸盐等)，使 Fe^{3+} 还原为 Fe^{2+}。解离出的 Fe^{2+} 与显色剂(如菲咯嗪和 2,2′-联吡啶等)反应生成有色络合物。与同样处理的铁标准液进行对照，计算出血清铁的含量。

【材料】

1. 器材 分光光度计、水浴箱等。

2. 试剂

(1) R1 试剂(甘氨酸-盐酸缓冲液(pH 2.8))：0.4 mol/L 甘氨酸溶液 58 mL、0.4 mol/L 盐酸 42 mL 和 Triton X-100 3 mL 混合，再加入无水亚硫酸钠 800 mg，使溶解。

(2) R2 试剂(亚铁嗪显色剂)：亚铁嗪 0.6 g 溶于 100 mL 去离子水中。

(3) 1.791 mmol/L 铁标准储存液(100 mg/L)：精确称取室温干燥至恒重的结晶硫酸高铁铵 $[NH_4Fe(SO_4)_2 \cdot 12H_2O]$ 0.8635 g，溶于约 50 mL 去离子水中，逐滴加入浓硫酸 5 mL，溶解后再以去离子水稀释至 1 L，混匀。置棕色瓶中可长期保存。

(4) 35.82 μmol/L 铁标准应用液(2 mg/L)：取铁标准储存液 2 mL 加入 100 mL 容量瓶内，加适量去离子水后，再加浓硫酸 0.5 mL，最后以去离子水稀释至刻度。

【方法】

(1) 按表 2-1-1 操作。

表 2-1-1　血清铁测定操作步骤　　单位：mL

加入物	测定管	标准管	空白管
血清	0.45	—	—
铁标准应用液	—	0.45	—
去离子水	—	—	0.45
甘氨酸-盐酸缓冲液	1.20	1.20	1.20

(2) 充分混匀，用 5 mm 光径比色杯，用空白管调零，在波长 562 nm 处读取测定管的吸光度。

(3) 再向各管加入亚铁嗪显色剂 0.05 mL，充分混匀，置室温 15 min 或 37 ℃作用 10 min，在波长 562 nm 处读取测定管和标准管的吸光度。

(4) 计算　血清铁(μmol/L)＝(测定管吸光度－空白管吸光度×0.97)/标准管吸光度×铁标准应用液浓度(μmol/L)。其中，由于两次测吸光度时溶液体积不同，所以将空白管吸光度乘以0.97作为校正。

【注意事项】

(1) 采血时间：血清铁存在着日内变异，一般早上的值最高、晚上的最低，故病程观察时应固定时间采血，一般以清晨空腹采血为宜。

(2) 试剂要求：为确保无铁污染，实验用水必须经过去离子处理；玻璃器材须用 10%(体积比)盐酸浸泡 24 h，清水冲洗后，再用去离子水冲洗干净。显色剂每次使用时应倒出一定量于试管中，用后多余试剂不再放回原瓶，以防污染。

(3) 溶血：标本应避免溶血，因血红蛋白铁影响测定结果。

【参考范围】

血清铁，成年男性为 11.6～31.3 μmol/L，女性为 9.0～30.4 μmol/L，均值为 20 μmol/L，1 岁后婴儿期约为 12 μmol/L。

NOTE

【临床意义】

(1) 增高:常见于肝脏疾病、铁粒幼细胞贫血、再生障碍性贫血、慢性溶血、巨幼细胞性贫血、铅中毒、慢性酒精中毒和反复输血等。

(2) 降低:常见于生理性铁需要量增加者(如婴幼儿、青少年和妊娠妇女)、缺铁性贫血、感染、真性红细胞增多症、恶性疾病、肾病综合征和慢性失血等。慢性失血是成人缺铁最常见的原因。

【应用评价】

血清铁是血清中与转铁蛋白结合的铁,是一项直接反映体内运输过程中铁含量的指标,生理波动大,易受炎症和感染等因素影响,它在反映机体铁储存量方面不够准确,单项检测意义局限,往往需要联合其他铁代谢指标检测。

实验四 血清铁蛋白检测

【目的】 掌握化学发光法检测血清铁蛋白的原理、注意事项和临床意义,熟悉其检测方法。

【原理】 化学发光酶免疫分析(chemiluminescence enzyme immunoassay,CLEIA)技术检测血清铁蛋白(serum ferritin,SF)以双抗体夹心法为原理,即采用抗铁蛋白单克隆抗体(anti-Ferr)包被的固相载体,加入待测样品和酶标记的抗铁蛋白单克隆抗体,结合形成固相抗体-铁蛋白-酶标记抗体复合物,经洗涤后加入发光底物金刚烷胺衍生物(AMPPD),检测酶促反应产生的光强度。此光强度与铁蛋白浓度成正比,结合标准曲线对铁蛋白含量进行定量分析。

【材料】

1. 器材 微孔板化学发光自动测量仪、电热恒温水浴箱、微量加样器、48 孔或 96 孔聚苯乙烯微孔板、玻璃试管。

2. 试剂

(1) 包被稀释液:0.05 mol/L pH 9.6 碳酸钠(Na_2CO_3)-碳酸氢钠($NaHCO_3$)缓冲液。

(2) 封闭液:0.02 mol/L pH 7.4 磷酸盐缓冲液(PBS),1%牛血清白蛋白(BSA),0.5%叠氮钠(NaN_3)。

(3) 洗涤液:0.02 mol/L pH 7.4 Tris-HCl-Tween-20。

(4) 抗体:抗铁蛋白单克隆抗体、酶标记的抗铁蛋白单克隆抗体。

(5) 铁蛋白标准品(现用现配)。

(6) 化学发光底物。

【方法】

1. 包被抗体 准备微孔板,用 0.05 mol/L、pH 9.6 的 Na_2CO_3-$NaHCO_3$ 缓冲液稀释抗铁蛋白单克隆抗体,每孔加入 100 μL 稀释的抗铁蛋白抗体,4 ℃过夜。弃去孔中液体,用洗涤液洗 3 次,每次 1 min。将微孔板倒扣于吸水纸上,使孔中洗涤液流尽。每孔加封闭液 300 μL,室温封闭 2 h。洗涤 3 次,冷冻干燥,密封,于 4 ℃保存备用。

2. 加样 将铁蛋白标准品或待测样品加入包被板中,每孔 50 μL,加入酶标记抗体 50 μL,振荡混匀,置 37 ℃温育 1 h。

3. 洗涤 弃去孔中液体,每孔用 300 μL 洗涤缓冲液冲洗 5 次,于吸水纸上充分拍干。

4. 加发光底物液 每孔加 100 μL,室温避光反应 30 min。

5. 测定 在微孔板化学发光自动测量仪上测量相对发光强度单位(relative light unit,RLU)。

6. 结果计算 用双对数坐标分别以标准品 RLU 值对铁蛋白标准品的浓度作图,通过标准曲线对待测血清中的铁蛋白实现定量分析。

【注意事项】

(1) 标本严重溶血时会影响血清铁蛋白的检测结果。

(2) 标准管和测定管均应进行复孔检测,测定结果取均值。

NOTE

(3) 加入发光底物后应在 30～90 min 时间内检测 RLU 值。

(4) 本实验为定量分析，应注意准确加样。

【参考范围】 男性：15～200 μg/L。女性：14.0～150 μg/L。新生儿：25～200 μg/L。注：因试剂及方法不同，不同实验室有不同的参考范围。

【临床意义】

(1) 增高　见于原发性血色病、频繁输血引起的铁负荷过度；可作为感染、肝脏疾病、乳腺癌、白血病及淋巴瘤等恶性肿瘤患者的辅助诊断指标。

(2) 降低　体内储存铁减少，小于 14 μg/L，是早期诊断缺铁性贫血的敏感指标；还可见于失血、营养缺乏和慢性病贫血等，可作为孕妇、儿童铁营养状况调查的流行病学指标。

【应用评价】

血清铁蛋白是反映体内铁储存状况的可靠指标，与骨髓铁染色结果相关性好，还可作为肿瘤标记物用于多种恶性肿瘤的辅助诊断。

实验五　血清总铁结合力及转铁蛋白饱和度检测

【目的】 掌握血清总铁结合力及转铁蛋白饱和度检测的原理、注意事项及临床意义，熟悉其检测方法。

【原理】 血清总铁结合力(total iron binding capacity，TIBC)是指血清中转铁蛋白(Tf)能与铁结合的总量。健康人血清中仅有 1/3 的转铁蛋白与铁结合。在血清中加入已知过量的铁标准液，使血清中全部的转铁蛋白与铁结合达到饱和状态，再加入吸附剂(碳酸镁)除去多余的铁。测定血清中铁含量，即为总铁结合力。由于人体血液中的铁是通过与转铁蛋白结合进行转运的，所以它实际上反映了血浆转铁蛋白的水平。

血清铁占总铁结合力(%)，称为转铁蛋白饱和度(transferrin saturation，TS)。

【材料】

1. 器材　同血清铁测定。

2. 试剂

(1) 轻质碳酸镁粉。

(2) 179.1 μmol/L TIBC 铁标准液：取铁标准储存液(1.791 mmol/L)10 mL 于 100 mL 容量瓶中，再加浓硫酸 0.5 mL，加入去离子水补足至刻度。

(3) 其他试剂同血清铁测定。

【方法】

(1) 取患者血清 0.45 mL，加 TIBC 铁标准液 0.25 mL 和去离子水 0.2 mL，混匀，室温放置 10 min 后，加入碳酸镁粉剂 20 mg，振荡混匀，再放置 10 min，其间用力混匀数次。

(2) 2500 r/min 离心 10 min，吸取上清液 0.45 mL，按表 2-1-2 操作。

表 2-1-2　血清总铁结合力测定操作步骤　　单位：mL

加　入　物	测　定　管	标　准　管	空　白　管
血清	0.45	—	—
铁标准应用液	—	0.45	—
去离子水	—	—	0.45
甘氨酸-盐酸缓冲液	1.20	1.20	1.20

(3) 加入显色剂 0.05 mL，充分混匀，置室温 15 min 或 37 ℃作用 10 min，使用 5 mm 光径比色杯，用空白管调零，在波长 562 nm 处读取各管吸光度。

NOTE

(4) 计算：

血清总铁结合力(μmol/L)=(测定管吸光度−空白管吸光度×0.97)/标准管吸光度×铁标准应用液浓度(μmol/L)。

血清铁占总铁结合力(%)=(血清铁/血清总铁结合力)×100%。

【注意事项】

(1) 不同品牌的碳酸镁吸附力可能有差异,用前要测定碳酸镁吸附力,方法是以铁标准液代替血清进行测定,即取 89.54 μmol/L 铁标准液 1 mL,100 mL 碳酸镁能完全吸附为合格。

(2) 所用容器要洁净,无铁剂污染。

【参考范围】 血清总铁结合力(TIBC):男性 50～77 μmol/L(279.3～430.2 μg/dL),女性 54～77 μmol/L(301.7～430.2 μg/dL)。血清铁占总铁结合力(TS):20%～55%。

【临床意义】

1. TIBC 增高 常见于缺铁性贫血和红细胞增多症、急性肝炎以及口服避孕药。

2. TIBC 降低 常见于肝病、血色病、肾病综合征、尿毒症、恶性肿瘤、慢性感染、溶血性贫血等。

3. TS 增高 常见于铁粒幼细胞贫血、再生障碍性贫血、血色病等。

4. TS 降低 常见于缺铁性贫血、慢性感染性贫血等。

【应用评价】

TIBC 结果较稳定,可反映机体转铁蛋白水平,但反映储铁变化时敏感性低于血清铁蛋白,不宜用于缺铁的早期诊断。TIBC 与 SI、TS 及血清铁蛋白呈负相关,进行上述指标的实验室检测和综合分析,对缺铁性贫血的诊断和与慢性疾病、其他储铁增多所致贫血的鉴别诊断具有临床价值。

实验六　血清转铁蛋白检测

【目的】 掌握免疫散射比浊法检测血清转铁蛋白的原理、注意事项及临床意义,熟悉其检测方法。

【原理】 血清转铁蛋白(serum transferrin,sTf)测定可采用免疫散射比浊法:将聚乙二醇与兔抗人转铁蛋白抗体结合,再与待检测血清中的转铁蛋白结合,形成颗粒状抗原抗体复合物,其吸光度和散射浊度增加,与标准曲线比较,可计算出转铁蛋白的浓度。

【材料】

1. 器材 分光光度计、离心机、微量加样器、玻璃试管等。

2. 试剂

(1) 兔抗人转铁蛋白抗体。

(2) 转铁蛋白标准液。

(3) 4%聚乙二醇生理盐水:取 40 g 聚乙二醇和 9 g NaCl,溶于 1 L 去离子水中,调节 pH 至4.5。

【方法】

(1) 制备抗体工作液:将兔抗人转铁蛋白抗体用 4%聚乙二醇生理盐水 1∶10 稀释,置于 4 ℃作用 2 h 后,3000 r/min 离心 20 min,去除沉淀物。

(2) 稀释待测血清:用生理盐水将待测血清稀释 50 倍。

(3) 按表 2-1-3 操作。

表 2-1-3 免疫散射比浊法测定血清转铁蛋白操作步骤 单位:mL

加入物	抗体对照管	空白管	标准管	测定管
抗体工作液	2	—	2	2
待测稀释血清	—	—	—	0.04

NOTE

续表

加入物	抗体对照管	空白管	标准管	测定管
转铁蛋白标准液	—	—	0.04	—
生理盐水	0.04	0.04	—	—
4%聚乙二醇	—	2	—	—

(4) 充分混匀各管后,室温放置 10 min,以空白管调零,340 nm 波长下测定各管的吸光度(A)。

(5) 计算:血清转铁蛋白(g/L)=(测定管 A-抗体对照管 A)/(标准管 A-抗体对照管 A)×标准液浓度×50。

【注意事项】

(1) 及时分离血清,24 h 内完成测定。溶血、黄疸和脂血标本都对检测结果有影响。

(2) 测定转铁蛋白抗血清效价时,最好先做预试验,以确定其最佳应用效价。

(3) 为提高检测的准确性,可将标准液稀释成不同浓度,作标准曲线。

【参考范围】 2.3~4.1 g/L(28.6~51.9 μmol/L)。其中 1 μmol/L×0.0796=1 g/L。

【临床意义】

1. 增高 常见于缺铁性贫血和妊娠等。

2. 降低 常见于肾病综合征、肝硬化、恶性肿瘤、炎症等。

【应用评价】

转铁蛋白(Tf)测定在反映铁代谢方面的意义同血清总铁结合力。肝细胞损伤时合成转铁蛋白减少,转铁蛋白也可作为肝细胞损伤的指标。尿微量转铁蛋白测定在反映肾小球滤过膜损伤方面比清蛋白更敏感,也可作为肾小球损伤的早期诊断指标。

实验七 血清转铁蛋白受体检测

【目的】 掌握酶联免疫法检测血清转铁蛋白受体的原理和临床意义,熟悉其检测方法和注意事项。

【原理】 血清可溶性转铁蛋白受体(soluble transferrin receptor,sTfR)测定一般采用酶联免疫双抗体夹心法:将转铁蛋白受体的特异性多克隆抗体包被于酶标板上,再加入标准血清或待测血清,血清中转铁蛋白受体可与多克隆抗体结合形成抗原抗体复合物,再加入酶标记的转铁蛋白受体的特异性多克隆抗体,形成抗体-抗原-酶标抗体复合物,洗去未结合的酶标记多克隆抗体,加入底物和显色剂使酶联复合物显色,其颜色深浅与转铁蛋白受体的含量成正比,结合标准曲线可得出待测血清中转铁蛋白受体浓度。

【材料】

1. 器材 经转铁蛋白受体的多克隆抗体包被的 96 孔酶标板、酶标仪、微量加样器、恒温水浴箱等。

2. 试剂

(1) 不同浓度的转铁蛋白受体标准品。

(2) 辣根过氧化物酶标记的转铁蛋白受体的多克隆抗体。

(3) 洗板液:pH 7.4 磷酸盐缓冲液加 1%牛血清白蛋白。

(4) 底物混合液:四甲基苯烯丁与 3%过氧化氢等量混合,现用现配。

(5) 终止液:0.5 mol/L 硫酸。

【方法】

(1) 在已包被抗体的酶标板上,各孔内分别加入不同浓度的转铁蛋白受体标准品和待测血清各 100 μL。将酶标板密封后 37 ℃水浴 2 h。弃尽孔中液体,洗涤 3 次,于吸水纸上充分拍干。

NOTE

(2) 在每孔中加入100 μL辣根过氧化物酶标记的转铁蛋白受体的多克隆抗体，密封后置37 ℃水浴2 h。洗涤3次，最后1次洗板后，要在吸水纸上尽可能地拍干。

(3) 每孔加100 μL底物混合液，置室温避光显色30 min。当阳性对照出现明显颜色变化时，每孔加入100 μL终止液。

(4) 酶标仪比色，在630 nm波长处测定各孔吸光度(A)。

(5) 以浓度为X轴，吸光度为Y轴，由标准液的吸光度和浓度在坐标纸上绘制标准曲线。据待测血清的吸光度从标准曲线上查出对应的转铁蛋白受体的浓度。

【注意事项】

(1) 标本采集后迅速分离血清，不能立即检测时应置−20 ℃保存，避免反复冻融。

(2) 所有标本在测定前均应进行不小于1∶100的稀释。

(3) 底物混合液应在使用的30 min内混合，以保证显色效果。

(4) 洗板后尽量拍干孔内液体，显色终止反应后应尽快完成比色。

【参考范围】 12.5～26.5 μmol/L。不同方法可有不同参考范围，各实验室应根据试剂说明书提供的参考范围进行判断。

【临床意义】

1. 增高 常见于缺铁性贫血、溶血性贫血、红细胞增多症等。对缺铁性贫血和慢性疾病所致贫血有诊断价值。

2. 降低 常见于再生障碍性贫血、慢性病贫血和肾功能衰竭等。

3. 用于临床观察骨髓增生状况和治疗反应 如肿瘤化疗后骨髓受抑制和恢复情况，骨髓移植后的骨髓重建情况，应用促红细胞生成素治疗各类贫血过程中的疗效观察。

【应用评价】

血清可溶性转铁蛋白受体(sTfR)检测无性别和年龄差异，也不受妊娠、感染、肝病和其他慢性疾病的影响，是一种反映红细胞内铁缺乏的可靠指标。

(胡 蕊)

第二节 巨幼细胞性贫血检验

实验一 细胞形态学检验

【目的】 掌握巨幼细胞性贫血(megaloblastic anemia，MgA)的血象、骨髓象特点，正确书写MgA骨髓检查报告单。

按照血涂片和骨髓涂片细胞学检查方法进行细胞计数和形态观察。

(一) 血象

大细胞正色素性贫血，红细胞大小不均，可见高色素性大红细胞、嗜多色性红细胞、嗜碱性点彩红细胞、有核红细胞、豪乔小体、卡波环等(图2-2-1)。白细胞数正常或降低，中性粒细胞可见胞体变大、核分叶过多(多于5叶)，出现“核右移”现象，偶见中性中幼粒、晚幼粒细胞。血小板计数正常或降低，可见巨大血小板。

(二) 骨髓象

骨髓增生活跃或明显活跃，以粒系、红系、巨核系细胞均可出现巨幼样变为特征。

红系增生明显活跃，伴显著巨幼样变(图2-2-2)。各阶段的巨幼红细胞明显增多，其比例常超过10%。核分裂象和豪乔小体易见，可见核畸形、核碎裂等。巨幼红细胞与同阶段的幼红细胞比

NOTE

较，形态学特征有以下三点不同。①胞体大，胞质量丰富。②胞核大，染色质细致、疏松和浅染；染色质排列呈点网状或疏松网状，随着细胞的成熟，染色质不能形成明显的块状，副染色质明显。③核质发育不平衡，细胞质较核成熟早，即“核幼质老”现象。

扫码看彩图

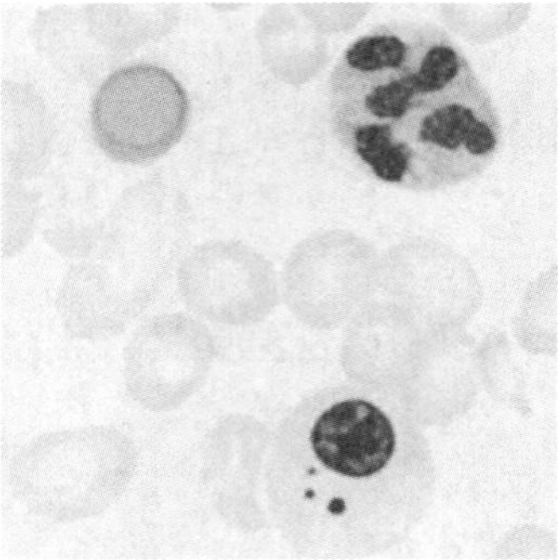

图 2-2-1　MgA 血象（瑞特染色×1000）

扫码看彩图

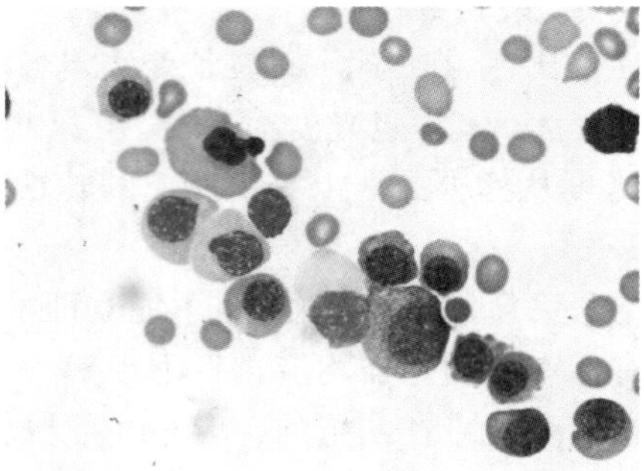

图 2-2-2　MgA 骨髓象 1（瑞特染色×1000）

原始巨幼红细胞（promegaloblast）：比原始红细胞大，直径为 19～27 μm，稍呈椭圆形。核略偏位，染色质比原始红细胞更细致、均匀和疏松，核仁明显。胞质量多，呈深蓝色。

早巨幼红细胞（basophilic megaloblast）：直径 15～25 μm，染色质部分开始聚集，呈均匀细颗粒构成的网，网眼（副染色质）清楚，核仁消失或有遗迹。胞质量比正常早幼红细胞多，深蓝色油画蓝感不透明，有的胞质中已有血红蛋白而呈灰蓝色，核周界限明显，分裂象多见。

中巨幼红细胞（polychromatic megaloblast）：直径 12～20 μm，体积、核结构和胞质着色多变。“核幼质老”特征明显。核圆形或规则，可见双核。核染色质呈点粒状或网状或为均匀的小块，副染色质明显。胞质可呈深灰蓝色、淡灰蓝色带红色到完全红色，分裂象多见。

晚巨幼红细胞（orthochromatic megaloblast）：直径 10～18 μm，常为椭圆形。核较小，常偏位，可见核出芽、分叶、锯齿状、折痕和核碎裂现象。核染色质较致密，但仍保持着点粒状和网状结构痕迹。胞质丰富，着色与红细胞一致或略带灰色，可见豪乔小体。

粒系细胞比例相对降低，可见巨幼样变，以巨晚幼粒和巨杆状核粒细胞多见。胞体大，胞质颗粒较少，可见空泡，胞核肿胀，染色质疏松。分叶核细胞分叶过多（多于 5 叶）（图 2-2-3），可见巨多分叶核中性粒细胞（图 2-2-4）。

扫码看彩图

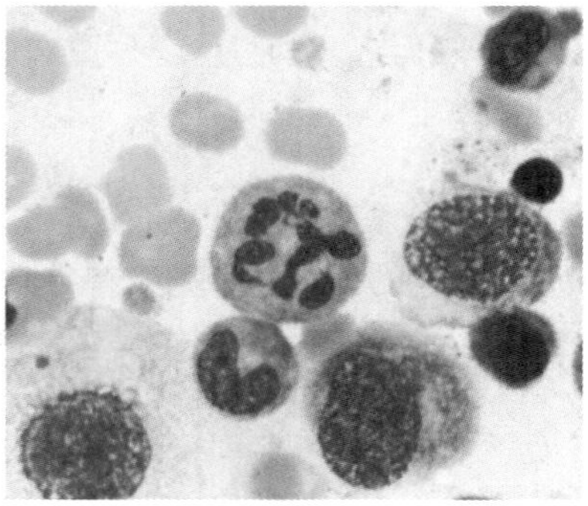

图 2-2-3　MgA 骨髓象 2（瑞特染色×1000）

扫码看彩图

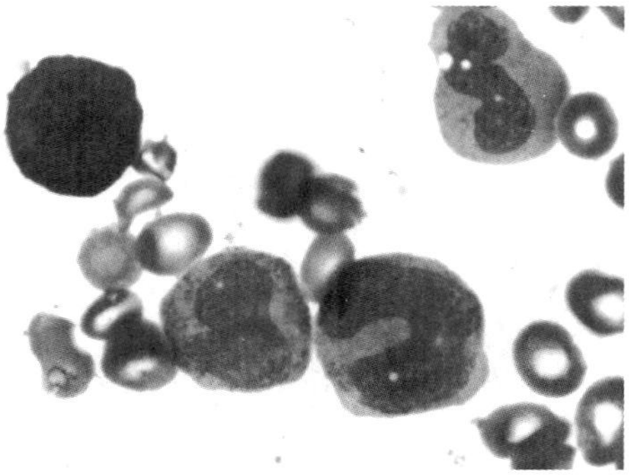

图 2-2-4　MgA 骨髓象 3（瑞特染色×1000）

巨核细胞数量正常或减少，部分细胞可见胞体过大、分叶过多，胞质颗粒减少等，血小板生成障碍，可见巨大血小板。

（三）骨髓涂片细胞化学染色

MgA 幼红细胞糖原染色（PAS）呈阴性反应；MgA 铁染色：细胞外铁增多，细胞内铁正常。

【注意事项】

（1）观察嗜碱性点彩红细胞、嗜多色性红细胞、豪乔小体、卡波环和细胞分裂象等。

NOTE

（2）明白粒细胞巨幼样变在 MgA 中的诊断价值。粒系巨幼样变早于红系，为 MgA 的早期表现；食补或不规则治疗后，红系巨幼样变 48 h 恢复正常形态，粒系巨幼样变常持续 1～2 周；MgA 合并缺铁性贫血时，红系巨幼样变可被掩盖，粒系巨幼样变不被掩盖；有少数 MgA 病例，骨髓象中红系和巨核系减少，可见大量的巨幼样变粒系细胞，根据粒系细胞的形态学特征，仍可做出诊断。

（3）注意 MgA 伴有缺铁时，血象和骨髓象表现为 MgA 与缺铁性贫血并存的红细胞形态学改变，称为混合性贫血。

（4）进行骨髓涂片特征描述时，红系应置各系统描述首位，而且要详细描述幼红细胞和成熟红细胞形态学特点，还应详细描述粒系巨幼样变细胞的形态学特点。

（5）MgA 需要与急性红白血病（M_6）相鉴别。二者均有红系增生和红系巨幼样变，其细胞形态主要鉴别点见表 2-2-1。

表 2-2-1　MgA 和 M_6 的细胞形态鉴别

细胞形态鉴别点	巨幼细胞性贫血	急性红白血病
巨幼样变	典型巨幼红细胞改变	类巨幼样变
同阶段细胞大小	大小较一致	大小相差悬殊
核染色质	细致均匀，排列疏松	粗细不均，排列紊乱
核质发育	核幼质老	核幼质老或核老质幼
副幼红细胞改变	核形不规整、核凹陷、扭曲等少见	多见
原始粒、幼粒细胞增多	无	多见
巨核细胞减少	不明显	明显
有核红细胞糖原反应	阴性	阳性

实验二　血清和红细胞叶酸测定

【目的】　掌握化学发光法检测血清和红细胞叶酸的基本原理、注意事项及临床意义，熟悉其检测方法。

【原理】　目前血清和红细胞叶酸测定最常用的方法是化学发光酶免疫分析。其原理如下：血清标本或全血溶液标本中的叶酸与固相载体上包被的抗叶酸单克隆抗体结合，加入碱性磷酸酶标记的抗叶酸单克隆抗体后可形成固相抗体-叶酸-酶标抗体复合物，在反应容器中孵育并反复洗涤后，未结合的物质被洗去，随后添加化学发光底物，并对反应产生的光量子进行测量，所产生的光强度与叶酸浓度成正比，利用标准曲线计算待测标本中叶酸浓度。

【材料】

1. 器材　微孔板化学发光酶免疫分析仪、电热恒温水浴箱、微量加样枪、96 孔微孔板、离心机、漩涡振荡器等。

2. 试剂

（1）抗体：碱性磷酸酶标记的抗叶酸单克隆抗体、抗叶酸单克隆抗体。

（2）包被稀释液：0.05 mol/L pH 9.6 碳酸钠（Na_2CO_3）-碳酸氢钠（$NaHCO_3$）缓冲液。

（3）洗涤液：0.02 mol/L pH 7.4 Tris-HCl-Tween-20。

（4）封闭液：0.02 mol/L pH 7.4 磷酸盐缓冲液（PBS）。

（5）叶酸标准品。

（6）化学发光底物：AMPPD。

【方法】

（1）采集空腹静脉血：血清叶酸测定时，3000 r/min 离心 5 min，制备血清；红细胞内叶酸测定时，将全血收集于用无离子水 1∶10 稀释的 EDTA 液中，放置 30 min 后，冻融 2 次，溶血后备用。

NOTE

(2) 制备固相载体上包被的抗体：用加样枪在微孔板中加入用包被稀释液稀释后的抗叶酸单克隆抗体，每孔 100 μL。

(3) 洗涤：弃去孔内液体，随后加入洗涤液并室温放置 1 min 后弃去，反复洗涤 3 次。

(4) 加入封闭液：用微量加样枪每孔加入 300 μL 封闭液，室温放置 2 h，随后弃去孔内液体后按照步骤 3 反复洗涤 3 次。冷冻干燥封闭后，4 ℃保存备用。

(5) 加入待测标本或标准品：取出步骤 4 中密封保存的微孔板，孔内加入 50 μL 叶酸标准品或待测标本。

(6) 加入碱性磷酸酶标记的抗叶酸单克隆抗体：每孔加入 50 μL 碱性磷酸酶标记的抗叶酸单克隆抗体，充分混匀后 37 ℃孵育 1 h。

(7) 洗涤：弃去孔内液体，加入 300 μL 洗涤液反复冲洗 5 次，在干净吸水纸上拍干。

(8) 加入化学发光底物：加入 50 μL AMPPD 于每孔中，振荡器充分混匀，室温避光反应 30 min，用微孔板化学发光酶免疫分析仪测定各孔的相对发光强度(relative light unit，RLU)。

(9) 计算：用双对数坐标分别以标准品(RLU 值)对叶酸标准品浓度作图，利用标准曲线计算待测标本中叶酸浓度。红细胞内叶酸浓度计算如下：

$$红细胞叶酸(\mu g/L)=\frac{溶血液叶酸\times 10-[血清叶酸\times(1-HCL/100)]}{HCL/100}$$

【注意事项】

(1) 血清中的叶酸测定应禁食 8 h 后采样，避光保存。如不能立即检测，则在 2～8 ℃下冷藏标本。如不能在 8 h 内完成检测，或进行标本运输时，应在 −20 ℃下进行冷冻。由于红细胞中的叶酸水平远高于血清中叶酸水平，因此不能采用溶血标本检测血清叶酸。

(2) 检测红细胞中叶酸时宜用 EDTA 和肝素抗凝，测定红细胞比容(HCT)，以专用溶血试剂处理后按说明书操作。

【参考范围】 血清中叶酸 5.2～14.3 μg/L；红细胞中叶酸 190.4～580.3 μg/L(化学发光法)。

【临床意义】 叶酸水平降低有助于诊断由于叶酸缺乏引起的巨幼细胞性贫血；体内组织叶酸缺乏但当未发生巨幼细胞性贫血时，红细胞中叶酸测定对判断叶酸缺乏尤其有价值。此外，叶酸水平降低还可见于红细胞过度增生，叶酸利用增加，如溶血性贫血、骨髓增殖性肿瘤等。

【应用评价】 因红细胞中叶酸不受当时叶酸摄入情况的影响，能反映机体叶酸的总体水平及组织的叶酸水平，在体内组织叶酸缺乏但未发生巨幼细胞性贫血时，红细胞中叶酸测定对判断叶酸缺乏更有价值。

实验三　血清维生素 B_{12} 测定

【目的】 掌握化学发光法检测血清维生素 B_{12} 的基本原理、注意事项及临床意义，熟悉其检测方法。

【原理】 目前血清维生素 B_{12} 测定最常用的方法是化学发光酶免疫分析。其原理如下：血清标本中的维生素 B_{12} 与固相载体上包被的抗维生素 B_{12} 单克隆抗体结合，加入碱性磷酸酶标记的抗维生素 B_{12} 单克隆抗体后可形成固相抗体-维生素 B_{12}-酶标抗体复合物，在反应容器中孵育并反复洗涤后，未结合的物质被洗去，随后添加化学发光底物，并对反应产生的光量子进行测量，所产生的光强度与维生素 B_{12} 浓度成正比，利用标准曲线计算待测标本中维生素 B_{12} 浓度。

【材料】

1. 器材 微孔板化学发光酶免疫分析仪、电热恒温水浴箱、微量加样枪、96 孔微孔板、离心机、漩涡振荡器等。

2. 试剂

(1) 抗体：碱性磷酸酶标记的抗维生素 B_{12} 单克隆抗体、抗维生素 B_{12} 单克隆抗体。

(2) 包被稀释液：0.05 mol/L pH 9.6 碳酸钠(Na_2CO_3)-碳酸氢钠($NaHCO_3$)缓冲液。

NOTE

(3) 洗涤液:0.02 mol/L pH 7.4 Tris-HCl-Tween-20。

(4) 封闭液:0.02 mol/L pH 7.4 磷酸盐缓冲液。

(5) 维生素 B_{12}标准品。

(6) 化学发光底物:AMPPD。

【方法】

(1) 采集空腹静脉血:3000 r/min 离心 5 min,制备血清。

(2) 制备固相载体上包被的抗体:在微孔板中用加样枪每孔 100 μL 加入用包被稀释液稀释后的抗维生素 B_{12}单克隆抗体。

(3) 洗涤:弃去孔内液体,随后加入洗涤液并室温放置 1 min 后弃去,反复洗涤 3 次。

(4) 加入封闭液:用微量加样枪每孔加入 300 μL 封闭液,室温放置 2 h,随后弃去孔内液体后按照步骤 3 反复洗涤 3 次。冷冻干燥封闭后,4 ℃保存备用。

(5) 加入待测标本或标准品:取出步骤 4 中密封保存的微孔板,孔内加入 50 μL 维生素 B_{12}标准品或待测标本。

(6) 加入碱性磷酸酶标记的抗维生素 B_{12}单克隆抗体:每孔加入 50 μL 碱性磷酸酶标记的抗维生素 B_{12}单克隆抗体,充分混匀后 37 ℃孵育 1 h。

(7) 洗涤:弃去孔内液体,加入 300 μL 洗涤液反复冲洗 5 次,在干净吸水纸上拍干。

(8) 加入化学发光底物:加入 50 μL AMPPD 于每孔中,振荡器充分混匀,室温避光反应 30 min,用微孔板化学发光酶免疫分析仪测定各孔的相对发光强度(relative light unit,RLU)。

(9) 计算:用双对数坐标分别以 RLU 对维生素 B_{12}标准品浓度作图,利用标准曲线计算待测标本中维生素 B_{12}浓度。

【注意事项】

(1) 不要使用溶血标本。标本在 15～30 ℃条件下放置时间不能超过 8 h。若在 8 h 内不能完成检测即应将标本放入 2～8 ℃冰箱冷藏。如果 24 h 内不能完成检测或要转运标本,则应将标本放入－20 ℃冻冻。

(2) 怀孕时维生素 B_{12}水平增高,服用口服避孕药和多种维生素制剂可使维生素 B_{12}水平增高。

【参考范围】 成人 185～1060 ng/L,小于 157 ng/L 时为维生素 B_{12}缺乏(化学发光法)。

【临床意义】 血清维生素 B_{12}水平降低对巨幼细胞性贫血诊断有重要价值;而白血病患者维生素 B_{12}含量明显增高;真性红细胞增多症、某些恶性肿瘤和肝细胞损伤时也可使维生素 B_{12}水平增高。

【应用评价】 因维生素 B_{12}和叶酸在代谢上关系密切,在血液学上相互影响,所以临床上进行病因分析时常需同时测定维生素 B_{12}和叶酸。

实验四 血清维生素吸收试验

【目的】 掌握维生素 B_{12}吸收试验的原理、注意事项及临床意义,熟悉其检测方法。

【原理】 给受检者口服同位素 ^{57}Co 标记的维生素 B_{12} 0.5 μg,2 h 后肌注未标记的维生素 B_{12} 1 mg,收集 24 h 尿液测定 ^{57}Co 排出量。

【材料】

1. 器材 液体闪烁计数器。

2. 试剂 ^{57}Co 标记的维生素 B_{12}和注射用维生素 B_{12}。

【方法】

(1) 受检者空腹口服同位素 ^{57}Co 标记的维生素 B_{12} 0.5 μg(溶于 100 mL 水中口服),记录时间为零点,即开始收集 24 h 尿液。

(2) 服药后 2 h,肌注未标记的维生素 B_{12} 1 mg,以促进 ^{57}Co 标记的维生素 B_{12}的排泄,防止自肠

NOTE

道吸收的维生素 B_{12} 在体内贮积。

(3) 受检者开始进食，收集尿液标本并测定其放射性。计算出 24 h 内排 ^{57}Co 的百分率。

【注意事项】

(1) 试验过程中尿液的收集必须绝对准确，以免影响结果的可靠性。

(2) 本试验受胃肠吸收功能等诸多因素的影响，当放射性维生素 B_{12} 排泄能力低下时，间隔 5 天后，应进行第 2 次试验。方法除与第 1 次试验相同外，在口服 ^{57}Co 标记的维生素 B_{12} 的同时，外加口服内因子 60 mg。如果第 1 次试验的排泄水平低下是由内因子缺乏所致，那么第 2 次结果就会正常。如果第 2 次结果仍低，就必须考虑口服维生素 B_{12} 吸收不良的其他原因。

【参考范围】 正常人 24 h 尿液内排出 ^{57}Co 标记的维生素 B_{12} 超过口服量的 7%。

【临床意义】 巨幼细胞性贫血患者不超过 7%，恶性贫血患者不超过 5%。

【应用评价】 本试验主要是对维生素 B_{12} 缺乏的病因诊断而不是诊断是否存在维生素 B_{12} 缺乏。如内因子缺乏，加入内因子可使结果正常，为恶性贫血确诊试验。

(吴心语)

第三节　造血功能障碍性贫血检验

实验一　再生障碍性贫血细胞形态学检验

再生障碍性贫血(aplastic anemia，AA)，简称再障，是因物理、化学、生物及某些不明原因使骨髓造血组织减少导致骨髓造血功能衰竭，引起外周血全血细胞减少的一组造血干细胞疾病。其特征是造血干细胞和(或)造血微环境功能障碍，造血微环境脂肪堆积，导致全血细胞减少。

【目的】 掌握再障的血象、骨髓象特点，正确书写再障骨髓检查报告单。

按照血涂片和骨髓涂片细胞学检查方法进行细胞形态观察和分类计数。

(一) 血象

全血细胞减少，网织红细胞计数明显减少。贫血多为正细胞正色素性。各类白细胞均减少，其中以中性粒细胞减少尤为明显，而淋巴细胞比例相对增高。血小板不仅数量减少，而且体积减小和颗粒减少。急性再障时，发病急，网织红细胞比例低于 1%，计数小于 $15\times10^9/L$；中性粒细胞计数常小于 $0.5\times10^9/L$；血小板计数低于 $20\times10^9/L$；慢性再障血红蛋白水平下降速度较慢，网织红细胞、中性粒细胞和血小板计数减小，但各项指标较急性再障为高，达不到急性再障的程度。

扫码看彩图

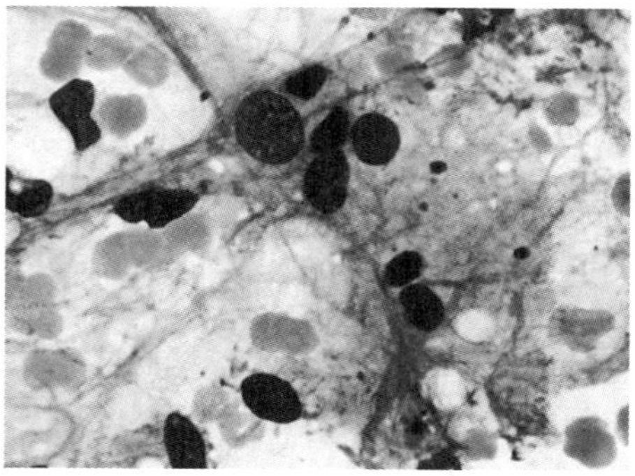

图 2-3-1　再生障碍性贫血骨髓象(瑞特染色×1000)

(二) 骨髓象

1. 急性再障(亦称重型再障Ⅰ型)　骨髓穿刺时易出现"干抽"，骨髓涂片可见脂肪滴明显增多。有核细胞增生减弱或极度减弱。三系(粒系、红系、巨核系)造血细胞明显减少或缺如，无明显的病态造血。非造血细胞(包括淋巴细胞、浆细胞、肥大细胞等)相对增多，比例增高，多大于 50%，淋巴细胞比例可增高至 80%。如有骨髓小粒，染色后镜下为蜂窝状、空网状或为一团纵横交错的纤维网，其中造血细胞极少，多为非造血细胞(图 2-3-1)。

NOTE

2. 慢性再障 病程中骨髓呈向心性损害，骨髓中有残存散在的增生灶。多部位穿刺至少一个部位增生不良，三系或两系减少，如穿刺到增生灶，骨髓可表现为增生良好，红系代偿性增生，以核高度固缩的"炭核"样晚幼红细胞多见。粒系减少，淋巴细胞比例相对增高。巨核细胞明显减少或缺如。非造血细胞相对增多。骨髓小粒也以非造血细胞为主。

（三）细胞化学染色

骨髓铁染色可见细胞内、外铁均增多；中性粒细胞碱性磷酸酶积分多增高。

【注意事项】

(1) 急性再障患者骨髓穿刺时易出现"干抽"，可行骨髓活检。

(2) 再障患者骨髓液通常比较稀薄，有核细胞较少，应全片观察。注意与取材不良(有无骨髓特有的细胞，如浆细胞、组织细胞、肥大细胞、破骨细胞、巨核细胞等)相区别，以免误诊。

(3) 急性再障的骨髓象一般比较典型，慢性再障的骨髓中可以有散在增生灶，骨髓可以出现有核细胞增生活跃(但巨核细胞明显减少或缺如)，需要多部位穿刺才可以诊断。

(4) 虽然再障的骨髓小粒具有特征性，但应注意脂肪滴增加和骨髓小粒空虚不是再障所特有的，也可见于造血功能低下、白血病多次化疗后等患者和老年人。

(5) 注意与全血细胞减少性疾病相鉴别。急性造血功能停滞骨髓象中可以见到巨大原始红细胞；骨髓增生异常综合征以病态造血为主要特征；急性白血病、恶性组织细胞病、骨髓纤维化、骨髓转移癌、巨幼细胞性贫血、脾功能亢进等疾病都可有外周血的三系减少，但患者体征中可有脾肿大、淋巴结肿大、骨压痛，外周血可出现幼红细胞和幼白细胞，骨髓象可有肿瘤细胞、白血病细胞和巨幼红细胞，这些特征与再障明显不同。

实验二 纯红细胞再生障碍性贫血细胞形态学检验

纯红细胞再生障碍性贫血(pure red cell aplasia，PRCA)是以骨髓单纯红系造血衰竭为特征的一组异质性综合征。其贫血呈逐渐发展的缓慢过程。

【目的】 掌握PRCA的血象、骨髓象特点。

按照血涂片和骨髓涂片细胞学检查方法进行细胞形态观察。

1. 血象 血红蛋白减少，多为正细胞正色素性贫血，网织红细胞显著减少(不足1%)或缺如。白细胞和血小板一般正常或有原发病的变化。

2. 骨髓象 有核细胞增生多活跃，红系各阶段均严重减少，幼红细胞少于5%。粒系及巨核系的各阶段比例正常。三系细胞无病态造血，多无髓外造血。

3. 细胞化学染色 无特殊细胞化学染色。

【注意事项】

(1) PRCA有核型异常，形态学为典型PRCA，可能为白血病转化先兆。

(2) PRCA有可能转向AA或AmL，有5%～10%有自愈趋势。

(3) PRCA应与溶血性贫血纯红再障危象以及单纯贫血的MDS相鉴别。溶血性贫血纯红再障危象首先要有溶血性贫血病，并且贫血突发加重，网织红细胞减少或缺如。单纯贫血的MDS可能为大细胞性贫血，白细胞和血小板计数正常，单核细胞增多，有病态造血现象。

（胡 蕊）

NOTE

第四节　溶血性贫血检验

实验一　溶血性贫血细胞形态学检验

【目的】 掌握溶血性贫血的血象及骨髓象检查特点，正确书写溶血性贫血骨髓报告单。

1. 血象　可见到提示骨髓中红系代偿性增生旺盛的表现，如红细胞大小不均，嗜多色性红细胞可见，有的可见嗜碱性点彩红细胞、高色素性大红细胞、豪乔小体、卡波环、有核红细胞、红细胞碎片等。有时可见到特殊类型的异型红细胞，如球形红细胞、椭圆形红细胞、口形红细胞及靶形红细胞等(图2-4-1)，对病因的诊断和鉴别提供了有价值的线索，白细胞和血小板多正常。

2. 骨髓象　呈增生性贫血表现。增生明显活跃，粒红比值降低或倒置。红系显著增生，以中幼红、晚幼红细胞增生为主(图 2-4-2)，分裂象细胞多见。成熟红细胞形态与血象相同。粒系比例相对减少，其他细胞系形态、比例大致正常。

扫码看彩图

扫码看彩图

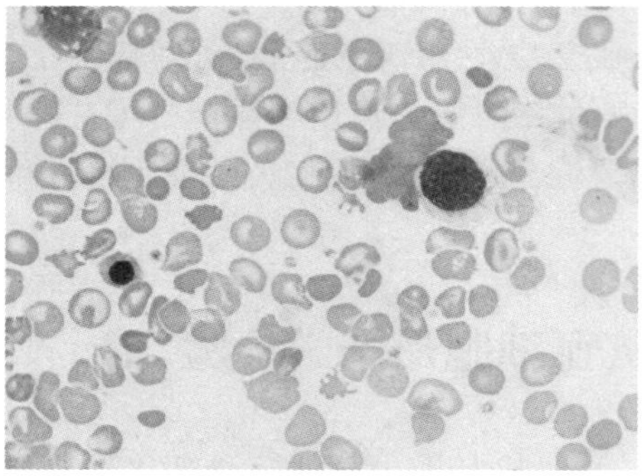

图 2-4-1　溶血性贫血血象(瑞特染色×1000)

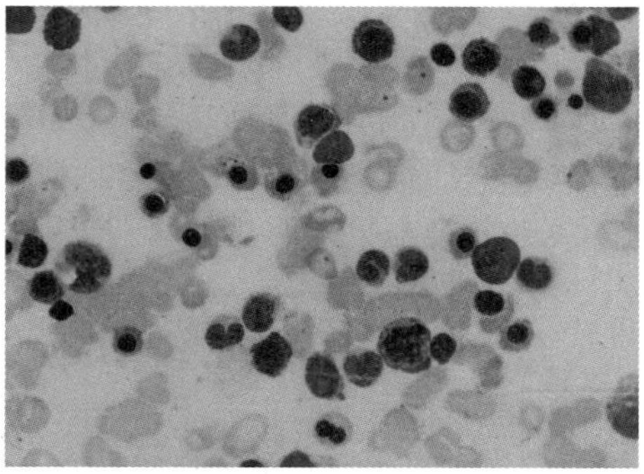

图 2-4-2　溶血性贫血骨髓象(瑞特染色×1000)

【注意事项】

(1) 仔细观察红细胞形态，某些形态异常的红细胞，如球形红细胞增多可提示遗传性球形红细胞增多症或自身免疫性溶血性贫血；靶形红细胞增多可提示珠蛋白生成障碍性贫血或不稳定血红蛋白病；小球形红细胞和裂片红细胞增多，提示可能为机械性溶血性贫血。

(2) 由于溶血性贫血病因复杂，因此进行诊断时需结合其他实验室检查项目明确病因。

(吴心语)

实验二　显示溶血的实验室检验(血浆游离血红蛋白测定)

【目的】 掌握血浆游离血红蛋白测定的原理、注意事项及临床意义，熟悉其检测方法。

【原理】 血红蛋白中亚铁血红素具有类过氧化物酶活性，在过氧化氢(H_2O_2)参与下可催化无色的邻甲联苯胺脱氢而显蓝色，吸收峰在 630 nm 波长处。酸性较强(pH 1.5)时呈黄色，吸收峰在 435 nm 波长处。根据颜色深浅，与同时测定的标准血红蛋白液对照，可测出血浆游离血红蛋白(plasma free hemoglobin)的含量。

【材料】

1. 器材　分光光度计、离心机等。

2. 试剂

NOTE

(1) 2 g/L 邻甲联苯胺溶液：取 20 g 邻甲联苯胺溶解于 600 mL 的冰醋酸中，加蒸馏水至 1 L，低温避光保存。

(2) 1 g/L 过氧化氢溶液:由 30 g/L 过氧化氢稀释而成,用时新鲜配制。

(3) 10%醋酸溶液:取 10 mL 冰醋酸加蒸馏水至 100 mL。

(4) 100 mg/L 标准血红蛋白液:取抗凝全血,离心去除血浆,用生理盐水洗涤 3 次。以红细胞比容为准,加入等体积的蒸馏水和半量体积的四氯化碳(或氯仿)与洗涤后的红细胞混合,剧烈振摇 5~10 min,高速离心,分离出上层血红蛋白液,用 HiCN 法测定其血红蛋白浓度,并用生理盐水调节至 100 g/L,保存于低温冰箱中,作为储存血红蛋白标准液。临用时加生理盐水稀释,配成 100 mg/L 的血红蛋白标准应用液。

【方法】

(1) 取 3 支试管分别标注标准管、测定管和空白管,按表 2-4-1 操作。

表 2-4-1 血浆游离血红蛋白测定操作方法 单位:mL

加入物	测定管	标准管	空白管
2 g/L 邻甲联苯胺溶液	0.5	0.5	0.5
100 mg/L 标准血红蛋白液	—	0.01	—
待检血浆	0.01	—	—
1 g/L 过氧化氢溶液	0.5	0.5	0.5
混匀后室温放置 10 min			
10%醋酸溶液	5.0	5.0	5.0

(2) 用分光光度计,以空白管调零,在波长 435 nm 处读取各管的吸光度。通过下式计算待检血浆中游离血红蛋白的浓度。

$$血浆游离血红蛋白(mg/L)=\frac{测定管吸光度}{标准管吸光度}\times 100(mg/L)$$

【注意事项】

(1) 试验试管、吸管等器材,使用前应用盐酸浸泡 24 h,并用蒸馏水冲洗干净,避免血红蛋白污染导致假阳性。

(2) 标本采集及分离血浆过程中,应严格防止体外溶血而造成假阳性。如果测定管吸光度大于 0.6,应将标本稀释后重新测定。

(3) 由于机体对血浆游离血红蛋白有多种处理机制,所以本试验应于溶血后即时取样检查。

(4) 过氧化氢溶液应浓度准确,新鲜配制。

【参考范围】 血浆游离血红蛋白<40 mg/L。

【临床意义】

(1) 正常人血浆中仅含微量游离血红蛋白,且大部分与结合珠蛋白结合。

(2) 血浆游离血红蛋白增多是判断血管内溶血最直接的证据,多见于严重的血管内溶血,常为 60~650 mg/L。

(3) 体外循环心脏手术、血液透析、心脏瓣膜置换术后等因素所致的溶血,血浆游离血红蛋白含量可不同程度地增高。

(4) 血管外溶血时,血浆游离血红蛋白含量一般正常。

【应用评价】

本试验可有效判断是否存在血管内溶血,但血管内发生少量溶血时,血浆游离血红蛋白与结合珠蛋白结合并被肝脏单核-巨噬细胞系统清除,只有游离血红蛋白含量超过结合珠蛋白的结合能力时,其含量才会增高,故本试验敏感性不及血清结合珠蛋白测定。此外,由于急性血管内溶血发生 2 h 后,血浆游离血红蛋白含量可降低一半,所以本试验需在溶血发生后立即取样,并避免取样和分离血浆的过程中发生溶血。

NOTE

实验三　显示溶血的实验室检验(血清结合珠蛋白测定)

【目的】　掌握血清结合珠蛋白测定的原理、注意事项及临床意义,熟悉其检测方法。

【原理】　血清结合珠蛋白(haptoglobin,Hp)可与血清中的血红蛋白结合成 Hp-Hb 复合物。在待检血清中加入足量、已知含量的血红蛋白液,经温育后,血清中的结合珠蛋白即与血红蛋白形成 Hp-Hb 复合物。通过电泳法将 Hp-Hb 复合物与游离的血红蛋白分开,洗脱后用比色法测定 Hp-Hb 复合物中血红蛋白的含量,以此代表血清中的结合珠蛋白含量。

【材料】

1. 器材　分光光度计、电泳仪等。

2. 试剂

(1) 30 g/L 血红蛋白液:制备标准血红蛋白液(方法同"血浆游离血红蛋白测定"),临用时精确配制成 30 g/L 的血红蛋白液。

(2) TEB 缓冲液(pH 8.6):Tris 55 g,EDTA 17 g,硼酸 12 g,加蒸馏水配成 1000 mL 的储存液。用前稀释 3 倍为电泳缓冲液,稀释 6 倍为浸膜缓冲液。

【方法】

(1) 取待检血清 0.18 mL,加 30 g/L 的血红蛋白液 0.02 mL,混匀,置 37 ℃水浴 20 min。

(2) 取 20 μL 上述温育液,点样于浸透 TEB 缓冲液的醋酸纤维素膜上,点样线宜距阴极端 1 cm,然后将膜平整地架于电泳槽内。在 180 V 电压下电泳 1 h 左右,直至出现 2 条清晰的带为止。

(3) 取下醋酸纤维素膜,立即剪下前面相当于 α_2 球蛋白处的 Hp-Hb 带和后面相当于 β 球蛋白处的血红蛋白带。分别用 3 mL 等渗盐水洗脱,并不时轻轻振荡,20 min 后取上清液,以洗脱液调零,用分光光度计读取 415 nm 波长处的吸光度。

(4) 结果计算

$$\mathrm{Hp(gHb/L)}=\frac{\text{Hp-Hb 带的吸光度}}{\text{Hp-Hb 带的吸光度}+\text{游离 Hb 带吸光度}}\times 3$$

【注意事项】

(1) 采血和离心过程应严格防止体外溶血,避免结果偏低。

(2) 采血前避免使用类固醇、性激素和口服避孕药等药物,防止药物引起 Hp 增高。

(3) 血红蛋白液浓度必须准确。

(4) 电泳时室温不能过高,否则区带分离效果差。电泳液应经常更换,避免 pH 及离子强度改变影响电泳效果。

(5) 如电泳后仅见 1 条区带,应将电泳膜纵向剪为两条,分别用丽春红 S 和联苯胺染色,若区带在相当于 α_2 球蛋白的位置,即为 Hp-Hb 带,表明血清中 Hp 过高使标本中 Hb 全部结合;若区带相当于 β 球蛋白的位置,即为 Hb 区带,表示血清中 Hp 含量极低或缺如。

【参考范围】　0.5～1.5 gHb/L。

【临床意义】

(1) 血清结合珠蛋白是反映溶血较敏感的指标,各种溶血性贫血(包括血管内和血管外溶血),其含量均可降低甚至消失,其减少程度常与病情严重程度一致。

(2) 严重血管内溶血时,结合珠蛋白消失,电泳时,在其相应位置前面可出现 1 条区带,为高铁血红素清蛋白区带,此为血管内溶血所特有。

(3) 严重肝病、先天性无珠蛋白血症、传染性单核细胞增多症等的血清结合珠蛋白含量也明显降低,此时不能以此指标判断有无溶血。

(4) 血清结合珠蛋白的测定还可作为肝细胞性黄疸及阻塞性黄疸的鉴别指标之一,前者血清结合珠蛋白含量降低,而后者常正常或增高。

NOTE

(5) 血清结合珠蛋白含量在感染、创伤、恶性肿瘤、妊娠等情况下可增高,此时若结合珠蛋白含量正常，不能排除合并溶血的可能。

【应用评价】

血清结合珠蛋白是反映溶血较敏感的指标，与血浆游离血红蛋白呈负相关。溶血发生初期，其含量即可迅速降低，如持续下降表明溶血持续存在。但由于结合珠蛋白可由肝脏合成补充，因此溶血发作数日后，其含量降低并不明显，因此，其含量正常不能排除溶血。

实验四 血浆高铁血红素清蛋白测定

【目的】 掌握血浆高铁血红素清蛋白测定的原理、注意事项及临床意义，熟悉其检测方法。

【原理】 血液中清蛋白和特异性的血红素结合蛋白(hemopexin，Hx)均能结合血红素，但血红素与血红素结合蛋白的亲和力远高于与清蛋白的亲和力。在溶血发生时，游离血红蛋白先与结合珠蛋白结合，当结合珠蛋白耗尽时，血红蛋白将分解为珠蛋白和血红素，后者被氧化为高铁血红素，与血中血红素结合蛋白结合。当血红素结合蛋白亦消耗完时，高铁血红素与清蛋白结合形成高铁血红素清蛋白。血样中的高铁血红素清蛋白与饱和硫化铵混合后，形成易识别的铵血色原，用光谱仪或分光光度计在绿光区 558 nm 波长处有一最佳吸收区带。

【材料】

1. 器材 分光光度计、离心机等。

2. 试剂

(1) 饱和硫化铵。

(2) 乙醚。

(3) 氨水。

【方法】

(1) 将待检血清或血浆再次高速离心，除尽红细胞。

(2) 取离心后的血清或生理盐水稀释血清(视溶血严重程度确定稀释倍数)，以生理盐水做空白，用自动记录分光光度计从波长 500～700 nm 处描记吸收光谱曲线，若在 620～630 nm 处出现吸收峰，说明有高铁血红素清蛋白存在。

【注意事项】

(1) 血标本要新鲜，切勿溶血，并应同时做阴性对照。

(2) 应对血清或血浆进行二次高速离心，以确保血清或血浆中无红细胞残留。

(3) 高铁血红素清蛋白在 620～630 nm 处有一吸收光谱，需与高铁血红蛋白区别。加入硫化铵处理，该谱带消失并在 558 nm 处出现一新的谱带，而加入过氧化氢处理，高铁血红素清蛋白吸收光谱不消失。

(4) 严重溶血时，应用生理盐水稀释血清或血浆。

【参考范围】 正常人呈阴性。

【临床意义】 阳性提示严重血管内溶血。

【应用评价】

当存在严重血管内溶血、血清中结合珠蛋白和血红素结合蛋白均耗尽时，高铁血红素才能与清蛋白结合形成高铁血红素清蛋白，故本试验阳性主要见于各种原因所致的严重血管内溶血，阴性并不能排除血管内溶血。

实验五 尿含铁血黄素测定

【目的】 掌握尿含铁血黄素测定的原理、注意事项及临床意义，熟悉其检测方法。

【原理】 尿含铁血黄素试验(uria hemosiderin test)又称尿 Rous 试验。血管内溶血时，血液中

NOTE

游离血红蛋白增多，可通过肾小球滤过从尿中排出，形成血红蛋白尿，此过程中部分或全部血红蛋白被肾小管上皮细胞吸收分解，以含铁血黄素的形式沉积于细胞内，而后随细胞脱落从尿中排出。尿中含铁血黄素是不稳定的铁蛋白聚合体，其中的 Fe^{3+} 在酸性环境下与亚铁氰化钾作用，产生蓝色的亚铁氰化铁沉淀。本试验亦称普鲁士蓝反应。

【材料】

1. 器材 显微镜、离心机等。

2. 试剂

(1) 20 g/L 亚铁氰化钾溶液：称取 0.2 g 亚铁氰化钾，溶于 10 mL 蒸馏水中，加热助溶，每次使用时新鲜配制。

(2) 3%盐酸。

【方法】

(1) 取混匀后新鲜尿液 5～10 mL，400*g* 离心 5 min 后弃去上清液。

(2) 在沉渣中加入新鲜配制的 20 g/L 亚铁氰化钾溶液及 3%盐酸各 2 mL，混匀后室温静置10 min。

(3) 再次离心，取沉渣涂片，可加盖玻片，于显微镜高倍镜下观察，必要时用油镜观察；涂片中如见到分散或成堆的蓝色闪光颗粒(1～3 μm)即为阳性，若蓝色颗粒在细胞内则结果更可靠。

【注意事项】

(1) 操作时应避免铁污染，所用器材和试剂(如蒸馏水)需做去铁处理，避免假阳性出现。

(2) 试剂需新鲜配制，避免试剂失效。

(3) 应同时做阴性对照，避免出现假阳性结果。

(4) 显微镜下观察，含铁血黄素颗粒应为在细胞内具有立体感闪光的蓝色颗粒。

(5) 应留取首次晨尿标本，以提高阳性检出率。

【参考范围】 正常人为阴性。

【临床意义】

(1) 阳性提示慢性血管内溶血，尿中有铁排出。临床上常见于阵发性睡眠性血红蛋白尿(paroxysmal nocturnal hemoglobinuria，PNH)，阳性可持续数周。

(2) 溶血初期，虽然有血红蛋白尿，但肾小管上皮细胞尚未脱落，或上皮细胞内尚未形成可检出的含铁血黄素颗粒，本试验可呈阴性。

【应用评价】

该方法简单易行，对判断慢性血管内溶血有重要价值。但在试验过程中需避免铁污染，并在观察结果时注意排除假阳性，故应同时设置正常对照。溶血早期因检测不到含铁血黄素尿，本试验可呈阴性，应在 3～7 天后重复此试验；溶血结束后尿中铁的排泄会持续一段时间，故本试验并不能完全反映患者当前状况。

(李玉云)

第五节　红细胞膜缺陷的检验

实验一　遗传性球形红细胞增多症的检验(红细胞渗透脆性试验)

【目的】 掌握红细胞渗透脆性试验的基本原理、注意事项及临床意义，熟悉其检测方法。

NOTE

【原理】 红细胞渗透脆性试验(erythrocyte osmotic fragility test)是一种半定量试验,可反映红细胞对不同浓度低渗盐溶液的抵抗力。当红细胞处于低渗盐溶液中时,水分可渗透进红细胞内,使细胞膨胀甚至破裂而溶血。通过观察开始溶血、完全溶血的盐溶液浓度可了解红细胞对低渗盐溶液的抵抗力。该抵抗力主要与红细胞表面积与体积的比值有关,比值越低,抵抗力越小,红细胞越容易破碎,脆性增高;相反,则抵抗力越大,红细胞不易破碎,脆性变差。

【材料】

1. 器材 分析天平、注射器、针头、小试管、移液管等。

2. 试剂

(1) 1% NaCl 溶液:用分析天平精确称取 1.0 g 分析纯 NaCl,加少量蒸馏水溶解,后用蒸馏水于 100 mL 容量瓶中定容。

(2) 蒸馏水。

【方法】

(1) 取 12 支试管并编号,按表 2-5-1 所示依次加入不同体积的 1% NaCl 溶液和蒸馏水,配制不同浓度的 NaCl 溶液。

表 2-5-1 红细胞渗透脆性试验不同浓度盐溶液的配制

试剂	管号											
	1	2	3	4	5	6	7	8	9	10	11	12
1% NaCl 溶液/mL	0.6	0.7	0.8	0.9	1.0	1.1	1.2	1.3	1.4	1.5	1.6	1.7
蒸馏水/mL	1.9	1.8	1.7	1.6	1.5	1.4	1.3	1.2	1.1	1.0	0.9	0.8
NaCl 浓度/(g/L)	2.4	2.8	3.2	3.6	4.0	4.4	4.8	5.2	5.6	6.0	6.4	6.8

(2) 采集 1 mL 待检者新鲜血液,不加抗凝剂,针头斜面向上,向以上各管中分别加入 1 滴血液(如中度以上贫血,可加 2 滴),轻轻摇匀,室温静置 2 h 后观察结果。

(3) 另取 12 支试管,按上述方法用正常人新鲜血做对照。

(4) 结果判断:从高浓度管即 12 号管开始观察是否溶血。如上清液透明、无红色为不溶血;如上清液呈浅红色,管底有较多未溶红细胞为开始溶血;全管溶液皆呈透明深红色,管底无红细胞为完全溶血。

【注意事项】

(1) 为保证使用的 NaCl 溶液浓度准确,配制前需干燥 NaCl,并称量精确,临用前配制。

(2) 试验器具应清洁干燥。

(3) 血液标本应直接滴入试剂中,不可沿管壁注入,混匀时动作轻柔,以免人为溶血。

(4) 每次试验均应设置正常对照,其结果应在正常范围,受检者与正常对照开始溶血管的 NaCl 浓度相差 0.4 g/L 即有诊断价值。

(5) 观察溶血宜在白色背景下进行;判断完全溶血管时,可低速离心 1 min 后观察。

(6) 黄疸标本不易观察开始溶血管,而重度贫血患者标本红细胞过少,故可用肝素抗凝血,分离红细胞后用生理盐水洗涤,并配成 50%红细胞悬液进行检测。

(7) 标本应避免使用盐类抗凝剂(如 EDTA 盐、草酸盐、枸橼酸盐),防止增加的离子浓度会改变渗透压。

【参考范围】 开始溶血 3.8～4.6 g/L NaCl 溶液

完全溶血 2.8～3.2 g/L NaCl 溶液

【临床意义】

(1) 红细胞渗透脆性减弱 主要见于珠蛋白生成障碍性贫血、血红蛋白病、缺铁性贫血等低色素性贫血,亦见于阻塞性黄疸、脾切除术后(红细胞膜面积增大)及肝脏疾病等。服用某些中药(如当归)、磁场、紫外线等情况下红细胞渗透脆性也可降低。

NOTE

（2）红细胞渗透脆性增高　主要见于遗传性红细胞膜缺陷症，如遗传性球形红细胞增多症、遗传性椭圆形红细胞增多症、部分遗传性口形红细胞增多症患者，也可见于自身免疫性溶血性贫血伴球形红细胞增多及Ⅱ型糖尿病患者。

【应用评价】

（1）本试验简便实用，是检验红细胞膜缺陷常用的筛选试验，但敏感性较差，对发现溶血性贫血的病因有一定价值，但需结合其他实验室检查结果综合分析。

（2）本试验应保证血液和 NaCl 溶液的体积比为 1∶25，同时避免血液标本在体外溶血，否则会影响试验结果的准确性。

（3）对于红细胞膜轻微异常的标本，可采用更敏感的试验，如红细胞孵育渗透脆性试验。

实验二　遗传性球形红细胞增多症的检验（红细胞孵育渗透脆性试验）

【目的】　掌握红细胞孵育渗透脆性试验的基本原理、注意事项及临床意义，熟悉其检测方法。

【原理】　红细胞孵育渗透脆性试验（erythrocyte incubated osmotic fragility test）是将患者红细胞于 37 ℃孵育 24 h，然后与不同浓度 NaCl 磷酸盐溶液混合，放置一段时间后，观察各管溶血情况，通过绘制标准曲线，得出孵育后红细胞的中间脆性（50%溶血率）的盐溶液浓度。红细胞在孵育过程中，其代谢继续进行，葡萄糖会被消耗，引起储备的 ATP 减少，而红细胞膜对阳离子的主动转运需要能量，导致钠离子滞留在红细胞内，细胞肿胀，渗透脆性增加。正常人红细胞孵育后渗透脆性变化不明显；而有细胞膜缺陷或某些酶缺陷的红细胞孵育时 ATP 很快耗尽，孵育渗透脆性明显增加。

【材料】

1. 器材　小试管、离心机、孵育箱、分光光度计等。

2. 试剂　9 g/L NaCl 磷酸盐溶液（pH 7.4），配制方法如下：

NaCl(AR)	9.0 g
Na_2HPO_4(AR)	1.365 g
NaH_2PO_4(AR)	0.184 g
蒸馏水加至	1000 mL

【方法】

（1）采集静脉血 2 mL，肝素抗凝。将抗凝血分为 2 份，其中 1 份立即按步骤 2 进行试验，另 1 份则于无菌试管内加塞后在 37 ℃孵育 24 h，再按以下步骤操作。

（2）取 13 支试管依次编号，按表 2-5-2 所示操作配制不同浓度的 NaCl 磷酸盐溶液。

表 2-5-2　红细胞孵育渗透脆性试验不同浓度盐溶液的配制

试　剂	管号												
	1	2	3	4	5	6	7	8	9	10	11	12	13
NaCl 磷酸盐溶液/mL	4.25	3.75	3.50	3.25	3.00	2.75	2.50	2.25	2.00	1.75	1.50	1.00	0.50
蒸馏水/mL	0.75	1.25	1.50	1.75	2.00	2.25	2.50	2.75	3.00	3.25	3.50	4.00	4.50
NaCl 浓度/(mmol/L)	145.3	128.3	119.7	111.1	102.6	94.1	85.5	76.9	68.4	59.8	51.3	34.2	17.1

NOTE

续表

试剂	管号												
	1	2	3	4	5	6	7	8	9	10	11	12	13
NaCl 浓度 /(g/L)	8.5	7.5	7.0	6.5	6.0	5.5	5.0	4.5	4.0	3.5	3.0	2.0	1.0

(3) 取 0.05 mL 肝素抗凝静脉血或孵育后全血分别加入以上各管内，轻轻颠倒混匀，室温放置 30 min。

(4) 轻轻混匀各管，2000 r/min 离心 10 min，取上清液，以 NaCl 磷酸盐溶液作为空白管调零，在 540 nm 波长处测定吸光度。以第 13 号完全溶血管作为 100%溶血的标准，计算各管的溶血率。

$$溶血率(\%)=\frac{测定管吸光度}{完全溶血管吸光度}\times 100\%$$

(5) 以 NaCl 浓度为横坐标，相应溶血率为纵坐标，绘制溶血曲线，从曲线中找出 50%溶血率的 NaCl 浓度，即为红细胞中间脆性(median corpuscular fragility，MCF)。

(6) 每次试验均应同时测定健康人标本作为对照。

【注意事项】

(1) 所用试剂及试管均应无菌，试管需加塞。

(2) 配制 9 g/L NaCl 磷酸盐溶液所用 NaCl 及磷酸盐必须为分析纯，避免杂质引起溶血。

(3) 试剂 pH 和试验温度必须恒定，否则会影响试验结果。

【参考范围】 见表 2-5-3。

表 2-5-3 红细胞孵育渗透脆性试验参考范围

NaCl 浓度		未孵育溶血率/(%)	孵育后溶血率/(%)
/(mmol/L)	/(g/L)		
51.3	3.0	97～100	80～100
59.8	3.5	90～99	75～100
68.4	4.0	50～95	65～100
76.9	4.5	5～45	55～95
85.5	5.0	0～6	40～85
94.1	5.5	0	15～70
102.6	6.0	0	10～40
111.1	6.5	0	0～10
119.7	7.0	0	0～5
128.3	7.5	0	0
MCF(mmol/L)		68.4～76.1	79.5～100.9

【临床意义】 本试验多用于轻型遗传性球形红细胞增多症(hereditary spherocytosis，HS)、遗传性非球形红细胞溶血性贫血的诊断和鉴别诊断。

(1) 孵育渗透脆性增高 可见于轻型遗传性球形红细胞增多症、遗传性椭圆形红细胞增多症和遗传性非球形红细胞溶血性贫血。

(2) 孵育渗透脆性降低 同红细胞渗透脆性试验，主要见于珠蛋白生成障碍性贫血、缺铁性贫血、镰状细胞贫血、阻塞性黄疸及脾切除术后。

【应用评价】

本试验是一种半定量试验，简单易行、成本低，对溶血性贫血的诊断和鉴别诊断有一定的参考价值。

NOTE

实验三 遗传性球形红细胞增多症的检验(红细胞自身溶血试验及其纠正试验)

【目的】 掌握红细胞自身溶血试验及其纠正试验的基本原理、注意事项及临床意义,熟悉其检测方法。

【原理】 将患者红细胞于 37 ℃孵育 48 h,观察其自发溶血的情况。细胞膜或某些酶缺陷的红细胞在孵育过程中,葡萄糖和 ATP 很快耗尽,细胞内外钠离子失衡,可导致溶血逐渐发生,如果在孵育时补充葡萄糖或 ATP,则可使溶血得到一定程度的纠正。这就是红细胞自身溶血试验及其纠正试验。

【材料】

1. 器材 小试管、孵育箱、分光光度计等。

2. 试剂

(1) 无菌生理盐水。

(2) 556 mmol/L 无菌葡萄糖溶液:称取 100 g 葡萄糖,溶于 100 mL 蒸馏水中,高压灭菌。

(3) 0.4 mol/L 无菌 ATP 溶液:用生理盐水配制 ATP 溶液,后用 $NaHCO_3$ 溶液调 pH 至 7.0。所用溶液及器具均无菌。

(4) 氰化高铁血红蛋白(HiCN)转化液(pH 7.0～7.4):称取 0.5 g 氰化钾,0.2 g 高铁氰化钾,0.14 g 无水磷酸二氢钾,分别溶于蒸馏水中,然后加入 0.5～1.0 mL Triton X-100,混合后加蒸馏水至 1000 mL,混匀。

【方法】

(1) 采集静脉血 6 mL,肝素抗凝。

(2) 取 4 支无菌带塞试管,标号并按表 2-5-4 所示进行操作。

表 2-5-4 红细胞自身溶血试验及其纠正试验操作　　单位:mL

加入物	管 1	管 2	管 3	溶血对照管
待测标本	1.0	1.0	1.0	1.0
生理盐水	—	—	0.05	—
ATP 溶液	—	0.05	—	—
葡萄糖溶液	0.05	—	—	—
	37 ℃孵育 48 h,测定 HCT,离心			4 ℃冷藏
孵育后血浆	0.2	0.2	0.2	0.1(全血)
HiCN 转化液	4.8	4.8	4.8	9.9

(3) 将冷藏血离心后取 0.2 mL 血浆,加 4.8 mL HiCN 转化液作为空白对照管。

(4) 分光光度计在 540 nm 波长处测定各管吸光度,用空白对照管调零。按如下公式计算各管的溶血率:

$$溶血率(\%)=\frac{测定管\ A\times(1-HCT)}{溶血对照管\ A\times 4}\times 100\%$$

(5) 每次试验均应同时测定健康人标本作为对照。

【注意事项】

(1) 所用试剂及器材均经灭菌处理,并严格无菌操作。

(2) 若明显溶血,吸光度过大,可增加稀释倍数。

【参考范围】 健康人红细胞在无菌条件下孵育 48 h 后,仅轻度溶血,溶血率一般小于 4%;加葡萄糖和 ATP 后,溶血明显纠正,溶血率均小于 1%。

NOTE

【临床意义】

(1) 自身溶血率增高可见于遗传性红细胞膜和酶缺陷,其中轻型遗传性球形红细胞增多症能被葡萄糖和ATP纠正;G6PD缺乏症能被葡萄糖和ATP部分纠正;丙酮酸激酶患者溶血可被ATP纠正,但不能被葡萄糖纠正。

(2) 阵发性睡眠性血红蛋白尿症、自身免疫性溶血性贫血和药物性溶血等加葡萄糖后结果不定,但能被ATP纠正。

【应用评价】

本试验敏感性和特异性均较差,仅对轻型遗传性球形红细胞增多症的诊断有一定价值,也可用于溶血性贫血的鉴别,但只能作为筛选试验。该试验目前临床上较少使用,已趋于淘汰。

实验四　遗传性球形红细胞增多症的检验(酸化甘油溶血试验)

【目的】 掌握酸化甘油溶血试验的基本原理、注意事项及临床意义,熟悉其检测方法。

【原理】 酸化甘油溶血试验是将患者红细胞置于微酸性的甘油缓冲液中,缓慢溶血时其吸光度会逐渐降低,从而可记录吸光度降低至起始值50%的时间($AGLT_{50}$)。$AGLT_{50}$缩短与细胞膜异常有关,如红细胞表面积与体积比降低、膜脂质成分减少或异常等。

【材料】

1. 器材 小试管、分光光度计等。

2. 试剂

(1) 0.1 mol/L 磷酸盐溶液:量取49 mL 0.1 mol/L Na_2HPO_4溶液、51 mL 0.1 mol/L KH_2PO_4溶液,混匀,调pH至6.85。每10 mL分装,−20 ℃储存。

(2) 0.15 mol/L NaCl溶液。

(3) 等渗磷酸盐溶液:量取10 mL 0.1 mol/L磷酸盐溶液,加入90 mL 0.15 mol/L NaCl溶液,混匀。4 ℃可保存1周。

(4) 0.3 mol/L 甘油溶液:取纯甘油2.2 mL于100 mL容量瓶中,加入30 mL等渗磷酸盐溶液,蒸馏水定容至100 mL。4 ℃可保存1个月。

【方法】

(1) 将分光光度计预热20 min,波长调至625 nm。

(2) 试剂用前于25 ℃水浴平衡20 min。

(3) 在光径1 cm的比色杯中加入3 mL等渗磷酸盐溶液,作为空白对照调零。

(4) 取5 mL等渗磷酸盐溶液,加入20 μL末梢血或肝素抗凝血,轻轻混匀,配制成红细胞悬液,其浓度以起始吸光度0.4~0.6为宜。

(5) 另取一个光径1 cm的比色杯,依次加入2 mL 0.3 mol/L甘油溶液和1 mL红细胞悬液,快速颠倒混匀2次后测定起始吸光度,同时开始用秒表计时。最初每隔20 s读取1次,直至300 s;后每隔5 min读取1次,直至30 min。吸光度降低至起始值一半时的时间即为$AGLT_{50}$。

【注意事项】

(1) 温度对本试验影响较大,需控制在25 ℃±2 ℃。

(2) 用甘油配制红细胞悬液的操作要快,否则会影响测定结果。

(3) 磷酸盐溶液的pH必须准确,并应防止甘油溶液和等渗磷酸盐溶液被污染。

(4) 不宜采用白色塑料瓶装甘油,以避免假阳性。

(5) 每次试验均需设置正常对照。

【参考范围】 正常$AGLT_{50}>290$ s。

【临床意义】 $AGLT_{50}$缩短可见于轻型遗传性球形红细胞增多症(HS)(特别是有症状的患者)、自身免疫性溶血性贫血、肾衰竭、妊娠等。

NOTE

【应用评价】

本试验操作简便，但需准确配制试剂、严格控制温度。对轻型遗传性球形红细胞增多症诊断的敏感性和特异性较高，也可用于家系调查。目前临床上较少做本试验。

实验五　阵发性睡眠性血红蛋白尿症的检验（酸化血清溶血试验）

【目的】 掌握酸化血清溶血试验的基本原理、注意事项及临床意义，熟悉其检测方法。

【原理】 酸化血清溶血试验(acidified-serum hemolysis test)，也称 Ham 试验。正常红细胞在 pH 6.4～6.5 的酸化血清中不会被破坏，虽然此时补体被激活。阵发性睡眠性血红蛋白尿症(paroxysmal nocturnal hemoglobinuria，PNH)患者的红细胞由于膜有缺陷，对补体敏感性增加，易被补体破坏而溶血。如将血清在 56 ℃加热 30 min，灭活补体后，患者红细胞即不被溶解。

【材料】

1. 器材　试管、离心机、37 ℃孵箱等。

2. 试剂

(1) 0.2 mol/L HCl 溶液。

(2) 生理盐水。

【方法】

(1) 制备 50%红细胞悬液：取 5 mL 患者静脉血，注入洁净的装有玻璃珠的三角烧瓶内，轻轻摇动，制备去纤维蛋白血。将去纤维蛋白血倒入离心管内，3 倍生理盐水洗涤，1200 r/min 离心 5 min，弃上清液。洗涤 3 次后，取红细胞加入等量生理盐水配成 50%的红细胞悬液。

(2) 制备正常血清：取与待测标本相同血型或“AB”型健康人静脉血 10 mL，取 2 mL 按步骤(1)制备 50%红细胞悬液作为正常对照，剩余血液置于试管内待其自然凝固后分离血清。取 1/3 量的血清于 56 ℃水浴 30 min 以灭活补体。

(3) 取 6 支试管依次编号，按表 2-5-5 所示进行操作。

表 2-5-5　酸化血清溶血试验操作步骤　　单位：mL

试剂与标本	试验管			对照管		
	1	2	3	4	5	6
正常新鲜血清	0.50	0.50	—	0.50	0.50	—
正常灭活血清	—	—	0.50	—	—	0.50
0.2 mol/L HCl 溶液	—	0.05	0.05	—	0.05	0.05
50%患者红细胞	0.05	0.05	0.05	—	—	—
50%健康人红细胞	—	—	—	0.05	0.05	0.05
加塞并混匀，37 ℃水浴中 1 h(中间轻轻混匀 1 次)，后低速离心						
阳性结果(溶血)	±	+++	—	—	—	—

(4) 结果判断：可经 37 ℃水浴 1 h 后直接观察或低速离心(800 r/min 离心 5 min)后观察有无溶血。对照管全部不溶血；阵发性睡眠性血红蛋白尿症(PNH)患者第 1 管(未酸化的血清)通常不溶血或极轻微溶血，第 2 管部分溶血，第 3 管不溶血。如第 3 管(加正常人灭活血清管)也溶血，表明此溶血不依赖补体，因而不是 PNH，患者红细胞可能有其他缺陷，如球形红细胞增多症等，应进一步鉴别。

【注意事项】

(1) 正常血清必须新鲜，以免补体失活造成假阴性。

(2) 血清酸化后，应塞紧试管，避免 CO_2 逸出，酸度降低而使溶血程度减弱。

(3) 本试验不能用抗凝血，而宜用去纤维蛋白血，因抗凝剂会影响 pH、降低敏感性。

NOTE

（4）试验器材应清洁、干燥，红细胞悬液不能沿管壁流下，而应直接滴入液体，避免溶血而出现假阳性。

【参考范围】 健康人为阴性。

【临床意义】

（1）本试验阳性主要见于阵发性睡眠性血红蛋白尿症（PNH）患者，可特异性诊断 PNH。但曾多次输血的 PNH 患者，其血中所含补体敏感红细胞相对减少，本试验可呈弱阳性或阴性反应，此时可延长温育时间（4～6 h），再观察是否有溶血。

（2）某些自身免疫性溶血性贫血患者溶血发作严重时可偶呈阳性。但如果将血清加热破坏补体后，试验结果由阳性转为阴性，则更支持 PNH 的诊断。

（3）球形红细胞在酸化血清内可呈假阳性反应，为排除遗传性球形红细胞增多症，可加热血清灭活补体后再做试验，其结果仍呈阳性。

【应用评价】

本试验简便易操作、实用性强、特异性高，是 PNH 的确诊试验，但敏感性较差，30%以上患者可呈阴性反应，故阴性不能排除 PNH。对于结果阴性且溶血原因不明者，需多次重复本试验，并结合其他检验结果进行综合分析。

实验六 阵发性睡眠性血红蛋白尿症的检验（蔗糖溶血试验）

【目的】 掌握蔗糖溶血试验的基本原理、注意事项及临床意义，熟悉其检测方法。

【原理】 蔗糖溶血试验（sucrose hemolysis test）是由于蔗糖溶液离子强度低，可促使补体与红细胞膜结合，如混入同型正常人血清，可使对补体敏感的红细胞膜受补体攻击而缺损，蔗糖溶液通过损伤处进入红细胞内，引起渗透性溶血。而正常红细胞则不发生溶血。

【材料】

1. 器材 离心机、37 ℃孵箱、分光光度计、试管等。

2. 试剂

（1）10%蔗糖溶液：称取 10 g 蔗糖并溶于 100 mL 蒸馏水中，4 ℃可保存数月。

（2）健康人新鲜血清：与患者同血型或 AB 型健康者新鲜血清。

（3）生理盐水。

（4）0.01 mol/L 氢氧化铵溶液。

（5）蒸馏水。

【方法】

（一）定性法

（1）采集患者静脉血，枸橼酸钠抗凝，血液与抗凝剂比例为 1∶9。

（2）取 3 支试管，按表 2-5-6 所示进行操作。

表 2-5-6 蔗糖溶血试验定性法操作步骤

单位：mL

试剂与标本	试验管	对照管 1	对照管 2
患者全血	0.1	0.1	0.1
10%蔗糖溶液	0.9	—	—
生理盐水	—	0.9	—
蒸馏水	—	—	0.9

（3）各管混匀后于 37 ℃水浴 30 min，1000 r/min 离心 5 min，观察上清液有无溶血现象。对照管 1 不溶血或轻度溶血（PNH 患者），对照管 2 应完全溶血。

NOTE

（二）定量法

（1）取患者抗凝静脉血，离心并用生理盐水洗涤 3 次，后用红细胞配制 50%红细胞悬液。

（2）取 4 支试管，按表 2-5-7 所示进行操作。

表 2-5-7　蔗糖溶血试验定量法操作步骤　　单位：mL

试剂与标本	管 1	管 2	管 3	管 4
10%蔗糖溶液	0.90	0.95	0.95	—
健康人血清	0.05	—	0.05	—
50%红细胞悬液	0.05	0.05	—	0.05
0.01 mol/L 氢氧化铵溶液	—	—	—	0.95

（3）室温放置 1 h，后每管加 4 mL 生理盐水，离心取上清液，以蒸馏水调零，于 540 nm 波长处测定各管吸光度。

（4）计算：

$$溶血(\%)=\frac{管1吸光度-(管2吸光度+管3吸光度)}{管4吸光度-管2吸光度}\times 100\%$$

【注意事项】

（1）器具须干燥清洁，采血应顺利，以免溶血。

（2）每次试验均应设置对照组。

（3）肝素可抑制本试验，故不宜用肝素抗凝。

（4）不新鲜的血清中补体含量太少可出现假阴性，加入过多血清则可出现假阳性。

（5）如无蔗糖，可用 100 g/L 葡萄糖溶液代替。

【参考范围】　定性试验：健康人无溶血。定量试验：管 1 溶血率<5%。

【临床意义】

（1）阳性常见于 PNH 患者，AA-PNH 综合征患者亦可见阳性反应。阴性一般可排除 PNH。

（2）部分巨幼细胞性贫血、再生障碍性贫血、自身免疫性溶血性贫血、遗传性球形红细胞增多症等患者偶见轻度阳性（溶血率为 1%～5%），必要时可做 Ham 试验进行鉴别。

【应用评价】

本试验可用于 PNH 筛查，具有较高敏感性，阴性可排除 PNH。但由于特异性较差，阳性者应结合 Ham 试验确诊。

实验七　阵发性睡眠性血红蛋白尿症的检验（蛇毒因子试验）

【目的】　掌握蛇毒因子试验的基本原理、注意事项及临床意义，熟悉其检测方法。

【原理】　蛇毒因子试验是因眼镜蛇毒中提取纯化出的一种蛇毒因子，即 C3b，可与血清中的 C3 激活剂前体结合，使补体通过旁路途径被激活，导致 PNH 患者体内对补体敏感的红细胞破坏而发生溶血。

【材料】

1. 器材　离心机、水浴箱、分光光度计、试管等。

2. 试剂

（1）蛇毒因子 C3b 试剂：用生理盐水配制成浓度为 0.1 mg/mL。

（2）AB 型健康者新鲜血清。

（3）生理盐水。

（4）蒸馏水。

NOTE

【方法】

(1) 采集患者静脉血 0.5～1 mL，枸橼酸钠抗凝，血液与抗凝剂比例为 1∶9。将抗凝静脉血离心，用生理盐水洗涤 3 次，然后配制 2%红细胞悬液。

(2) 取 3 支试管，按表 2-5-8 所示操作。

表 2-5-8 蛇毒因子试验操作步骤 单位：mL

试剂与标本	待测管	对照管	全溶管
2%红细胞悬液	0.1	0.1	0.1
蛇毒因子试剂	0.2	—	—
健康人血清	0.1	0.1	—
	37 ℃水浴 1 h		
生理盐水	4.0	4.2	—
蒸馏水	—	—	4.3

(3) 各管 1500 r/min 离心 5 min，取上清液，以蒸馏水调零，于 415 nm 波长处测定吸光度。

(4) 计算：

$$溶血率(\%)=\frac{待测管吸光度-对照管吸光度}{全溶管吸光度}\times 100\%$$

【注意事项】

(1) 血液标本需用枸橼酸钠抗凝，肝素会影响试验结果。

(2) 必须用新鲜的健康人血清。

(3) 对照管吸光度应在 0.05 左右，超过 0.1 应重做。

(4) 本试验阳性主要见于 PNH Ⅲ型，PNH Ⅰ型、Ⅱ型及正常红细胞均为阴性。

【参考范围】 溶血率<5%。

【临床意义】

基本上同酸化血清溶血试验，可以在一定程度上反映 PNH Ⅲ型红细胞的溶血情况。

【应用评价】

本试验特异性较酸化血清溶血试验高，但对不同类型 PNH 敏感性有差异，Ⅲ型红细胞敏感性最高，其次为 PNH Ⅱ型，Ⅰ型不敏感。本试验溶血率的高低大致可反映Ⅲ型红细胞所占比例。

实验八 阵发性睡眠性血红蛋白尿症的检验(流式细胞术检测细胞表型 CD55、CD59)

【目的】 掌握流式细胞术检测细胞表型的基本原理、注意事项及临床意义，熟悉其检测方法。

【原理】 PNH 患者造血干细胞 X 染色体短臂 Xp22.1 上的磷脂酰肌醇聚糖 A 类(PIG-A)基因突变，引起血细胞膜表面糖化磷脂肌醇(glycosyl phosphatidyl linosital，GPI)锚连接蛋白，如 C3 转化酶衰变加速因子(CD55)和(或)反应性溶血膜抑制物(CD59)合成障碍，使补体调节蛋白不能连接到细胞膜上，导致血细胞对补体的敏感性增强，易受补体攻击而溶血。本试验即是用荧光标记的抗 CD55、CD59 单克隆抗体，流式细胞仪检测血细胞膜表面 CD59、CD55 的表达情况，通过计数阴性表达的细胞比例，进行 PNH 的诊断与鉴别诊断。

【材料】

1. 器材 旋涡混匀器、流式细胞仪、离心机、加样器、专用试管等。

2. 试剂

(1) 荧光标记单克隆抗体：荧光标记抗人 CD55 抗体(CD55-FITC 或 CD55-PE)、荧光标记抗人

NOTE

CD59抗体(CD59-FITC或CD59-PE)。

(2) pH 7.4磷酸盐缓冲液(PBS)。

(3) 1%多聚甲醛溶液。

(4) 溶血剂储存液:80.2 g NH_4Cl(1.5 mol/L),8.4 g $NaHCO_3$(0.1 mol/L),3.7 g EDTA-Na_2(10 mmol/L)溶于900 mL蒸馏水中,然后用NaOH或HCl调节pH至7.4,加蒸馏水定容至1 L,4 ℃下可保存6个月。临用前稀释10倍。

【方法】

(1) 采集患者静脉血1 mL,EDTA-K_2或肝素钠抗凝。

(2) 流式细胞仪检测红细胞CD55、CD59的表达效应。

① 用pH 7.4 PBS将待测标本红细胞数调至约10000/μL。

② 取两支专用试管,分别加入CD55-FITC和CD59-FITC试剂各20 μL。

③ 于各管中加入待测标本100 μL,混匀后室温孵育15 min。

④ 于各管中加入2～3 mL PBS并混匀,1500 r/min离心5 min。

⑤ 弃上清液,加入500 μL的1%多聚甲醛溶液。

⑥ 放置约5 min后上机检测,或于2～8 ℃避光保存(可保存24 h)待上机检测。

(3) 检测粒细胞CD55、CD59的表达效应。

① 取适量标本,加入约等体积溶血剂,室温放置5 min。

② 1500 r/min离心5 min,弃上清液。用PBS洗涤1次,后用PBS将细胞浓度调整为(3000～10000)/μL。

③ 取两支专用试管分别进行标记,之后的步骤同红细胞CD55、CD59的检测。

(4) 流式细胞仪检测CD55或CD59低表达群的比例。

① 调校好流式细胞仪,设置CD55-FITC和CD59-FITC的直方图。

② 在FSC/SSC散点图上选择待分析的细胞群并设门。

③ 以正常标本作为阳性对照,上机检测时收获1万～2万个细胞,采集信号时将CD55-FITC或CD59-FITC阳性峰值调至10^4左右。

④ 分析检测结果,计算CD55或CD59低表达细胞群的比例。

【注意事项】

(1) 加样务必准确,加入的溶血剂应能完全溶解红细胞。

(2) 应严格按仪器说明书进行细胞群的设门。

(3) 每次检测须同时设置健康对照,并做荧光标记抗人IgG的同型对照。

(4) 因骨髓增生低下时红细胞数量减少,可出现假阴性,此时对粒细胞CD55、CD59的表达效果进行检测更敏感、可靠。

【参考范围】 健康人及非PNH患者外周血中低表达CD59和(或)CD55的血细胞均少于5%。PNH患者外周血中CD59和(或)CD55阴性红细胞多于5%,CD59和(或)CD55阴性中性粒细胞多于10%。

【临床意义】

PNH患者外周血中CD55、CD59低表达的异常细胞群增多,可依据此试验结果确诊。先天性缺乏CD55者极少见,患者所有红细胞膜上完全缺失CD55,但CD59基本正常,与PNH部分红细胞缺失CD55、CD59不同。先天性缺乏CD59者类同。

【应用评价】

本试验检测血细胞CD59的敏感性较CD55高,是诊断PNH特异性和敏感性最高的试验,可达100%。本试验不仅可发现常规方法不能确诊的不典型PNH,还可用于判断病情和疾病转变,但所需仪器和试剂价格较昂贵。

NOTE

第六节　红细胞酶缺陷的检验

实验一　高铁血红蛋白还原试验

【目的】 掌握高铁血红蛋白还原试验的基本原理、注意事项及临床意义，熟悉其检测方法。

【原理】 高铁血红蛋白还原试验（methemoglobin reduction test，MHb-RT）是在血液中加入亚硝酸盐，其氧化红细胞中的亚铁血红蛋白成为高铁血红蛋白（MHb）。正常红细胞内的葡萄糖-6-磷酸脱氢酶（glucose-6-phosphate dehydrogenase，G-6-PD）可催化磷酸戊糖旁路代谢，生成足够的还原型辅酶Ⅱ（NADPH），在高铁血红蛋白还原酶的作用下，NADPH 脱氢并通过亚甲蓝传递给高铁血红蛋白，使其再次还原成亚铁血红蛋白；红细胞如果缺乏 G-6-PD，那么 NADPH 的生成就会减少或缺乏，高铁血红蛋白还原速度就会减慢甚至不被还原。高铁血红蛋白呈褐色，在 635 nm 波长处有吸收峰，通过比色测定吸光度变化，可计算高铁血红蛋白还原量及速度，从而间接反映红细胞内 G-6-PD 的活性。

【材料】

1. 器材 水浴箱、分光光度计、离心机、小试管等。

2. 试剂

(1) 0.18 mol/L 亚硝酸钠-葡萄糖溶液：准确称取 1.25 g 亚硝酸钠和 5.0 g 葡萄糖，蒸馏水溶解并定容至 100 mL，储存于棕色瓶中。4 ℃可保存 1 个月。

(2) 0.4 mmol/L 亚甲蓝溶液：称取 0.15 g 亚甲蓝（含 3 个结晶水），用少量蒸馏水研磨，然后溶解至 100 mL，混匀过滤，可保存 3 个月。

(3) 0.02 mol/L 磷酸盐缓冲液（pH 7.4）：取 229.5 mg 磷酸氢二钠，52.2 mg 磷酸二氢钾，加蒸馏水溶解至 100 mL。

(4) 反应液：取等体积 0.18 mol/L 亚硝酸钠-葡萄糖溶液和 0.4 mmol/L 亚甲蓝溶液，按 1∶1 的比例混合。

【方法】

(1) 取 2 mL 枸橼酸钠抗凝静脉血，加入 20 mg 葡萄糖并混匀，低速离心 5 min。弃去部分血浆，使血细胞与血浆比例为 1∶1 后再混匀。

(2) 取 1 mL 以上处理后的标本，加 0.1 mL 反应液，颠倒混匀 15 次，使之与空气中的氧充分接触，加塞后 37 ℃水浴 3 h。另取一份不加反应液的处理后血标本同样置于 37 ℃水浴 3 h。

(3) 标本孵育后混匀，吸取 0.05 mL 至一新的试管内，后加入 5 mL pH 7.4 的磷酸盐缓冲液，混匀放置 2 min，以磷酸盐缓冲液调零，635 nm 波长处测定吸光度（设为 A_S）。

(4) 取 0.05 mL 未加反应液的孵育标本，按上述相同方法测定吸光度（设为 A_B）。后加入 1 滴亚硝酸钠-葡萄糖溶液，混匀放置 5 min 后，再次测定其吸光度作为高铁血红蛋白的对照（设为 A_{ST}）。

(5) 结果计算

$$高铁血红蛋白还原率(\%)=\left(1-\frac{A_S-A_B}{A_{ST}-A_B}\right)\times 100\%$$

【注意事项】

(1) 标本不能有凝血或溶血，否则影响测定结果。

(2) 抗凝剂应选用枸橼酸钠或复方枸橼钠注射液（ACD 液），标本大约可存放 1 周。同时需注意抗凝剂比例，如 ACD 液量过多，pH 降低会使高铁血红蛋白还原速度减慢，从而出现假阳性结果。

(3) 红细胞比容小于 0.30 时，高铁血红蛋白还原率显著降低，故严重贫血患者应调整红细胞

NOTE

与血浆的比例到0.35～0.40。

(4) 细菌污染产生的亚硝酸盐会使结果呈假阳性，故应保证试管等器材无菌。

(5) 本试验敏感性和特异性均不佳，HbH病、不稳定血红蛋白病、高脂血症等均可出现假阳性结果。为保证结果的准确性，可在标本加入缓冲液后，离心取上清液进行比色测定。

(6) 血液孵育后应充分混匀，再吸取标本加缓冲液进行比色，以免可能出现大于100%的试验结果。

(7) 测定吸光度时应确保分光光度计的波长准确，一般A_{ST}应在A_{B}的8倍以上。

【参考范围】 健康人外周血高铁血红蛋白还原率≥75%(脐带血≥77%)。

【临床意义】

G-6-PD缺乏时，高铁血红蛋白(MHb)还原率下降：G-6-PD中间缺乏(杂合子型)，外周血高铁血红蛋白还原率为31%～74%(脐带血为41%～77%)。G-6-PD严重缺乏(半合子或纯合子型)，外周血高铁血红蛋白还原率<30%(脐带血<40%)。本病主要临床类型包括蚕豆病、服用某些药物(如伯氨喹啉、磺胺药、抗疟药等氧化型药物)后引起的药物性溶血性贫血、感染性溶血性贫血等。

【应用评价】

本试验操作简便、易行，具有较高敏感度，但特异性较差，且耗时(4 h以上)。本试验作为G-6-PD缺乏筛选试验的其中一种，不能准确检出红细胞G-6-PD缺乏的杂合子。

实验二　变性珠蛋白小体检测

【目的】 掌握变性珠蛋白小体检测的基本原理、注意事项及临床意义，熟悉其检测方法。

【原理】 变性珠蛋白小体检测(Heinz body test)原理如下。G-6-PD缺乏症患者红细胞内NADPH和还原型谷胱甘肽(GSH)生成减少或缺乏，当在血液中加入乙酰苯肼时，乙酰苯肼可氧化红细胞中的亚铁血红蛋白成为高铁血红蛋白(MHb)，后者解离为高铁血红素和变性珠蛋白，变性珠蛋白聚合形成的变性珠蛋白小体会附在细胞膜上，经煌焦油蓝染色，观察含5个及以上变性珠蛋白小体的红细胞所占比例可间接反映G-6-PD缺乏情况。

【材料】

1. 器材　水浴箱、显微镜等。

2. 试剂

(1) 1 g/L乙酰苯肼溶液：2 mL乙酰苯肼加入2 mL pH 7.4的磷酸盐缓冲液(PBS)。

(2) 10 g/L煌焦油蓝溶液：称取1 g煌焦油蓝，溶于109 mmol/L枸橼酸钠溶液20 mL中，加生理盐水至100 mL，过滤后储存于棕色瓶内。

【方法】

(1) 试管内先后加入0.1 mL肝素抗凝静脉血和2 mL乙酰苯肼溶液，混匀后37 ℃水浴4 h。

(2) 取0.5 mL孵育后的红细胞混悬液，加入等体积的煌焦油蓝溶液，混匀后染色10 min。

(3) 取以上标本制片，干燥后观察红细胞。

(4) 计数1000个红细胞，计算含5个及以上变性珠蛋白小体的红细胞比例。变性珠蛋白小体是位于红细胞内的大小不均、形态不规则的紫蓝色颗粒。

(5) 同时取健康人血标本按以上方法检测作为正常对照。

【注意事项】

(1) 不稳定血红蛋白病也可出现变性珠蛋白小体，但其形态粗大，呈单一圆形或椭圆形，附于红细胞膜上或突出在红细胞膜外。

(2) 乙酰苯肼溶液应于4 ℃储存。

【参考范围】 健康人外周血中含5个及以上珠蛋白小体的红细胞不足30%。

【临床意义】

阳性细胞比例增高可见于多种情况，如 G-6-PD 缺乏症(阳性细胞比例常大于 45%)，不稳定血红蛋白病(阳性细胞比例常大于 30%)及还原型谷胱甘肽缺乏症。接触苯肼、硝基苯、苯胺时阳性细胞也增多。

【应用评价】

本试验可用于筛选 G-6-PD 缺乏症，但特异性较差，需结合其他试验综合分析。

实验三　葡萄糖-6-磷酸脱氢酶定性试验

【目的】 掌握葡萄糖-6-磷酸脱氢酶(G-6-PD)定性试验(荧光斑点法)的基本原理、注意事项及临床意义，熟悉其检测方法。

【原理】 红细胞中 G-6-PD 可催化下列反应：

$$葡萄糖\text{-6-}磷酸+NADP+\xrightarrow{\text{G-6-PD}}\text{6-}磷酸葡萄糖酸+NADPH$$

NADPH 在长波紫外光(260～365 nm)照射时发出绿色荧光，而 NADP 无荧光，荧光强度与 G-6-PD 活性相关。

【材料】

1. 器材 水浴箱、长波紫外灯。

2. 试剂

(1) 0.01 mol/L 葡萄糖-6-磷酸溶液：称取 3.05 mg 葡萄糖-6-磷酸钠盐，溶于 1 mL 蒸馏水中。

(2) 7.5 mmol/L NADP 溶液：称取 6 mg NADP 溶于 1 mL 蒸馏水中。

(3) 0.25 mol/L 磷酸盐缓冲液(pH 7.4)：量取 80 mL 0.25 mol/L K_2HPO_4 和 20 mL 0.25 mol/L KH_2PO_4，混合后调节 pH 至 7.4。

(4) 1%皂素溶液。

(5) 反应液：分别取葡萄糖-6-磷酸溶液 1 份、皂素溶液 2 份、磷酸盐缓冲液 3 份和蒸馏水 3 份，混匀。−20 ℃可保存 2 年，−4 ℃可保存数月。

【方法】

(1) 将 10 μL 抗凝全血或 15%红细胞悬液加至 100 μL 的反应液中，充分混匀，后取 1 滴混合液滴于滤纸上(第一斑点)。

(2) 将以上混合液置于 37 ℃水浴 10 min，再取 1 滴滴于滤纸上(第二斑点)。

(3) 晾干后，在长波紫外灯 365 nm 下观察结果。

【注意事项】

(1) 第一斑点为试验对照，应无荧光或出现弱荧光。

(2) 每次试验均应选 G-6-PD 活性正常者血标本作为阴性对照。最好同时选用已知 G-6-PD 缺乏者的标本作为阳性对照。

(3) 取血应适量，严重贫血者应相应增加取血量，或用红细胞混悬液进行试验。

(4) 杂合子患者标本中残留 G-6-PD，反应后可产生少量 NADPH，为提高试验敏感性，可在反应液中加入 1 份 8.0 mmol/L 氧化型谷胱甘肽(GSSG)，因其可将 NADPH 再次氧化为 NADP。

【参考范围】 正常人第二斑点可见明亮荧光，G-6-PD 杂合子者出现弱荧光，而 G-6-PD 严重缺乏者无荧光。

【临床意义】

阴性结果主要见于 G-6-PD 缺乏，如蚕豆病、服用某些药物(如伯氨喹啉、磺胺药、抗疟药等氧化性药物)后出现的药物性溶血性贫血、感染性溶血性贫血等。

【应用评价】

本试验特异性高、操作简便快速、标本用量少，是国际血液学标准化委员会(International

NOTE

Council for Standardization in Haematology, ICSH)推荐的 G-6-PD 缺乏筛查方法。利用此试验可对高发区域人群或疑诊的新生儿进行筛查。

实验四　葡萄糖-6-磷酸脱氢酶活性检测

【目的】　掌握葡萄糖-6-磷酸脱氢酶(G-6-PD)活性检测(改良 WHO 推荐法——ZinkhAm 法)的基本原理、注意事项及临床意义,熟悉其检测方法。

【原理】　红细胞中 G-6-PD 可催化下列反应:

$$葡萄糖\text{-}6\text{-}磷酸 + NADP + \xrightarrow{G\text{-}6\text{-}PD} 6\text{-}磷酸葡萄糖酸 + NADPH$$

NADPH 在 340 nm 波长处有吸收峰,通过测定吸光度的变化可计算单位时间内生成的 NADPH 的量,进而对 G-6-PD 活性进行定量。

【材料】

1. 仪器　恒温水浴箱、分光光度计、离心机等。

2. 试剂

(1) 生理盐水。

(2) 溶血素:取 16 mg 毛地黄皂苷溶于 80 mL 蒸馏水中,过滤后加入 1 mg NADP。

(3) 3.8 mmol/L NADP 溶液:称取 0.29 g $NADP\text{-}Na_2$,加蒸馏水至 100 mL。

(4) 0.5 mol/L Tris 缓冲液(pH 7.5):取 6.05 g Tris 溶于 70 mL 蒸馏水中,用 HCl 调节 pH 至 7.5,加蒸馏水至 100 mL。

(5) 0.63 mol/L 氯化镁溶液:取 1.28 g 氯化镁,溶于 100 mL 蒸馏水中。

(6) 33 mmol/L G-6-PD 液:取 931 mg G-6-PD 钠盐,溶解于 100 mL 蒸馏水中。

【方法】

(1) 制备红细胞悬液:取 2 mL 新鲜抗凝静脉血,用生理盐水洗涤红细胞 3 次,每次 1200 r/min 离心 5 min 后弃去上清液和乳白层(主要为白细胞和血小板),加入等体积生理盐水制成红细胞悬液。

(2) 制备溶血液:取 0.05 mL 以上红细胞悬液,加入 0.5 mL 溶血素,混合后放置 10 min,待完全溶血并测定其血红蛋白浓度。

(3) 按表 2-6-1 所示操作,依次加入标本和试剂至试管内。

表 2-6-1　G-6-PD 活性检测(ZinkhAm 法)操作表

标本和试剂	对　照　管	测　定　管
3.8 mmol/L NADP 溶液	0.1 mL	0.1 mL
0.5 mol/L Tris 缓冲液	0.1 mL	0.1 mL
0.63 mol/L 氯化镁溶液	0.1 mL	0.1 mL
蒸馏水	0.68 mL	0.58 mL
33 mmol/L G-6-PD 液	—	0.1 mL
	37 ℃预热	
溶血液	20 μL	20 μL

(4) 加入溶血液后,立即用 1 cm 光径石英比色杯于波长 340 nm 处测定吸光度。以对照管调零,37 ℃恒温,每分钟记录 1 次吸光度的变化,共测定 6 次。一般测定不超过 15 min。

(5) 计算:按 1 L 溶血液每分钟催化产生 1 μmol 的 NADPH 作为 1 个国际单位,换算成与每克血红蛋白相关的酶活性。

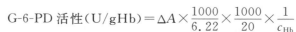

$$G\text{-}6\text{-}PD 活性(U/gHb) = \Delta A \times \frac{1000}{6.22} \times \frac{1000}{20} \times \frac{1}{c_{Hb}}$$

NOTE

式中，ΔA 为每分钟吸光度的平均变化值；1000/6.22 为 NADPH 的微摩尔消光系数；1000/20 为总容量与溶血液的量之比；c_{Hb} 为溶血液所测的 Hb 浓度(g/L)。

【注意事项】

(1) 溶血液制备后，为防止 G-6-PD 活性下降，应立即进行检测，或者储存于 0～4 ℃，但储存时间不超过 6 h。

(2) 所用试剂应为分析纯，配制后的试剂应冷藏保存，一般可保存 2 周。

(3) 肝素抗凝标本应在 12 h 内完成测定，ACD 抗凝标本可冷藏保存 3～5 天。

(4) 溶血素在－20 ℃保存不宜超过 48 h，4 ℃保存不宜超过 8 h。

(5) 缓冲液 pH、试剂及溶血液加入量、测定时间均应准确。

(6) 如连续 6 次测定吸光度，各 ΔA 间相差较大时，应增加读数次数，直至连续 5 次 ΔA 接近为止。

【参考范围】 ZinkhAm 法为(12.1±2.09)U/gHb。

【临床意义】 G-6-PD 缺乏症患者酶活性降低，新生儿的红细胞和网织红细胞内 G-6-PD 活性较高。

【应用评价】

本法为改良的 WHO 推荐方法，可直接测定 NADPH 的量，对 G-6-PD 缺乏症的诊断具有较高的敏感性和特异性。但在溶血高峰期及恢复期，酶活性可接近正常，此时应离心去除衰老红细胞后再测定 G-6-PD 活性，并于 2～4 个月时复查。同时，在溶血发作期，如输注红细胞亦会影响结果。

实验五 丙酮酸激酶活性检测

【目的】 掌握丙酮酸激酶活性检测的基本原理、注意事项及临床意义，熟悉其检测方法。

【原理】 丙酮酸激酶(pyruvate kinase，PK)在二磷酸腺苷(ADP)存在的条件下，可催化磷酸烯醇式丙酮酸(PEP)转化成丙酮酸，后者进一步在乳酸脱氢酶(lactate dehydrogenase，LDH)作用下转化为乳酸，同时使反应体系中 NADH 氧化成 NAD^+。NADH 在 340 nm 波长处有吸收峰，而 NAD^+ 没有，通过测定此波长下的吸光度变化可计算 NADH 减少的速率，以间接反映丙酮酸激酶的活性。

【材料】

1. 仪器 恒温水浴箱、恒温分光光度计、离心机等。

2. 试剂

(1) 1 mol/L Tris-盐酸缓冲液(含 5 mmol/L EDTA)、pH 8.0。

(2) 1 mol/L 氯化钾溶液。

(3) 0.1 mol/L 氯化镁溶液。

(4) 2 mmol/L NADH 溶液：称取 1.4 mg NADH 溶于 1 mL 蒸馏水中。

(5) 30 mmol/L ADP 溶液：取 150 mg $ADP\text{-}Na_2$ 溶于 5 mL 蒸馏水中。

(6) 60 U/mL LDH 液：取 LDH 液，将活性单位调至 60 U/mL。

(7) 50 mmol/L PEP 溶液：取 24.05 mg 磷酸烯醇式丙酮酸铵盐溶于 1 mL 蒸馏水中，4 ℃冷藏备用。

【方法】

(1) 取 3.5 mL 肝素抗凝血，加入 1 mL 右旋糖酐，静置后弃去血浆。再加 1 mL 右旋糖酐及生理盐水，使其体积增至 4.5 mL 并洗涤红细胞，重复洗涤 4～6 次，之后将去除白细胞的红细胞用生理盐水洗 2 次。

(2) 取洗涤后的红细胞悬液，加入冰浴的蒸馏水制成 1∶20 的溶血液，后测定血红蛋白浓度。冰浴备用。

NOTE

(3) 取 3 个离心管,按表 2-6-2 所示加入试剂和标本并操作。

表 2-6-2　丙酮酸激酶活性测定的操作步骤　　单位:μL

试剂与标本	对　照	高 PEP 浓度	低 PEP 浓度
1 mol/L Tris-盐酸缓冲液	100	100	100
1 mol/L 氯化钾溶液	100	100	100
0.1 mol/L 氯化镁溶液	100	100	100
2 mmol/L NADH 溶液	100	100	100
30 mmol/L ADP 溶液	—	50	20
60 U/mL LDH 液	100	100	100
1∶20 溶血液	20	20	20
蒸馏水	380	330	455
混匀,37 ℃水浴 10 min			
50 mmol/L PEP 溶液	100	100	5

(4) 37 ℃恒温条件下,于波长 340 nm 处测定吸光度,用蒸馏水调零,应每分钟测定 1 次吸光度,连续测定 10 min。

(5) 计算公式如下:

$$\text{丙酮酸激酶活性(U/gHb)}=\frac{100\times \Delta A\times V_C}{c_{Hb}\times 6.22\times V_H}$$

式中,ΔA 为每分钟的吸光度变化;V_C 为测定体系的总体积,试验总体积为 1 mL;c_{Hb} 为溶血液的血红蛋白浓度;6.22 为 1 mmol/L NADH 在 340 nm 处的吸光度;V_H 为加入溶血液的量,本试验为 20 μL。

【注意事项】

(1) 血液标本要新鲜;试剂 pH 和温度应准确恒定。

(2) 必须尽可能去除白细胞和血小板,因它们所含的丙酮酸激酶活性相当高。

(3) 丙酮酸激酶为变构酶,低 PEP 浓度时,其活性可被微量果糖-1,6-二磷酸(FDP)刺激而增加。对于高 PEP 浓度、丙酮酸激酶活性测定接近正常的丙酮酸激酶变异型,当其测定结果不易判断时,可在低浓度 PEP 试验管中加入 50 μL 10 mmol/L FDP 液进行试验。

【参考范围】　健康人为(15.0±1.99)U/gHb。

【临床意义】　丙酮酸激酶活性降低可见于以下两种情况。

(1) 先天性丙酮酸激酶缺乏症,严重缺乏(纯合子)时,丙酮酸激酶活性为正常的 25%以下;中间缺乏(杂合子)时,为正常的 25%～50%。

(2) 继发性丙酮酸激酶缺乏症,如再生障碍性贫血、白血病、骨髓增生异常综合征等。

【应用评价】

本试验具有较高的敏感性和特异性,是诊断丙酮酸激酶缺乏症直接和可靠的指标。但应注意在急性溶血期,外周血新生红细胞增多会掩盖酶的缺乏,应在 2～3 个月后复查。

实验六　谷胱甘肽还原酶检测

【目的】　掌握谷胱甘肽还原酶检测的基本原理、注意事项及临床意义,熟悉其检测方法。

【原理】　谷胱甘肽还原酶(glutathione reductase,GR)可催化如下反应:

$$NADPH+H^{+}+GSSG\xrightarrow{GR}NADP^{+}+2GSH$$

NADPH 在 340 nm 波长处有吸收峰,而 $NADP^{+}$ 没有,通过测定此波长下的吸光度、计算 NADPH 减少的量,可测定 GR 活性。

NOTE

【材料】

1. 仪器 恒温水浴箱、恒温分光光度计、离心机等。

2. 试剂

(1) 缓冲液:50 mL 磷酸钾-EDTA。4 ℃保存。

(2) 14.2 mg GSSG,4 ℃保存。

(3) 4 mg NADPH,4 ℃保存。

(4) 蒸馏水。

【方法】

(1) 制备溶血液:取至少 0.5 mL 患者抗凝血(肝素、EDTA 或 ACD 抗凝),4 ℃离心后取红细胞,用冷冻生理盐水洗涤 3 次,红细胞用 5 倍体积冰冷蒸馏水溶解,离心取上清液。用蒸馏水调血红蛋白浓度为 10 g/L。

(2) 取 1.5 mg NADPH,溶于 900 μL 蒸馏水中,混匀。其他多余的 NADPH 立即分装,−70 ℃保存。

(3) 取 14.2 mg GSSG 溶于 10 mL 双蒸水中,混匀。多余的 GSSG 分装后−20 ℃保存。

(4) 试剂在使用前温育到 25 ℃。

(5) 打开分光光度计,预热 30 min。

(6) 空白管检测:取一个 1 mL 石英比色皿,按表 2-6-3 所示进行操作,加入相应的试剂和标本。

表 2-6-3 GR 活性测定的操作步骤

单位:μL

试剂和标本	空 白 管	测 定 管
GSSG 溶液	100	100
缓冲液	90	70～90
溶血液	—	0～20
NADPH 溶液	10	10
总体积	200	200

充分混匀,每隔 1 min 于 340 nm 处测定吸光度,至少连续记录 5 min,取平均值。为了精确测定谷胱甘肽还原酶活性,每分钟吸光度的变化宜在 0.005～0.006 之间。如果酶活力过高,需用样品稀释液稀释;反之则需加大样品量。

(7) 谷胱甘肽还原酶活性计算:1 个谷胱甘肽还原酶活力单位是指在 25 ℃、pH 7.5 条件下,1 min 内可还原 1 μmol GSSG 的酶量。

$$\text{谷胱甘肽还原酶活性(U/g)}=\frac{A_{\text{测定管}}-A_{\text{空白管}}}{0.00622}\times\text{稀释倍数}\div\text{样品中蛋白浓度}$$

样品中蛋白浓度单位为 mg/mL。

【注意事项】

(1) 避免接触氧化剂、还原剂、硫酸钠、硫酸铵和铁氰化物等,以免影响结果。

(2) 样品应立即测定,或−70 ℃冷冻保存。

(3) 一定要严格控制反应时的温度,否则会引起较大误差。

(4) NADPH 不太稳定,要严格按照后续说明操作,谨防失活。

(5) 试剂应在−20 ℃保存,一年有效。NADPH 溶解后宜−70 ℃保存,4 ℃可以保存一天,−20 ℃保存一周后 NADPH 会减少 10%以上。GSSG 在配制成溶液后,适当分装,−20 ℃保存。

【参考范围】 健康人谷胱甘肽还原酶活性为(7.17±1.09)U/gHb。

【临床意义】 谷胱甘肽还原酶活性降低见于先天性及获得性谷胱甘肽还原酶缺乏症。

NOTE

【应用评价】

本试验可直接测定谷胱甘肽还原酶活性，特异性强，是诊断谷胱甘肽还原酶缺乏症的可靠指标。

第七节　血红蛋白异常检验

实验一　醋酸纤维素膜血红蛋白电泳

【目的】 掌握醋酸纤维素膜血红蛋白电泳的基本原理、注意事项及临床意义，熟悉其检测方法。

【原理】 血红蛋白电泳(hemoglobin electrophoresis)的原理如下。构成各种血红蛋白的珠蛋白肽链不同，所含的氨基酸不同，具有不同的等电点，会在一定 pH 的缓冲液中带有不同的电荷，加上分子量不同，在电场中迁移的方向和速度不同，可在支持物上形成各种区带，即电泳图。电泳可分离各种正常和异常血红蛋白，如对电泳中的各区带进行光电比色或光密度扫描，亦可进行血红蛋白的定量分析。根据电泳缓冲液 pH 不同可分为碱性电泳(pH 8.6)和酸性电泳(pH 6.5)，常规采用 pH 8.6 TEB 缓冲液进行血红蛋白电泳分析。

【材料】

1. 仪器　加样器、电泳仪、离心机等。

2. 试剂

(1) TEB 缓冲液(pH 8.5)：称取 Tris 10.29 g，EDTA 0.6 g，硼酸 3.2 g，溶于 1000 mL 蒸馏水中。

(2) 硼酸盐缓冲液：称取硼砂 6.87 g，硼酸 5.56 g，溶于 1000 mL 蒸馏水中。

(3) 染液及漂洗液可选用以下三组中的任何一组。

①丽春红 S 染液：丽春红 S 0.1 g，二氯醋酸 1.4 g，加蒸馏水至 100 mL。其漂洗液为 3%醋酸溶液。

②联苯胺染液：联苯胺 0.1 g 溶于 10 mL 甲醇中，加入 500 mL 醋酸钠缓冲液(冰醋酸 1.2 mL，结晶醋酸钠 0.8 g，溶于 500 mL 蒸馏水中)，混匀于 4 ℃保存。临用时，取上述液体 30 mL 再加入 1 滴 30%过氧化氢溶液和 1 滴 5%亚硝基铁氰化钠溶液。其固定液为 10%磺基水杨酸溶液，漂洗液为蒸馏水。

③氨基黑染液：氨基黑 10B 1 g，磺基水杨酸 10 g，冰醋酸 20 mL，加蒸馏水至 400 mL。其漂洗液为乙醇 45 mL、冰醋酸 5 mL 加蒸馏水至 100 mL。

【方法】

(一) 血红蛋白电泳

1. 制备血红蛋白液　取 3 mL 肝素抗凝血，2000 r/min 离心 10 min，弃去血浆，用生理盐水洗涤红细胞 3 次，头两次每次 1000 r/min 离心 5 min，最后一次 3000 r/min 离心 10 min，然后加等量蒸馏水充分振摇，再加入 0.5 倍体积的四氯化碳，用力振摇，高速离心，吸取上清液，为血红蛋白液。

2. 标记　在醋酸纤维素薄膜毛面距阴极端 1.5 cm 处用铅笔画一横线作为点样线，并在近阳极端标注待检者的姓名或编号。

3. 浸膜　将醋酸纤维素薄膜纸条(3 cm×8 cm)浸入 pH 8.6 TEB 缓冲液中，浸泡 15～20 min，使其完全浸透，取出后用滤纸吸去多余的缓冲液。

4. 点样　用加样器蘸取约 2 μL 血红蛋白液，距一端 1.5 cm 处垂直点样于醋酸纤维素薄膜的毛面(无光泽面)。点样应均匀、细、直。同时用健康人血红蛋白液做对照。

NOTE

5. 电泳 将硼酸盐缓冲液作为电泳缓冲液倒入两端电泳槽内，并使两端液面平衡。将点样后的醋酸纤维素薄膜放于电泳槽架上，毛面向下，点样在阴极端。电压 200～250 V，电泳 20～30 min。

6. 染色 可用以下三种染液染色：丽春红染液利于观察；电泳出的区带可用联苯胺染色证实是否为血红蛋白带；HbA_2 的定量检测多选用氨基黑染色。

(1) 丽春红染色：将薄膜浸入丽春红染液中染色约 10 min，然后移入 3%～5%的醋酸溶液中，漂洗至背景为无色，取出贴于玻片上干燥后肉眼观察。

(2) 联苯胺染色：将薄膜用 10%磺基水杨酸溶液固定 3 min，充分水洗后，浸入联苯胺染液中，至显现清晰的蓝色区带后取出水洗或用脱色液洗净，观察结果。

(3) 氨基黑染色：将薄膜浸入氨基黑染液中，染色约 30 min，移入漂洗液中浸泡漂洗，更换漂洗液数次，直至背景干净为止。

(二) HbA_2 及其他异常血红蛋白的定量测定

1. 电泳 方法同上。

2. 染色 方法同上，多选用氨基黑染色。

3. 洗脱 分别剪下 HbA、HbA_2 及相当于 HbA_2 大小的空白带，如有异常血红蛋白带也同时剪下。将各带放入相应的试管内，分别加入 10 mL、2 mL 和 2 mL 的 0.4 mol/L NaOH 溶液浸泡，不时轻轻振摇，待血红蛋白完全洗脱后，混匀。

4. 比色 用空白管调零，将上述各管洗脱液在波长 600 nm 处测定吸光度。

5. 计算

$$HbA_2(\%)=\frac{HbA_2\text{ 管吸光度}}{HbA\text{ 管吸光度}\times 5+HbA_2\text{ 管吸光度}}\times 100\%$$

如有异常血红蛋白带，则计算 HbA_2 含量时，分母中还要加异常血红蛋白管吸光度。

$$\text{异常血红蛋白}(\%)=\frac{\text{异常血红蛋白管吸光度}}{HbA\text{ 管吸光度}\times 5+HbA_2\text{ 管吸光度}+\text{异常血红蛋白管吸光度}}\times 100\%$$

【注意事项】

(1) 应避免醋酸纤维素薄膜被蛋白质污染，手指尽量不触及薄膜或只触及薄膜的两端。

(2) 点样前，应用滤纸吸去薄膜表面多余的缓冲液，以免点样后样品扩散；但不宜太干，否则样品难以快速进入膜内，影响分离效果。

(3) 点样量应适宜，过多则色带易脱落或染色效果不佳，可出现 HbA_2 水平相对增高的假阳性结果，过少则洗脱后 HbA_2 的吸光度太低，影响检测准确性。

(4) 电泳时间不能太长，观察到 HbA 和 HbA_2 清晰分开时即停止电泳，时间过长区带扩散模糊。电泳时电流在 0.4～0.6 mA/cm 膜宽度为宜：电流过高，则热效应高，条带不易分开；电流过低，则样品泳动速度慢且易扩散。

(5) 为保证电泳效果，电泳缓冲液一般最多重复使用两次。

(6) 染色、漂洗时间与温度有关，室温低时应延长染色时间，洗脱要完全；室温高时洗脱时间不宜过长，否则氨基黑染色条带会逐渐褪色，影响定量检测的结果。洗脱后应尽快比色(30 min 内)，否则可因褪色而影响测定结果。

(7) 检测时应同时设置健康人血红蛋白和已知异常血红蛋白标本作为对照。

【参考范围】 使用 pH 8.5 TEB 缓冲液进行醋酸纤维素膜电泳，电泳之后的血红蛋白区带如图 2-7-1 所示。正常血红蛋白电泳区带及其含量如下：HbA>95%，HbF<2%，HbA_2 为 1.5%～2.5%。但在实际工作中，HbF 不易与 HbA 分开，HbH 与 Hb Bart's 无法分开和显示，应再选择其他缓冲液进行电泳分离。

【临床意义】

(1) 通过与健康人血红蛋白电泳图谱进行比较，可发现异常血红蛋白区带如 HbH、HbE、Hb Bart's、HbS、HbD 和 HbC 等，为血红蛋白病的诊断提供实验依据。

NOTE

扫码看彩图

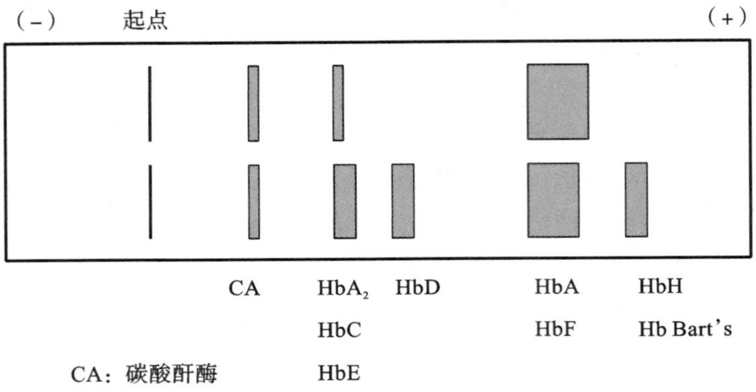

图 2-7-1　pH 8.5 血红蛋白醋酸纤维素膜电泳图谱示意图

（2）HbA_2 增多见于β珠蛋白生成障碍性贫血，对该病的筛查有重要价值。HbA_2 轻度增多亦可见于β链异常的不稳定血红蛋白携带者、肝病、肿瘤、恶性贫血、巨幼细胞性贫血等。HbE 病时，HbA_2 区条带增宽，但含量较大（在 10%以上），可更换酸性电泳缓冲液进行分离。

（3）缺铁性贫血患者 HbA_2 水平常降低，可借此与轻型β珠蛋白生成障碍性贫血鉴别。

【应用评价】

醋酸纤维素膜电泳法简单易行，无需特别仪器和试剂，可分离正常和异常血红蛋白，并能计算其相对含量，但敏感性较差，约只有 1/3 的异常血红蛋白能被检出，需结合其他实验综合分析。

实验二　毛细管电泳法

【目的】　掌握毛细管电泳法的基本原理、注意事项及临床意义，熟悉其检测方法。

【原理】　在充满电泳液的毛细管中，不同血红蛋白所带电荷不同，因高压直流电场及碱性电泳液的电渗作用，其迁移速率也不同。将红细胞裂解后注射到毛细管的阳极末端，在高电压的作用下电泳分离出不同的血红蛋白区带，后在毛细管阴极端用 415 nm 光波检测各种血红蛋白含量，从而对血红蛋白进行定性和定量分析。

【材料】

1. 仪器　全自动毛细管电泳仪等。

2. 试剂

（1）红细胞裂解液。

（2）碱性电泳液。

（3）冲洗液。

（4）毛细管护理液。

（5）蒸馏水或去离子水。

（6）生理盐水。

【方法】

（1）从冰箱中取出检测用的试剂，包括红细胞裂解液、电泳液及冲洗液，室温平衡一段时间。在毛细管电泳仪规定位置放置相应的试剂。

（2）开机，按仪器操作说明设置参数。质控在控才能进行下一步的样品检测。

（3）取新鲜抗凝全血，3000 r/min 离心 5 min，用吸管尽量吸去血浆。

（4）取沉淀红细胞至试管中（标本量超过 200 μL），编号后依次放入仪器配套的检测架上，每个检测架最后一管加入 4 mL 溶血试剂。将检测架放入全自动毛细管电泳仪中检测，约 30 min 后全部检测完毕，观察结果。

NOTE

【注意事项】

(1) 应使用新鲜抗凝血标本进行检测,可选用 EDTA、枸橼酸钠或肝素抗凝。

(2) 标本可冷藏 1 周,如超过 7 天,Hb 会降解,产生干扰片段;超过 10 天会出现聚集的黏状物,需在检测前去除。

如要长时间保存,应在采集标本后的 8 h 内 5000 r/min 离心 5 min,去除血浆,并用 10 倍生理盐水洗涤 2 次,充分吸出多余生理盐水获取红细胞,−80 ℃冷冻保存,最长可达 3 个月。

(3) 尽可能去除血浆,覆盖在红细胞上的血浆厚度不能超过 3 mm。

(4) 每次检测前要彻底清洗毛细管,然后在毛细管中注入电泳液进行下一次测试。

(5) 两性电解质液用前新鲜配制,且配制后不超过 12 h 方能使用。

(6) 严格按仪器操作规程操作并进行仪器保养。

【参考范围】 正常血红蛋白电泳区带及其含量如下:HbA＞95%,HbF＜2%,HbA_2 为 1.5%～2.5%。无异常血红蛋白。

【临床意义】

(1) HbA_2 减少可见于 α 及 δ 珠蛋白生成障碍性贫血、重度缺铁性贫血;HbA_2 增多见于 β 珠蛋白生成障碍性贫血,对该病的筛查有重要价值。HbA_2 轻度增多亦可见于 β 链异常的不稳定血红蛋白携带者、肝病、肿瘤、恶性贫血、巨幼细胞性贫血等。

(2) HbF 增多可见于 β 珠蛋白生成障碍性贫血;急性白血病、淋巴瘤、浆细胞瘤、再生障碍性贫血、PNH 等中可见其轻度增多。孕妇及新生儿 HbF 含量呈生理性增高。

(3) 可分离异常血红蛋白如 HbH、Hb Bart's、HbS、HbD 和 HbC 等,为血红蛋白病的诊断提供实验依据。

【应用评价】

本方法具有高效、灵敏、快速及自动化等优点,适用于检测微量标本,可准确区分 HbA、HbA_2、HbF、HbH、Hb Bart's、HbC 和 HbS 等条带,但不能将 HbE 与 HbA_2 完全分离。由于检测仪器昂贵,基层医院难以普及。

实验三 红细胞包涵体试验

【目的】 掌握红细胞包涵体试验的基本原理、注意事项及临床意义,熟悉其检测方法。

【原理】 红细胞包涵体试验是将染料煌焦油蓝溶液与新鲜血液于 37 ℃孵育,一定时间后不稳定血红蛋白可被氧化变性形成包涵体(Heinz body),并被染成蓝色球状小体,均匀分布在红细胞内。油镜下观察 1000 个红细胞,计算含包涵体红细胞的比例。

【材料】

1. 仪器 显微镜、水浴箱。

2. 试剂 1%煌焦油蓝染液:煌焦油蓝 1 g,枸橼酸钠 0.4 g,研磨溶解于 100 mL 生理盐水中,储存于棕色瓶中,用前过滤。

【方法】

(1) 取 1 支小试管,加入 0.5 mL 1%煌焦油蓝染液,然后加新鲜全血或抗凝血 3～4 滴,混匀,加塞,置于 37 ℃水浴中。分别于 10 min、1 h、3 h 和 24 h 混匀后取 1 滴血推成薄片。

(2) 血涂片充分干燥后用油镜观察:HbH 包涵体为红细胞内大小不等、数目不一、分布不均、有折光性的蓝色球状小体;不稳定血红蛋白及 HbF 明显增多者的包涵体颗粒细小,需温育更长的时间。

(3) 结果判断:计数 1000 个红细胞,计算含包涵体的阳性红细胞比例。

根据平均每个油镜视野可见的含包涵体红细胞数目可分为四级:1～2 个,记为“偶见”;3～10 个记为“＋”;11～30 个记为“＋＋”;31 个及以上记为“＋＋＋”。

NOTE

【注意事项】

(1) 观察时应注意网织红细胞与包涵体的鉴别,网织红细胞内的网状物质呈颗粒状或网状不均匀排列,形态不规则,孵育10 min就显现出来;HbH病红细胞内的包涵体一般在10 min后至1 h形成,呈大小不等、数目不一、分布不均、有折光性的蓝色球状小体;不稳定血红蛋白及HbF明显增多者的包涵体颗粒细小、分布均匀,需孵育3 h或更长时间。

(2) 制片后应立即风干,使红细胞形态尽快固定,便于结果观察。

(3) 制片后应及时计数,以免血红蛋白包涵体褪色消失。

【参考范围】 健康人含包涵体红细胞比例不高于5%。

【临床意义】

(1) HbH病患者红细胞孵育1 h就可出现包涵体(HbH包涵体),其阳性红细胞比例可达50%以上;轻型α-珠蛋白生成障碍性贫血患者偶见HbH包涵体。

(2) 红细胞包涵体还见于不稳定血红蛋白病,各种不稳定血红蛋白需要的温育时间,及形成的包涵体形态、数量、大小、分布各不相同,但孵育3 h后多数红细胞内可出现包涵体。

(3) G-6-PD缺乏、红细胞还原酶缺乏及化学物质中毒等患者红细胞中也可出现包涵体。

【应用评价】

本试验简便、易于开展,可作为HbH病及不稳定血红蛋白病的筛查试验。

实验四　异丙醇沉淀试验

【目的】 掌握异丙醇沉淀试验的基本原理、注意事项及临床意义,熟悉其检测方法。

【原理】 异丙醇沉淀试验是将异丙醇加入待检血红蛋白液中,37 ℃作用一段时间,由于异丙醇是一种非极性溶剂,能使血红蛋白分子内氢键减弱,使不稳定血红蛋白裂解沉淀,通过观察血红蛋白浑浊或沉淀现象,可对不稳定血红蛋白进行筛查。

【材料】

1. 仪器 4 ℃冰箱、水浴箱。

2. 试剂

(1) pH 7.4 0.1 mol/L Tris缓冲液:称取1.21 g Tris,溶于少量蒸馏水中,用1 mol/L盐酸调pH至7.4,加蒸馏水至100 mL。

(2) 17%异丙醇溶液:取17 mL异丙醇加入以上Tris缓冲液中,终体积为100 mL,充分混匀,加塞于4 ℃冰箱冷藏。

【方法】

(1) 取抗凝血按实验一"醋酸纤维素膜血红蛋白电泳"中的方法制备10%血红蛋白液。

(2) 取17%异丙醇溶液1 mL至有塞的试管内,37 ℃水浴加热20~30 min。

(3) 加入0.1 mL新鲜制备的10%血红蛋白液,混匀,加盖并记录时间,置37 ℃水浴,分别于5、10、20和30 min时观察有无沉淀出现。

(4) 结果判断:5 min内浑浊,20 min内出现大块沉淀为强阳性(++++);20 min内只出现浑浊为弱阳性(+);介于两者之间为阳性,(++)~(+++);30 min内仍然澄清透明为阴性(-)。

【注意事项】

(1) 试剂预热时间必须充足,且应严格控制试验温度。

(2) 血红蛋白液应新鲜配制,以免血红蛋白被氧化为高铁血红蛋白而出现假阳性结果。

(3) 溶血液浓度应合适,一般配制10%血红蛋白液,血红蛋白浓度不高于100 g/L,但过低可出现假阴性结果。

(4) 严格控制异丙醇溶液的浓度和温度,pH不低于7.2。

NOTE

(5) 每批试验均应取健康人血标本及脐血标本做阴性和阳性对照。

【参考范围】 阴性:30 min 内不出现沉淀。脐血为阳性,新生儿出生 1 周后逐渐转阴,6 个月后为阴性。

【临床意义】

血液中存在不稳定血红蛋白时,常于 5 min 时出现浑浊,20 min 开始出现绒毛状沉淀。血红蛋白液中含较多 HbF、HbH 和 HbE 时也可出现阳性结果。

【应用评价】

本试验简便,但特异性差,易出现假阳性结果,可用作不稳定血红蛋白病的筛查试验。

实验五　抗碱血红蛋白测定

【目的】 掌握抗碱血红蛋白测定的基本原理、注意事项及临床意义,熟悉其检测方法。

【原理】 抗碱血红蛋白(HbF)及某些异常血红蛋白(Hb Bart's、部分 HbH 等)具有比 HbA 更强的抗碱作用。在待检的血红蛋白液中加入一定量的碱液后,HbA 会变性形成沉淀,HbF 等血红蛋白因抗碱能力强、不变性而存在于上清液中。离心后取上清液于 540 nm 处测定吸光度,可检出抗碱血红蛋白的含量。此试验也称为碱变性试验(alkali denaturation test)。

【材料】

1. 仪器　漏斗、滤纸、定时钟、分光光度计等。

2. 试剂

(1) 0.083 mol/L 氢氧化钠溶液:经标定校正后,置于塑料瓶内,4 ℃保存,用时倒出少许,若有沉淀或浑浊,应弃去不用。

(2) 酸性半饱和硫酸铵溶液:取 390 g 硫酸铵,溶于 500 mL 蒸馏水中,加热溶解,冷却后置室温。临用前取 4 mL 饱和硫酸铵溶液,加等体积的蒸馏水及 0.02 mL 10 mol/L 的盐酸。

【方法】

(1) 取一定量抗凝血,按实验一"醋酸纤维素膜血红蛋白电泳"中的方法制备血红蛋白液。

(2) 取一支试管,加入 1.6 mL 0.083 mol/L 氢氧化钠溶液,25 ℃±1 ℃水浴中放置 10 min。然后加入 0.1 mL 血红蛋白液,立即混匀。准确碱化 1 min,立即加入 3.4 mL 酸性半饱和硫酸铵溶液终止反应,迅速颠倒混匀 6 次,优质滤纸过滤后取滤液以蒸馏水调零,540 nm 波长处测定其吸光度($A_{测定管}$)。

(3) 取 5 mL 蒸馏水,加入 0.02 mL 血红蛋白液作为对照管,相同条件下测定其吸光度($A_{对照管}$)。

(4) 计算抗碱血红蛋白含量:

$$抗碱血红蛋白(\%)=\frac{A_{测定管}}{A_{对照管}}\times\frac{51}{251}\times 100\%$$

式中,51 为测定管稀释倍数,251 为对照管稀释倍数。

【注意事项】

(1) 每份标本要重复测定,并用健康人血和脐带血做对照,以提高准确性。

(2) 血红蛋白液应新鲜,否则血红蛋白可被氧化为高铁血红蛋白,使测定结果假性偏低。

(3) 碱化时间、碱液浓度、温度应准确,过滤后 1 h 内应完成比色。

(4) 滤液必须清澈透明,以免影响比色结果。

【参考范围】 本试验主要用于测定 HbF,2 岁以上健康成人 HbF<2%,新生儿可达 40%以上,2～4 个月后逐渐下降,1 岁左右接近成人水平。

【临床意义】

(1) HbF 绝对增多:β-珠蛋白生成障碍性贫血时 HbF 增多,重型者达 30%～90%,中间型者常为 5%～30%,轻型者小于 5%。遗传性胎儿血红蛋白持续综合征患者,HbF 可高达 100%。

NOTE

(2) HbF 相对增多:见于急性白血病、淋巴瘤、浆细胞瘤、再生障碍性贫血、PNH 等。

(3) HbF 生理性增多:常见于孕妇及新生儿。

【应用评价】

本法简单易行,便于开展,重复性亦较好,但除了 HbF 外,Hb Bart's 和部分 HbH 也具抗碱性,需通过电泳鉴别。

实验六 热变性试验

【目的】 掌握热变性试验的基本原理、注意事项及临床意义,熟悉其检测方法。

【原理】 红细胞内的不稳定 Hb 可发生变性,若在体外将 Hb 加热,能促使其变性形成沉淀。

【材料】

1. 仪器 冰箱、离心机、分光光度计等。

2. 试剂

(1) 0.1 mol/L Tris 缓冲液(pH 7.4):称取 1.21 g Tris,加入 0.1 mol/L 盐酸 40 mL,然后加蒸馏水至 100 mL。

(2) 氧化高铁 Hb 稀释液:称取 1 g $NaHCO_3$、50 mg KCN、200 mg 高铁氰化钾,溶于 1000 mL 蒸馏水中。

【方法】

(1) 取 1 支试管,加入 0.5 mL 待检 Hb 和 5 mL Tris 缓冲液,混匀。

(2) 另取 2 支试管,分别加上述混合液 2 mL。将第 1 管即对照管置于 4 ℃冰箱,第 2 管即待测管于 50 ℃水浴 2 h,后 3000 r/min 离心 20 min。

(3) 各管取 0.1 mL 上清液,分别与 5 mL 氧化高铁 Hb 稀释液混合,空白管(0.1 mL Tris 缓冲液,加 5 mL 氧化高铁 Hb 稀释液)调零,用分光光度计于 540 nm 波长处读取各管吸光度。

(4) 计算:

$$\text{不稳定 Hb}(\%)=\frac{\text{对照管吸光度}-\text{待测管吸光度}}{\text{对照管吸光度}}\times 100\%$$

【注意事项】

(1) 应用四氯化碳法制备新鲜 Hb 溶液。

(2) 试验时确保水浴温度恒定,离心速度准确。

【参考范围】 健康人不稳定 Hb≤5%。

【临床意义】 阳性结果提示存在不稳定 Hb。

【应用评价】 本试验简便、易操作,可用于不稳定 Hb 的筛查,但特异性较差。

(吴 洁)

第八节 免疫性溶血性贫血检验

实验一 抗人球蛋白试验

【目的】 掌握抗人球蛋白试验的原理、注意事项及临床意义,熟悉其检测方法。

【原理】 抗人球蛋白试验(antiglobulin test,AGT)又称为 coombs 试验,是检测不完全抗体的一种常用的方法。自身免疫性溶血性贫血(autoimmune hemolytic anemia,AIHA)患者体内产

NOTE

生抗自身红细胞的抗体（IgG，不完全抗体），能与表面有相应抗原的红细胞结合，使红细胞致敏，但不凝集。本试验分为检测红细胞表面有无不完全抗体致敏的直接抗人球蛋白试验（direct antiglobulin test，DAGT）和检测血清中有无不完全抗体的间接抗人球蛋白试验（indirect antiglobulin test，IAGT）。直接试验应用抗人球蛋白试剂（抗 IgG、IgM、IgA 和（或）抗 C3 抗体）与红细胞表面的 IgG 分子结合，出现凝集反应，即为直接抗人球蛋白试验阳性。间接试验应用 Rh（D）阳性 O 型红细胞与受检血清混合孵育，若血清中存在不完全抗体，可使红细胞致敏，再加入抗人球蛋白血清，可出现凝集反应，即为间接抗人球蛋白试验阳性。图 2-8-1 所示为试验原理示意图。

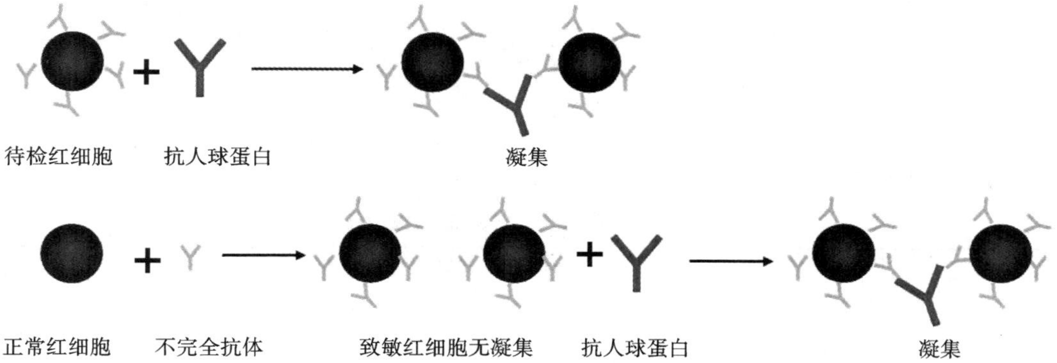

图 2-8-1 抗人球蛋白试验原理示意图

扫码看彩图

【材料】

1. 器材 清洁干燥的试管及刻度吸管、水浴箱、离心机、显微镜等。

2. 试剂

（1）抗人球蛋白血清（广谱、单价），市售合格产品，主要是抗 IgG。

（2）健康人 O 型 Rh 阳性混合红细胞。

（3）IgG 型抗 D 血清。

（4）AB 型血清。

（5）待检者红细胞和血清。

（6）5%已知抗原的红细胞悬液。

（7）生理盐水。

【方法】

（一）直接抗人球蛋白试验

（1）红细胞悬液制备：取待检抗凝血少许，用生理盐水洗涤 3 次，配成 5%红细胞生理盐水悬液。阳性对照、阴性对照 5%红细胞悬液的制备方法见表 2-8-1。

表 2-8-1 直接抗人球蛋白试验对照 5%红细胞悬液制备

加 入 物	阳性对照红细胞	阴性对照红细胞
O 型混合的红细胞	2 滴	2 滴
IgG 型抗 D 血清	4 滴	—
AB 型血清	—	4 滴

（2）37 ℃水浴 1 h，低速离心，弃上清液，生理盐水洗涤 3 次，取红细胞配制 5%红细胞悬液。

（3）取 3 支小试管，分别标记待检、阳性对照、阴性对照，按表 2-8-2 所示加反应物。

NOTE

表 2-8-2　直接抗人球蛋白试验操作

加　入　物	待　检　管	阳性对照管	阴性对照管	盐水对照管
待检 5%红细胞悬液	2 滴	—	—	2 滴
阳性对照 5%红细胞悬液	—	2 滴	—	—
阴性对照 5%红细胞悬液	—	—	2 滴	—
抗人球蛋白血清	2 滴	2 滴	2 滴	—
生理盐水	—	—	—	2 滴

(4) 各管分别混匀后，置室温 30 min(或 120g 离心 1 min)，观察结果。如阳性对照管凝集，阴性对照管和盐水对照管不凝集，则待检管凝集者为直接抗人球蛋白阳性，不凝集者为阴性。

(二) 间接抗人球蛋白试验

(1) 待检 5%红细胞悬液和 IgG 型抗 D 血清阳性 5%红细胞悬液制备方法同上。

(2) 取 3 支小试管，分别标记待检、阳性对照、阴性对照，按表 2-8-3 所示加反应物。

表 2-8-3　间接抗人球蛋白试验操作

加　入　物	待　检　管	阳性对照管	阴性对照管	盐水对照管
待检血清	2 滴	—	—	—
5%已知抗原的红细胞悬液	1 滴	—	—	—
IgG 型抗 D 血清	—	2 滴	—	—
IgG 型抗 D 血清阳性 5%红细胞悬液	—	1 滴	1 滴	—
AB 型血清	—	—	2 滴	—
待检 5%红细胞悬液	—	—	—	1 滴
生理盐水				2 滴
混匀，置 37 ℃水浴 1 h，用生理盐水分别洗涤各管 3 次后，尽量弃去上清液				
抗人球蛋白血清	1 滴	1 滴	1 滴	1 滴

(3) 混匀 1 min 后，120g 离心 1 min，观察结果。如阳性对照管凝集，阴性对照管和盐水对照管不凝集，才能对测定管进行结果判断，待检管凝集表示待检血清中有不完全抗体，不凝集表示待检血清中不含与已知抗原红细胞相对应的不完全抗体。

【注意事项】

(1) 标本采集后应立即试验，以免抗体从细胞上丢失。

(2) 抗人球蛋白血清使用前应按说明书使用最适稀释度，避免前带或后带现象而误认为阴性结果。

(3) 所用红细胞必须洗涤去除血浆蛋白，试验器材应防止血浆蛋白污染，防止出现假阴性结果。

(4) 如阴性对照出现凝集，可能是抗人球蛋白处理不当，或被细菌污染，应更换血清重做试验。

(5) 直接抗人球蛋白试验阴性结果应进行核实，即在该管中加 1 滴 IgG 致敏红细胞，如为阳性，说明阴性结果可靠。

(6) 血清与相应红细胞在 37 ℃水浴中致敏的时间应为 30～60 min。致敏后红细胞洗涤应迅速、彻底。

(7) 温抗体型自身免疫性溶血性贫血患者，可选用单种特异的抗人球蛋白抗体(如抗 IgG 抗体、抗 IgM 抗体、抗 IgA 抗体或抗 C3 抗体等)，不仅能诊断 AIHA，还可对疾病进一步分型。

【参考范围】　正常人直接和间接抗人球蛋白均为阴性。

NOTE

【临床意义】

(1) 直接抗人球蛋白试验是诊断 AIAH 的重要指标，阳性还可见于药物性溶血反应、系统性红斑狼疮、新生儿同种免疫性溶血、类风湿关节炎、淋巴细胞增殖性疾病等。

(2) AIHA 多数属于温抗体型(即 37 ℃条件下作用最强，主要为 IgG 型自身抗体)，但有少部分属于冷抗体(4 ℃条件下作用最强，主要为 IgM 型自身抗体)，故必要时应在 4 ℃条件下进行试验，以排除假阴性。

(3) AIHA 以 IgG 型抗体为主，也存在 IgG+C3 型、C3 型、IgG 亚型(极少数)、IgA 和 IgM 型，临床上一般使用广谱的抗人球蛋白血清进行试验。

(4) 间接试验主要用于母子血型不合妊娠免疫性新生儿溶血病母体血清中不完全抗体的检测。

【应用评价】

本试验主要用于 AIHA 的诊断，最常用的是直接试验，直接抗人球蛋白试验阳性见于新生儿溶血病、AIHA、某些药物诱发的免疫性溶血性贫血，结缔组织病等亦可呈阳性反应。间接抗人球蛋白试验阳性常见于 Rh 和 ABO 血型不合妊娠。

实验二　冷热溶血试验

【目的】 掌握冷热溶血试验的原理、注意事项及临床意义，熟悉其检测方法。

【原理】 阵发性冷性血红蛋白尿症(paroxysmal cold hemoglobinuria，PCH)患者血清中存在一种特殊的冷反应抗体，即 Donath-Landsteiner 抗体(D-L 抗体)，此抗体在 20 ℃以下(常为 0～4 ℃)时与红细胞结合，同时吸附补体，但不溶血。当温度升至 37 ℃时，补体激活，红细胞膜破坏而发生急性血管内溶血，故本试验又称为冷热溶血试验(Donath-Landsteiner test)。

【材料】

试管、冰箱、水浴箱等。

【方法】

(1) 取 3 支小试管，分别标记 A、B、C，预热至 37 ℃，采集患者静脉血 3 mL，于上述试管中各加入 1 mL。

(2) A 管凝固后 37 ℃静置 1 h；B 管凝固后 4 ℃静置 1 h；C 管先置于 4 ℃ 30 min，再置于 37 ℃ 1 h，各管均不可搅动。

(3) 观察结果：仅 C 管溶血，A、B 管不溶血，结果为阴性，提示患者可能有 D-L 抗体。

【注意事项】

(1) 如果患者近期正处于溶血发作阶段，则补体被消耗，可得出假阴性结果。

(2) 应与 IgM 引起的冷凝集素相区别，后者在体外 pH 6.9～7.0 时亦可缓慢溶血，且血清中冷抗体滴度一般不高，补体因消耗而水平降低。

【参考范围】 正常人为阴性。

【临床意义】 阳性主要见于 PCH 患者。某些病毒感染如麻疹、流行性腮腺炎、水痘、传染性单核细胞增多症也可呈阳性反应。

【应用评价】

本试验对 PCH 诊断有一定价值，但需注意某些病毒感染如麻疹、流行性腮腺炎、水痘、传染性单核细胞增多症也可呈阳性反应。若患者近期正处于溶血状态且补体消耗，则可能出现假阴性结果。

实验三　冷凝集素试验

【目的】 掌握冷凝集素试验的原理、注意事项及临床意义，熟悉其检测方法。

NOTE

【原理】 冷凝集素综合征(cold agglutinin syndrome,CAS)患者的血清中存在冷凝集素,为IgM型完全抗体,在低温时可使自身红细胞、O型红细胞、同型的红细胞发生凝集。凝集反应的高峰在0～4 ℃,当温度回升到37 ℃时凝集消失。

【材料】

1. 器材 冰箱、离心机、水浴箱等。

2. 试剂

(1) 健康人(O型或与受检者相同血型)红细胞:取健康人抗凝血1 mL,生理盐水洗涤3次,取红细胞配成2%红细胞悬液。

(2) 生理盐水。

【方法】

(1) 取患者4～5 mL血液,立即置37 ℃水浴箱内,待凝固后,离心分离出血清备用。

(2) 取10支小试管依次编号,每管加0.2 mL生理盐水,第1管加0.2 mL受检者血清,混匀后吸取0.2 mL加至第2管内,依此类推倍比稀释至第9管,第10管做生理盐水对照。

(3) 每管加2%红细胞悬液0.2 mL,混匀,4 ℃冰箱放置2～4 h,立即观察结果,记录出现凝集的血清最高稀释度。如第9管仍凝集,继续稀释观察其凝集的最高稀释度,再将所有试管放入37 ℃水浴2 h,观察凝集是否消失。

【注意事项】

(1) 患者血标本采集后应立即置37 ℃水浴,严禁放入冰箱,防止冷凝集素被红细胞吸收,导致假阴性结果。

(2) 观察凝集时,应同时注意观察溶血现象,如发现溶血,应同时报告。

(3) 试验需用自身及健康人红细胞作自身对照和正常对照。

【参考范围】 正常人血清中抗红细胞抗原的IgM冷集素效价低于1∶16。

【临床意义】

(1) 阳性主要见于CAS,效价高于1∶1000。支原体肺炎、传染性单核细胞增多症、淋巴瘤、疟疾、多发性骨髓瘤患者等可引起冷凝集素效价继发性增高,但多数效价不超过1∶1000,抗体几乎均为IgM,但也有报道IgG或IgA水平增高,因此广谱DAGT可呈阳性。

(2) 部分低效价高温幅的CAS,其冷凝集素效价不太高(低于1∶256),而活性强,作用温度幅度大,在37 ℃时1∶16仍有活性,患者可有明显溶血及红细胞自凝集现象,一般溶血较持久。

(3) 也有冷凝集素效价高达1∶5120,无严重溶血,但贫血严重,网织红细胞减少,可能因冷凝集素抑制红系生成,红系无效造血导致。

【应用评价】

本试验方法简单,容易开展,是诊断CAS的重要方法。但应注意支原体肺炎、传染性单核细胞增多症、淋巴瘤、疟疾、多发性骨髓瘤患者等可引起冷凝集素效价继发性增高,因此在疾病诊断中应注意鉴别。

(吴心语)

第九节 其他红细胞疾病的检验

实验一 骨髓病性贫血的检验

NOTE

骨髓病性贫血(myelopathic anemia,MA)又称骨髓浸润性贫血,是骨髓被肿瘤细胞或异常组织浸润，造血骨髓微环境遭到破坏，造血功能受损引起的贫血。其特征是骨痛、骨质破坏、贫血伴幼粒、幼红细胞血象。

【目的】 掌握骨髓病性贫血血象、骨髓象特点，正确书写骨髓病性贫血骨髓检验报告单。

【材料】

1. 骨髓病性贫血 血涂片、骨髓涂片。

2. 病例资料 患者，男，57 岁，头晕、疲乏、消瘦近 1 年，近 1 年出现腰部及胸部疼痛，针灸理疗不能缓解。脊柱 CT 片提示胸椎及腰椎有多处压缩性骨折。实验室检查：RBC $1.6\times10^{12}/L$，Hb 53 g/L，Hct 0.21，Ret 1.5%，MCV 76 fL，MCH 29 pg，MCHC 332 g/L，RDW 13.5%；WBC $3.8\times10^{9}/L$，N 61%，L 35%，M 2%，E 2%；PLT $153\times10^{9}/L$。

【形态学检验】

1. 血象 白细胞、红细胞、血小板均有不同程度减少，部分病例血红蛋白下降明显，呈现幼红、幼粒细胞性贫血，即白细胞分类计数中，出现数量不等的幼红细胞和幼粒细胞。幼红细胞以晚幼阶段细胞为主，幼粒细胞以中幼和晚幼阶段细胞居多。红细胞一般呈正细胞性贫血；部分病例红细胞大小不一，可见异型红细胞、嗜碱性点彩红细胞和嗜多色性红细胞。

2. 骨髓象 骨髓取材偶有“干抽”或“血抽”现象。疾病早期骨髓有核细胞增生明显活跃，粒系、红系、巨核系三系均增生，但以红系增生为主。各系各阶段有核细胞的比例及形态大致正常。骨髓涂片和活检可发现原发疾病的细胞形态学表现。肿瘤转移者可在片尾找到成团出现的肿瘤细胞。

3. 鉴别 骨髓病性贫血病因不同，骨髓象表现差异巨大。常见的病因有转移癌、造血系统肿瘤、感染以及代谢性疾病。

(1) 转移癌：转移癌细胞侵犯骨髓后，可以导致造血微环境的改变和造血干细胞受损，破坏血细胞正常的生长发育，引起血细胞减少而致骨髓病性贫血。常见的转移癌有甲状腺癌、胃癌、肺癌、肝癌、结肠癌、直肠癌、前列腺癌及神经母细胞瘤等。其骨髓象的重要特征是查见癌细胞。骨髓象早期血细胞增生活跃或明显活跃，粒红比值正常，有核细胞形态大致正常。部分病例可以出现粒系、红系巨幼样变。中后期出现造血细胞增生受抑，粒系、红系增生低下，巨核细胞减少，并发骨髓纤维化或骨髓坏死。

(2) 造血系统肿瘤：造血系统肿瘤细胞的恶性增生抑制和破坏了正常克隆的干细胞，致使造血细胞再生不良和分化成熟受阻，造成骨髓病性贫血。常见的造血细胞肿瘤包括急性髓细胞白血病、急性淋巴细胞白血病、慢性淋巴细胞白血病、慢性粒单白血病、多发性骨髓瘤、恶性淋巴瘤等。在骨髓增殖性肿瘤中，骨髓纤维化最容易引起骨髓病性贫血，其他亚型则很少，部分病例可能在疾病后期才会导致骨髓病性贫血。骨髓象是以原发病的表现为特征，即白血病细胞异常增生，正常血细胞数量减少。骨髓纤维化后期的骨髓象特征是有核细胞增生减弱，粒系、红系、巨核系三系细胞减少，骨髓组织病理检查可见纤维细胞异常增生，正常的造血组织结构破坏或消失。

(3) 感染：细菌和真菌感染均可引起机体炎症，导致免疫功能紊乱，干扰和破坏造血细胞的生长发育，并发骨髓病性贫血。常见的疾病有结核、葡萄球菌感染、伤寒和组织胞浆菌病等。骨髓象表现为粒系显著增生，中性粒细胞颗粒(S 颗粒)粗大，核溶解；组织细胞增多，噬血现象明显。组织胞浆菌病的骨髓象可检出被吞噬在组织细胞内的带有荚膜的组织胞浆菌。部分病例可以出现红系发育异常和核畸形等病态现象。

(4) 代谢性疾病：脂质代谢障碍的戈谢病(Gaucher)和骨硬化症等可引起骨髓病性贫血。

【注意事项】

(1) 填写报告单：填写增生程度，计数 200 个有核细胞，分类计数，计算粒红比值。

(2) 诊断与建议：骨髓病性贫血是对贫血分类所列出的一类病理概念，在骨髓象分析报告中不列为诊断报告结果。该类疾病的骨髓象主要描述原发病的骨髓象特征或相关的形态学改变。对于骨髓象不能做肯定性诊断的病例，建议做临床相关检查。

NOTE

(3) 书写骨髓报告单时，应将原发病细胞系置首位描述，并注意描述幼红细胞的比例、形态特点及成熟红细胞的形态学特点。

(4) 与其他贫血相鉴别，其他贫血一般有与之相应的骨髓象特征，如缺铁性贫血、再生障碍性贫血等。

实验二　红细胞增多症的检验

【目的】 掌握红细胞增多症血象、骨髓象特点，正确书写红细胞增多症骨髓检验报告单。

【材料】

1. 红细胞增多症　血涂片、骨髓涂片。

2. 病例资料　患者，男，68 岁，咳嗽咳痰 11 年，近 1 年出现咳嗽症状加重，伴心慌、胸闷、呼吸困难。皮肤、黏膜明显红紫。CT 片提示慢性阻塞性肺炎、心影增大。实验室检查：RBC 7.1×10^{12}/L，Hb 178 g/L，Hct 0.54，Ret 1.0%，MCV 78fL，MCH 28 pg，MCHC 351 g/L，RDW 13.2%；WBC 12.8×10^{9}/L，N 82%，L 14%，M 3%，E 1%；PLT 308×10^{9}/L。

【形态学检验】 按照骨髓细胞学检查方法进行细胞形态学观察。

1. 血象　红细胞计数显著增多，白细胞和血小板计数正常或有不同程度增多。红细胞形态大致正常，在血涂片上细胞排列紧密，常见相互挤压重叠现象。白细胞分类以中性分叶粒细胞为主，部分病例中性颗粒粗大，少见中性中、晚幼粒细胞。

2. 骨髓象　骨髓液为深红色。骨髓有核细胞增生明显活跃，粒系、红系、巨核系三系均增生，粒红比值可以增高、正常或降低。各系各阶段有核细胞的比例及形态大致正常。红细胞增多症患者骨髓采取液极易被稀释，故有核细胞分类计数常会出现粒系阶段右移。

3. 鉴别　红细胞增多症分为真性红细胞增多症和继发性红细胞增多症，二者需结合临床表现和实验室检查特征来鉴别。前者是干细胞疾病，临床观察无疾病诱因，存在 JAK2 基因突变；骨髓象表现为粒系、红系和巨核系均异常增生，可伴有病态造血现象。后者多继发于心脏病、肺心病等多种疾病，高原居住、吸烟人群也可出现反应性红细胞增生，临床观察可查找到诱因；骨髓象一般大致正常，也可表现为与原发病相关联的形态学特征。

【注意事项】

(1) 书写骨髓报告单时，应将红系置首位描述，详细描述幼红细胞的比例、形态学特点及成熟红细胞的形态学特点。

(2) 填写报告单：填写增生程度，记数 200 个有核细胞，分类计数，计算粒红比值。

(3) 诊断与建议：增生性骨髓象，请结合临床进行分析。

（李玉云）

NOTE

第三章　白细胞疾病检验技术

第一节　急性髓细胞白血病

实验一　急性髓细胞白血病伴有重现性遗传学异常(急性髓细胞白血病伴 t(8;21)(q22;q22);*RUNX-RUNX1T1*)

(一) 目的

掌握急性髓细胞白血病(AML)伴 t(8;21)(q22;q22);*RUNX-RUNX1T1* 的血象、骨髓象特点，正确书写骨髓检查报告单。

(二) 形态学观察

1. 血象　多数病例全血细胞减少，贫血显著，血小板中度到重度减少。白细胞计数大多正常或低于正常，少数病例增高。分类计数可见各阶段幼粒细胞，以原始粒细胞增多为主，常达 20%及以上，有时伴嗜酸性、嗜碱性粒细胞增多(图 3-1-1 和图 3-1-2)。

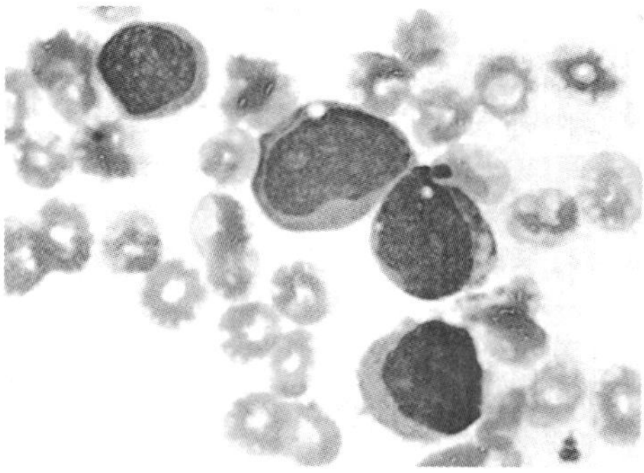

图 3-1-1　AML 血象 1(瑞特染色×1000)

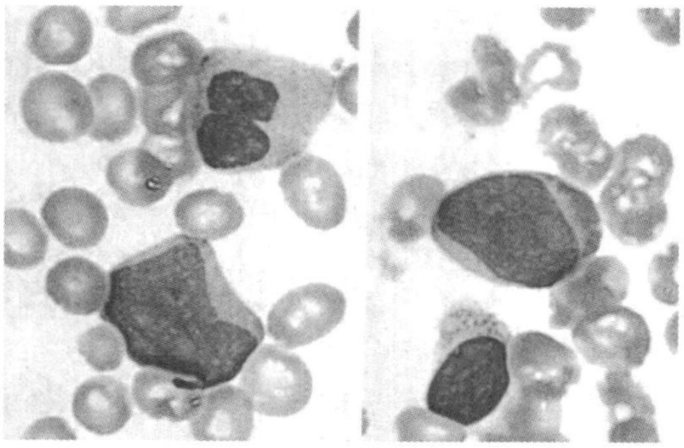

扫码看彩图

扫码看彩图

图 3-1-2　AML 血象 2(瑞特染色×1000)

2. 骨髓象　骨髓增生极度活跃或明显活跃，粒系增生明显，可见不同程度发育异常的原始粒、早幼粒、中幼粒及成熟中性粒细胞。形态上分为两种状态：一种是以原始粒细胞增多为主，原始粒细胞体积大小不等，以大为主，胞核核周清晰，易见明显核凹陷，凹陷处淡染(MPO 染色凹陷区域可呈团块状反应)。核仁 1～2 个，胞质丰富，嗜碱性强，常见棒状小体和大量细小密集的嗜天青颗粒，可见假性 Chediak-Higash 颗粒。另外一种以异常中幼粒细胞增多为主，其主要特征为核质发育不平衡——“核幼质老”，胞质染色异常，局部呈“朝阳红”或“黄沙样”改变。胞质中可见空泡、棒状小体及假性 Chediak-Higash 颗粒，假 Pelger-Huët 核可见(图 3-1-3 和图 3-1-4)。

该病常伴有幼稚嗜酸性粒细胞比例增高，嗜碱性粒细胞和(或)肥大细胞有时增多，单核细胞很少或缺如；红系、巨核系细胞常增生或增生受抑。

3. 细胞化学染色

(1) MPO 染色：该类白血病细胞在胞核凹陷区域可呈团块状反应，常为强阳性或阳性。如图 3-1-5 所示。

(2) NAS-DCE 染色：常为强阳性或阳性。

NOTE

扫码看彩图

扫码看彩图

扫码看彩图

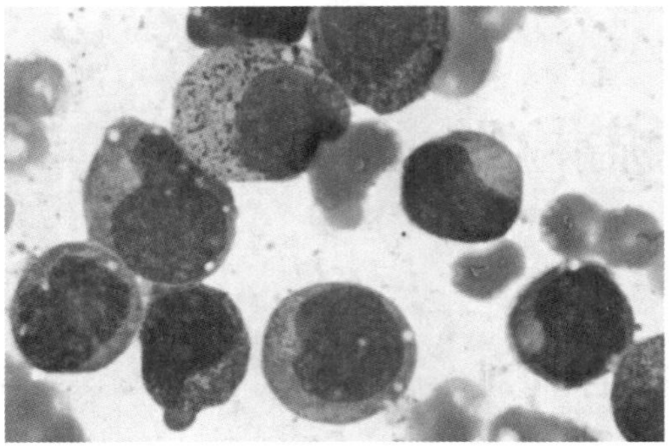

图 3-1-3　AML 骨髓象 1(瑞特染色×1000)

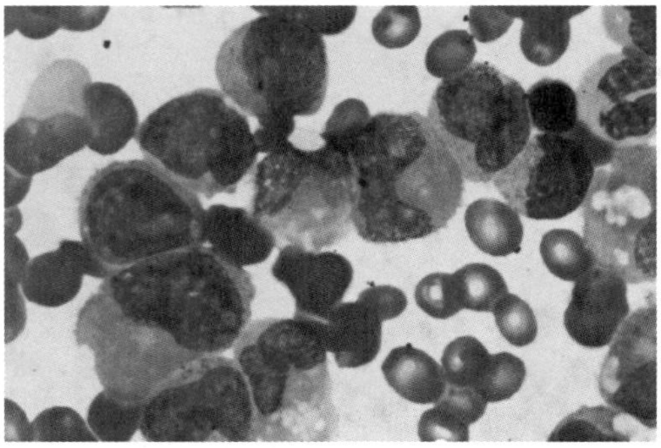

图 3-1-4　AML 骨髓象 2(瑞特染色×1000)

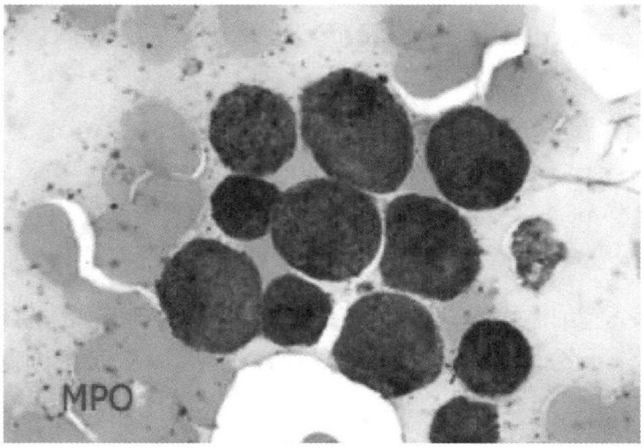

图 3-1-5　AML 骨髓象(MPO 染色×1000)

(3) PAS 染色:多数原始粒细胞为阴性。异常中幼粒细胞阳性,多呈弥散状。

(4) NAS-DAE 染色:多数为弱阳性,加 NaF 不被抑制。

(5) α-NBE 染色:一般为阴性。

(6) NAP 积分降低,甚至为零。合并感染时,可一过性增高。

(三) 注意事项

(1) 观察涂片时,注意选择涂片较薄、细胞结构清晰的部位进行观察。

(2) 书写骨髓报告单时,应先叙述粒系,详细描述粒细胞的形态学特点及棒状小体的形态学特征。

(3) 原始细胞计数是基于形态学分类的细胞计数(不是流式细胞术结果的百分比),异常中性粒细胞等同于原始细胞进行计数。

(4) 当白血病细胞出现弱 $CD19^+$(伴 $CD56^+$)、弱 $CD33^+$ 时,多提示存在 t(8;21)。AML 伴 t(8;21)患者的最大特点是表达 CD19,与无 t(8;21)的 AML-M2 间具有显著差异。

(5) 遗传学特征:伴有重现性遗传学异常,即 t(8;21)(q22;q22)。分子生物学特征:伴 *RUNX-RUNX1T1* 融合基因。少数病例骨髓原始细胞不足 20%,但根据 MICM 特点,仍然可以诊断为 AML。

实验二　急性髓细胞白血病伴有重现性遗传学异常(急性早幼粒细胞白血病伴 *PML-RARα*)

(一) 目的

掌握急性早幼粒细胞白血病(APL)伴 *PML-RARα* 的血象、骨髓象特点,正确书写骨髓检查报

NOTE

告单。

（二）形态学观察

1. 血象 白细胞计数常降低，严重者可出现粒细胞缺乏症，少数增加或正常；红细胞计数常降低；血小板也常减少或明显减少。所以患者常表现为全血细胞减少。大多数患者可见异常早幼粒细胞，其比例多少不一（白细胞明显减少者，其比例也低），并可见少许中性中幼粒、中性晚幼粒细胞，棒状小体、“柴捆细胞”较易见，有时可见有核红细胞。如图 3-1-6 和图 3-1-7 所示。

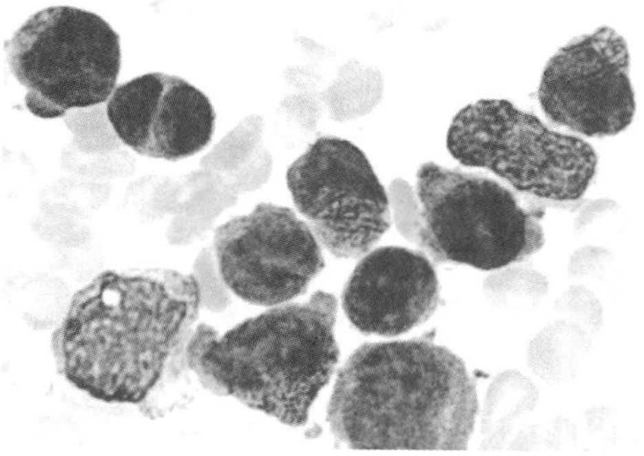

图 3-1-6 APL 血象 1（瑞特染色×1000）

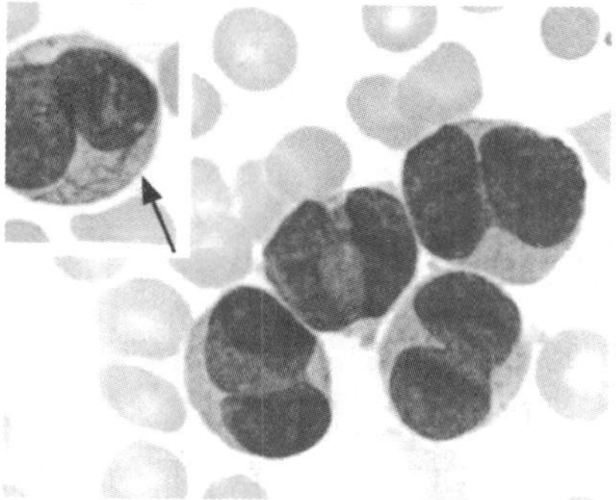

图 3-1-7 APL 血象 2（瑞特染色×1000）

扫码看彩图

扫码看彩图

2. 骨髓象 骨髓有核细胞增生极度活跃或明显活跃。主要表现为异常早幼粒细胞增生，并可见少许原始粒细胞及中性中幼粒细胞，其他阶段粒细胞明显减少。异常早幼粒细胞的形态学特点如下：胞体类圆形，常不规则，大小不一，直径 15～30 μm；胞核偏小，核常扭曲、折叠甚至分叶等不规则形，呈“苹果核”“蝴蝶核”，核染色质较细致，常有核仁，1～3 个；胞质丰富，蓝色或灰色，胞质中常有丰富、染紫红色，充满密集（有的相互融合）的嗜天青颗粒（粗颗粒或细颗粒），常见明显的内、外胞质现象，“内胞质”中充满颗粒，“外胞质”中颗粒很少或无颗粒。棒状小体易见，且数量常较多，几条、十几条甚至几十条，棒状小体多者从形态上似柴捆，呈束状交叉排列，故棒状小体多的细胞称为“柴捆细胞”（faggot cell）。如图 3-1-8 和图 3-1-9 所示。红系及巨核系常增生受抑制或缺如。

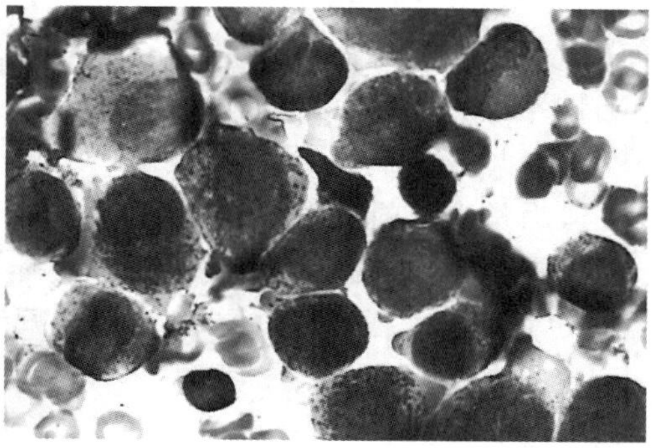

图 3-1-8 APL 骨髓象 1（瑞特染色×1000）

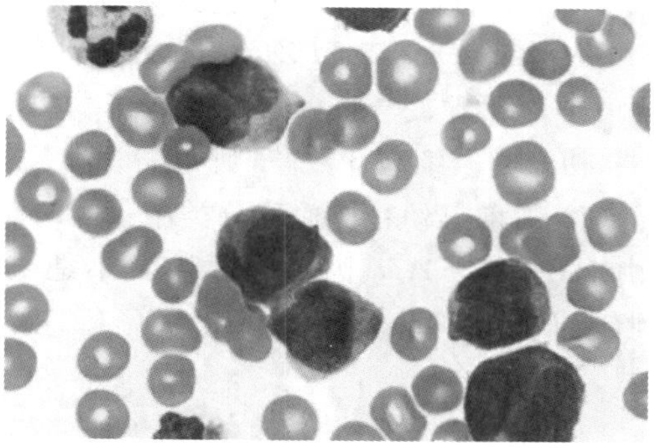

图 3-1-9 APL 骨髓象 2（瑞特染色×1000）

扫码看彩图

扫码看彩图

在 WHO 分类中，依据形态学特征，急性早幼粒细胞白血病（APL）分为多颗粒型（或“典型”）与微颗粒型（颗粒过少型）两种，后一种也叫“M3 变异型”（M3 variant），即 M3v，也称为微颗粒变异型。典型 APL（M3）与微颗粒变异型 APL（M3v）的主要特征见表 3-1-1。

表 3-1-1 典型 APL（M3）与微颗粒变异型 APL（M3v）的鉴别

鉴别点	典型 APL（M3）	微颗粒变异型 APL（M3v）
核型	不规则，变化多样，常为肾形或双分叶（或蝴蝶型）	多为折叠、双分叶

NOTE

续表

鉴　别　点	典型 APL(M3)	微颗粒变异型 APL(M3v)
颗粒	颗粒大，数量多，呈密集或融合的大颗粒，甚至覆盖于核上	颗粒细小似粉尘样，光镜不能充分分辨，表现为颗粒明显少或无，但可找到少量形态典型的异常早幼粒细胞
棒状小体	多数病例可见	少数细胞有“柴捆”样棒状小体
组化染色	MPO、SBB 阳性，CE 阳性	MPO、SBB 阳性，CE 阳性
免疫分型	低表达或不表达 HLA-DR、CD34、CD11a、CD11b、CD18，CD33 或 CD65 阴性或弱阳性	同左，但少部分细胞表达 CD34 和 CD2
PML-RARα	阳性	阳性
临床特点	常伴 DIC，白细胞计数常减少	常伴 DIC，白细胞计数常升高

3. 细胞化学染色

(1) MPO 染色：异常早幼粒细胞常呈强阳性或阳性。

(2) NAS-DCE 染色：异常早幼粒细胞常呈强阳性或阳性。

(3) PAS 染色：异常早幼粒细胞多呈弥散状阳性。

(4) NAS-DAE 染色：异常早幼粒细胞多数阳性，且加 NaF 不被抑制。

(5) α-NBE 染色：异常早幼粒细胞一般为阴性。

(三) 注意事项

(1) 观察涂片时，注意选择涂片较薄、细胞结构清晰的部位进行观察。

(2) WHO：异常早幼粒细胞等同于原始细胞进行计数。所有 AML 亚型原始细胞的百分比都是以总的骨髓有核细胞为分母计算的。

(3) 流式细胞学：常见 $CD34^-$，$HLA\text{-}DR^-$，$CD13^+$，$CD33^+$，$CD117^+$，MPO^+。

(4) 遗传学特征：常伴有重现性遗传学异常，即 t(15;17)(q22;q22)。

(5) 分子生物学特征：伴有重现性 *PML-RARα* 融合基因，且异常早幼粒细胞未达到 20%亦可诊断为 M3。涉及 *RARA* 的变异易位，还包括 t(11;17)及其 *NUMA-RARα*，t(5;17)及其 *NPM-RARα*，t(11;17)及其 *PLZF-RARα*，dup(17)及其 *STAT5B-RARα*。

(6) 微颗粒变异型(M3V)有较高的白细胞计数，与 FLT3-ITD 突变、累及 PML 的 bcr3 断裂点相关，初诊时白细胞计数高，则完全缓解率低，预后差。

(7) 目前早幼粒白血病分类中仅 *PML-RARA* 重排被认为是真正的急性早幼粒细胞，其名称现由 *PML-RARA* 基因重排决定，而不是 t(15;17)易位，因为偶然可由其他情况或隐匿性染色体异常形成 *PML-RARA*。其他几个 *RARA* 伙伴基因易位形成者被称为急性早幼粒细胞白血病变异型。

实验三　急性髓细胞白血病伴有重现性遗传学异常(急性髓细胞白血病伴 inv(16)或 t(16;16)(p13.1;q22);*CBFβ-MYH11*)

(一) 目的

掌握急性髓细胞白血病(AML)伴 inv(16)或 t(16;16)(p13.1;q22);*CBFβ-MYH11* 的血象、骨髓象特点，正确书写骨髓检查报告单。

(二) 形态学观察

1. 血象　中度到重度贫血，血小板重度减少。白细胞可增多、正常或减少，分类可见粒系及单核系早期细胞增生，常伴一定数量的单核细胞，有时外周血出现异常嗜酸性粒细胞，其胞质易见空

NOTE

泡(异常嗜酸性粒细胞脱颗粒时形成)。如图 3-1-10 和图 3-1-11 所示。

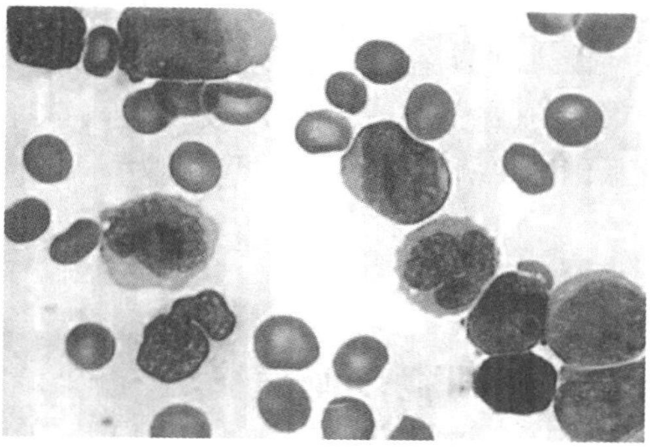

图 3-1-10 AML 血象 1(瑞特染色×1000)

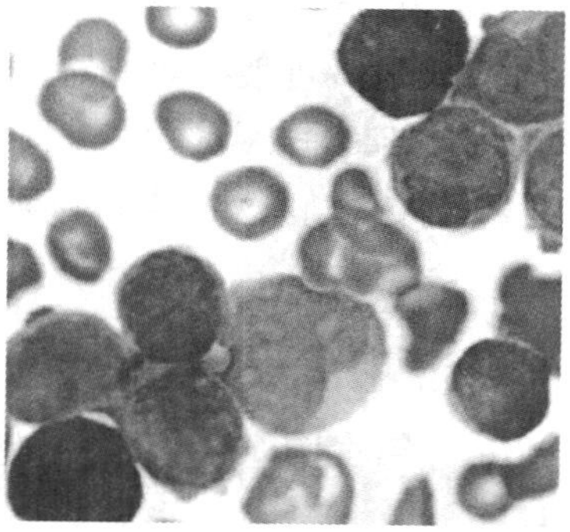

图 3-1-11 AML 血象 2(瑞特染色×1000)

扫码看彩图

扫码看彩图

2. 骨髓象 骨髓有核细胞增生极度活跃或明显活跃,粒系、单核系两系同时增生,原始粒细胞、原始单核细胞及幼稚单核细胞增多,嗜酸性粒细胞增多,可见各阶段的异常嗜酸性粒细胞,主要为中、晚幼嗜酸性粒细胞,常达到5%;其胞质中充满粗大、大小不一、深染的棕黑色异常嗜碱性颗粒和橘黄色嗜酸性颗粒,有的颗粒非常密集地覆盖于核上,看不清细胞形态,有时成熟嗜酸性粒细胞可出现细胞核分叶不良。也有少数病例异常嗜酸性粒细胞非常少或缺乏。如图 3-1-12 和图 3-1-13 所示。红系增生受抑,可见双核和畸形核幼红细胞。有时可见病态巨核细胞,血小板减少,可见巨大血小板。

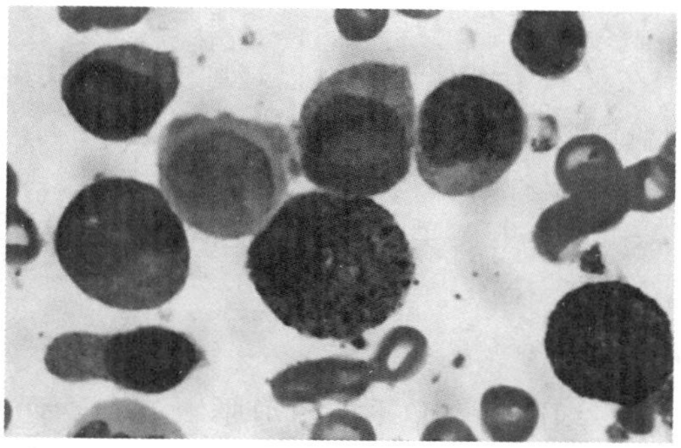

图 3-1-12 AML 骨髓象 1(瑞特染色×1000)

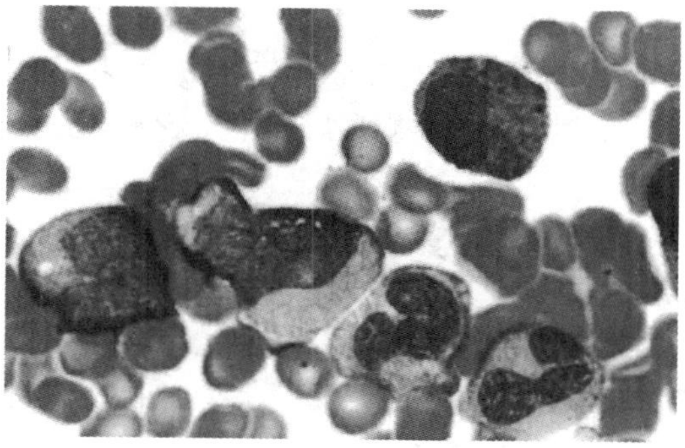

图 3-1-13 AML 骨髓象 2(瑞特染色×1000)

扫码看彩图

扫码看彩图

3. 细胞化学染色

(1) MPO 染色:原始细胞常呈阳性或弱阳性,嗜酸性粒细胞呈强阳性。

(2) NAS-DCE 染色:原始粒细胞常呈阳性,嗜酸性粒细胞呈强阳性。

(3) PAS 染色:原始细胞多呈弥散状阳性,嗜酸性粒细胞呈强阳性。

(4) NAS-DAE 染色:多数呈阳性原始粒细胞、早幼粒细胞加入 NaF 时不被抑制,但原始单细胞、幼稚单核细胞及单核细胞加入 NaF 时至少 80%以上被抑制。

(5) α-NBE 染色:单核系多为阳性,粒系一般为阴性,若粒系为阳性,则可加做 NaF 抑制试验,其结果不被抑制依旧阳性,而阳性的单核系细胞,加做 NaF 抑制实验,其阳性率至少 80%被抑制。

(三) 注意事项

(1) 观察涂片时,注意选择涂片较薄、细胞结构清晰的部位进行观察。

(2) 该病的骨髓形态学特征为急性粒-单核细胞白血病伴异常嗜酸性粒细胞(FAB 分类中的 AML-M4Eo)。酯酶双染在 FAB 形态分型中常常起关键作用。

(3) 在做免疫分型检查时,嗜酸性粒细胞与粒细胞在免疫学表型上有很多相似之处,如均表达 CD13、CD33、CD11b 等,不表达 CD16。另外,成熟嗜酸性粒细胞表达 CD9 和 CD123。由于嗜酸性粒细胞胞质内有很多颗粒,所以在做流式细胞术检测时,可以表现为 SSC 比粒细胞大,CD45 表达

NOTE

强度也高于粒细胞，但细胞体积相比粒细胞无明显增大。因此在CD45/SSC和SSC/FSC二维点图中，出现一群CD45强/SSC大和SSC大而FSC不大的细胞，结合此群细胞自发荧光较高和具有粒细胞免疫表型的特点，再根据CD16、CD9、CD123的表达情况，可以对嗜酸性粒细胞进行辨认。

（4）遗传学特征为伴有重现性遗传学异常，即inv(16)或t(16;16)(p13.1;q22)；分子生物学特征为伴*RUNX-RUNX1T1*融合基因。因此，即使骨髓中原始细胞比例小于20%也可诊断为AML。

（刘　怀）

实验四　急性髓细胞白血病非特指型（急性髓细胞白血病微分化型）

（一）目的

掌握急性髓细胞白血病微分化型（AML-M0）的血象、骨髓象特点，正确书写骨髓检查报告单。

（二）形态学观察

1. 血象

（1）血细胞数量：白细胞常减少，红细胞及血小板也常减少，故患者常表现为全血细胞减少。

（2）血细胞涂片：常可见一定数量原始细胞（形态常似淋系），无棒状小体，有的可见幼粒细胞及有核红细胞。

2. 骨髓象

（1）骨髓增生程度：有核细胞增生明显活跃或极度活跃。

（2）原始细胞增生达到20%及以上，此类原始细胞在显微镜下似原始淋巴细胞。其胞体多数较小，胞体较规则；胞质少，蓝色，无颗粒及棒状小体；胞核圆形，染色质细致，核仁明显。

（3）其他：粒系、红系及巨核系常明显抑制或缺如，血小板少见。

3. 细胞化学染色　POX染色、NAS-DCE染色、NAS-DAE染色及α-NBE染色均为阴性；PAS染色一般也呈阴性，但偶尔可见弱阳性。

（三）注意事项

急性髓细胞白血病微分化型即FAB分类的AML-M0，细胞形态学不能明确原始细胞类型，主要依靠细胞免疫学表型分析，确定其髓系分化方向，用于区分急性淋巴细胞白血病。

实验五　急性髓细胞白血病非特指型（急性髓细胞白血病无成熟迹象型）

（一）目的

掌握急性髓细胞白血病无成熟迹象型（AML-M1）的血象、骨髓象特点，正确书写骨髓检查报告单。

（二）形态学观察

1. 血象

（1）血细胞数量：白细胞常增多，多数为$(10\sim50)\times10^9/L$，少数患者减少或正常；红细胞常减少；血小板也常减少，少数患者血小板计数正常。

（2）血细胞涂片：原始细胞增多，比例常较高，高者超过90%（白细胞计数低者原始细胞比例常低），原始细胞内有时可见棒状小体（典型者棒状小体粗短），少数患者还可见少许幼粒细胞及有核红细胞。

2. 骨髓象

（1）骨髓增生程度：有核细胞增生极度活跃。

（2）原始粒细胞极度增生，达到90%及以上（NEC），早幼粒细胞很少见，中幼粒以下各阶段细

NOTE

胞不见或罕见，有的患者原始粒细胞内可见棒状小体，少数患者伴有嗜碱性粒细胞增多。典型原始粒细胞胞体为中等大小，直径 10～20 μm，胞体规则；胞质量中等，蓝色，无颗粒或有少许颗粒；胞核较规则，染色质细致，核仁明显，2～5 个，核质比约为 0.8。粒系分裂象细胞的染色体常较粗短。

（3）其他：红系及巨核系常明显抑制或缺如，血小板少见。

3. 细胞化学染色

（1）POX 染色：常阳性，阳性率超过 3%，多呈（+）～（++）。少数 M1 型患者 POX 染色呈阴性。

（2）NAS-DCE 染色：阳性或均阴性。

（3）NAS-DAE 染色：阴性或阳性，加入 NaF 时不抑制。

（4）α-NBE 染色：均阴性。

（5）PAS 染色：阴性或阳性，典型者呈弥散状阳性。

（三）注意事项

急性髓细胞白血病无成熟迹象型即 FAB 分类的 AML-M1，根据原始粒细胞胞质中有无颗粒分为Ⅰ型和Ⅱ型。Ⅰ型原始粒细胞胞质中无颗粒；Ⅱ型原始粒细胞胞质中有少许、细小的嗜天青颗粒（具体颗粒多少尚无统一的标准，一般认为小于 20 颗），核质比例比Ⅰ型小，其他方面同Ⅰ型。当核偏位 Golgi 区发育（核附近有淡染区）、染色质聚集、颗粒较多、核质比降低时，即为早幼粒细胞，不再是Ⅱ型原始粒细胞。

实验六　急性髓细胞白血病非特指型（急性髓细胞白血病伴成熟迹象型）

（一）目的

掌握急性髓细胞白血病伴成熟迹象型（AML-M2）的血象、骨髓象特点，正确书写骨髓检查报告单。

（二）形态学观察

1. 血象

（1）血细胞数量：白细胞常增多，少数患者减少或正常；红细胞常减少；血小板也常减少。

（2）血细胞涂片：原始粒细胞增多，同时常可见早幼粒细胞、中性中幼粒及中性晚幼粒细胞，部分患者的原始粒细胞内有棒状小体，少数患者可见少许有核红细胞，血小板常少见。

2. 骨髓象

（1）骨髓增生程度：有核细胞增生极度活跃或明显活跃。

（2）白血病细胞明显增生，原始粒细胞占 20%及以上，早幼粒及其以下各阶段细胞占 10%及以上，单核细胞不足 20%，少数患者伴有嗜碱性粒细胞增多。骨髓涂片中可有少许幼粒细胞形态异常，如巨幼样变、异常中性中幼粒细胞等，部分患者的原始粒细胞内可见棒状小体。

（3）其他：红系、巨核系增生常受抑制；白血病细胞比例不高者，红系及巨核系也可增生。有的可见红系、巨核系形态异常。

3. 细胞化学染色

（1）POX 染色：阳性，阳性率超过 3%，常呈（+）～（++）。

（2）NAS-DCE 染色：阳性。

（3）NAS-DAE 染色：多数阳性，加入 NaF 时不抑制。

（4）α-NBE 染色：均阴性。

（5）PAS 染色：阳性，多呈弥散状阳性。

NOTE

（三）注意事项

急性髓细胞白血病伴成熟迹象型即 FAB 分类中的 AML-M2，分为 M2a 和 M2b 两种类型，其中 M2b 在我国急性髓细胞白血病分型中属于 M2 的一种特殊亚型，即 WHO 分型当的 AML 伴 t(8;21)(q22;q22)，已归入伴有重现性遗传学异常 AML。

实验七　急性髓细胞白血病非特指型(急性粒-单核细胞白血病)

（一）目的

掌握急性粒-单核细胞白血病（AML-M4）的血象、骨髓象特点，正确书写骨髓检查报告单。

（二）形态学观察

1. 血象

(1) 血细胞数量：白细胞增多、减少或正常；红细胞常减少；血小板也常减少，个别患者血小板计数正常。

(2) 血细胞涂片：常可见一定数量的原始细胞、幼稚单核细胞和幼粒细胞。单核细胞增多（通常不低于 5×10^9/L）。有的原始细胞、幼稚单核细胞等胞质中可见棒状小体。

2. 骨髓象

(1) 骨髓增生程度：有核细胞增生明显活跃或极度活跃。

(2) 白血病细胞增生：骨髓中原始细胞（包括幼稚单核细胞）占比不低于 20%，骨髓中各阶段粒细胞和各阶段单核细胞比例均不低于 20%。原始、幼稚单核细胞主要有以下特点：胞体较大，胞体可不规则；胞核常不规则，呈扭曲、折叠状，胞核染色质疏松、细致，核仁常为 1 个，大而清楚（幼稚单核细胞可无核仁）；胞质量较多，呈灰蓝色，原始单核细胞胞质中常无颗粒，幼稚单核细胞颗粒少而细小（典型呈粉尘样），有的胞质中可见空泡及被吞噬的细胞，有时可见细而长的棒状小体。

(3) 其他：红系及巨核系常明显受抑制或缺如，有的浆细胞较易见。

3. 细胞化学染色

(1) POX 染色：常阳性，阳性以(±)至(++)为主，少数(+++)。

(2) NAS-DCE 染色：原始粒细胞可呈阳性，原始及幼稚单核细胞呈阴性。

(3) NAS-DAE 染色：原始粒细胞、原始及幼稚单核细胞呈阳性（后两者阳性较强），加入 NaF 时部分抑制（即原始及幼稚单核细胞的阳性可被抑制）。

(4) α-NBE 染色：原始粒细胞呈阴性，原始及幼稚单核细胞呈阳性。

(5) PAS 染色：阳性，呈弥散、细颗粒状阳性。

(6) 酯酶双染色：对诊断急性粒-单核细胞白血病具有重要意义。例如 NAS-DCE 和 NAS-DAE 的酯酶双染色中，可见两群细胞，一群特异性酯酶阳性，一群非特异性酯酶阳性。

（三）注意事项

急性粒-单核细胞白血病即 FAB 分类中的 AML-M4，是一种粒系和单核系同时异常增生的常见类型急性白血病，在形态学上判断有一定困难，通过细胞化学染色和细胞免疫分型有助于确定粒系和单核系细胞分群。

（刘　帅）

实验八　急性髓细胞白血病非特指型(急性原始单核细胞和单核细胞白血病)

（一）目的

掌握急性原始单核细胞和单核细胞白血病（acute monoblastic and monocytic leukemia）的血

NOTE

象、骨髓象特点，正确书写骨髓检查报告单。

（二）形态学观察

急性原始单核细胞和单核细胞白血病（AMoL）的分类标准是骨髓或血涂片中白血病性原始单核细胞、幼稚单核细胞和单核细胞之和不低于80%，中性粒细胞不足20%。AMoL包括急性原始单核细胞白血病（acute monoblastic leukemia）和急性单核细胞白血病（acute monocytic leukemia）两个亚型：前者的白血病性单核系细胞中原始单核细胞比例不低于80%，常见于年轻患者；后者的白血病性单核系细胞中主要为幼稚单核细胞，常见于成年患者。

1. 血象 白细胞可增多、少数减少或正常，10%～30%伴有高白细胞血症；血红蛋白、红细胞和血小板呈中度到重度减少。可见一定数量的原始单核细胞和（或）幼稚单核细胞，单核细胞也常增多。部分患者的原始及幼稚单核细胞胞质中可见1～2条细而长的棒状小体，甚至突出在胞外，有的可见少许有核红细胞、幼粒细胞。如图3-1-14和图3-1-15所示。

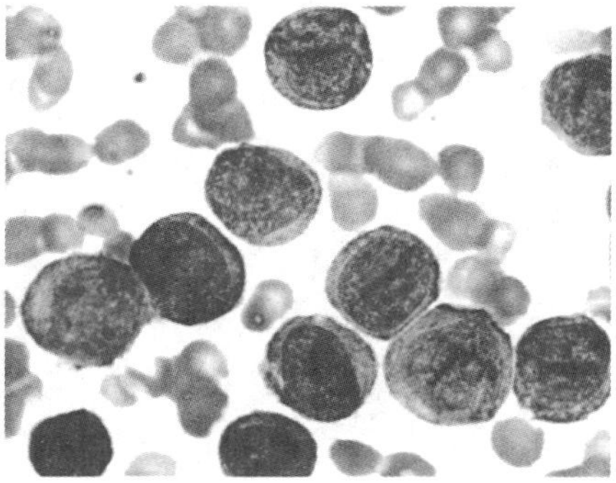

图3-1-14 AMoL血象1（瑞特染色×1000）

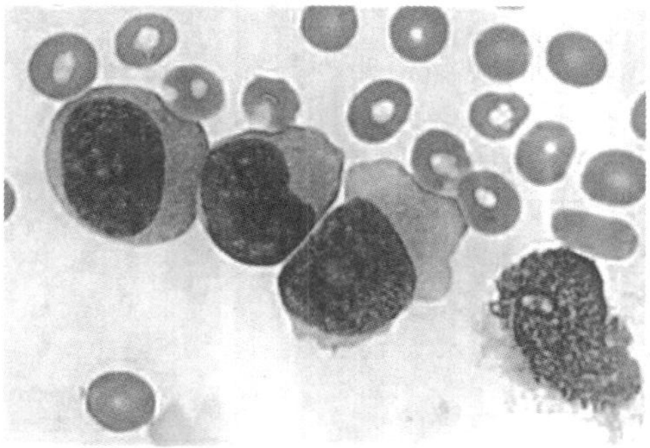

图3-1-15 AMoL血象2（瑞特染色×1000）

扫码看彩图

扫码看彩图

2. 骨髓象 骨髓有核细胞增生极度活跃或明显活跃。单核系细胞增生活跃，以原始单核细胞（Ⅰ型和Ⅱ型）或原始和幼稚单核细胞增生为主。原始单核细胞特点如下：胞体较大，多为圆形或类圆形，胞核圆形或卵圆形，有切迹或稍微不规则，核染色质细致、疏松，着色淡，浅薄的网状结构；核仁常为1～2个，大而清楚，形态可变，突出；胞质常有伪足，灰蓝色，不透明，毛玻璃样，量较多，核胞质量中等或较少，常有内外层胞质，胞质中常无颗粒（Ⅰ型），或含细小紫红色嗜天青颗粒（Ⅱ型），棒状小体较少见，偶有空泡。幼稚单核细胞特点如下：胞体较原始单核细胞大，形态变化多样。胞核形态可见肾形、马蹄形、S形、笔架型、扭曲、折叠等不规则形。核染色质疏松，稍凝聚，着色较淡，细纤维条索样结构，常无核仁或模糊；胞质量丰富，灰蓝色，不透明，毛玻璃样；核胞质相对较小，常有内外双层胞质，有明显伪足突出，边缘清晰，外层胞质呈淡蓝色，常透明，无颗粒或含少而细小的紫红色嗜天青颗粒，内层胞质呈灰蓝色并略带紫色，有较多细小的嗜天青颗粒（典型呈粉尘样），有的胞质中可见空泡及被吞噬的细胞。以原始单核细胞增多为主的是急性原始单核细胞白血病，以幼稚单核细胞增多为主的是急性单核细胞白血病。少部分原始单核细胞可见长短不一的几条细长棒状小体，单核细胞分裂象的染色体较细长。如图3-1-16至图3-1-19所示。红系、粒系及巨核系明显减少或缺如。两种类型的单核细胞白血病中红系和粒系增生多受抑，巨核细胞常减少，血小板明显减少。

3. 细胞化学染色

（1）POX染色：原始单核细胞呈阳性、弱阳性或阴性，以弱阳性为主。

（2）NAS-DCE染色：原始、幼稚单核细胞常呈阴性，部分呈弱阳性。

（3）NAS-DAE染色：原始、幼稚单核细胞阳性较强，且受NaF抑制。

（4）α-NBE染色：阳性多为单核系细胞，特异性较强，且受NaF抑制。

（5）PAS染色：原始、幼稚单核细胞呈阳性或阴性，典型者呈细颗粒状阳性。

（三）注意事项

（1）观察涂片时，注意选择涂片较薄、细胞结构清晰的部位进行观察。

NOTE

扫码看彩图

扫码看彩图

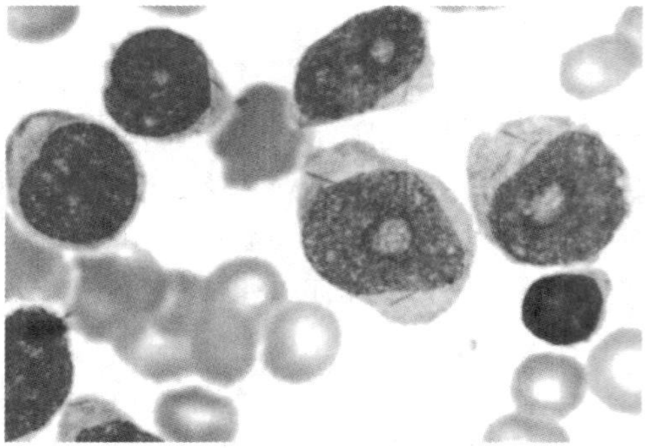

图 3-1-16　AMoL 骨髓象 1(瑞特染色×1000)
(以原始单核细胞增多为主)

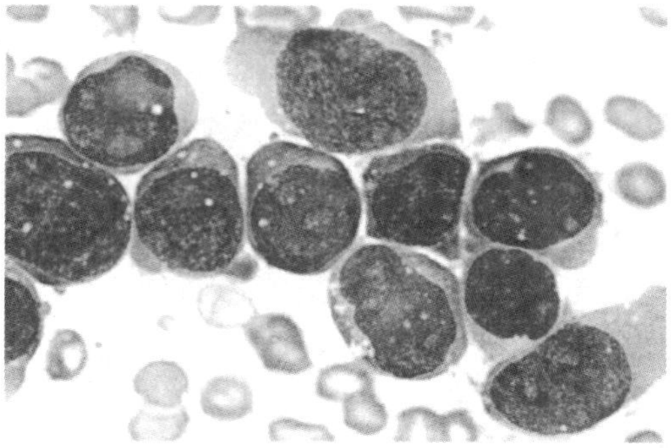

图 3-1-17　AMoL 骨髓象 2(瑞特染色×1000)
(以原始单核细胞增多为主)

扫码看彩图

扫码看彩图

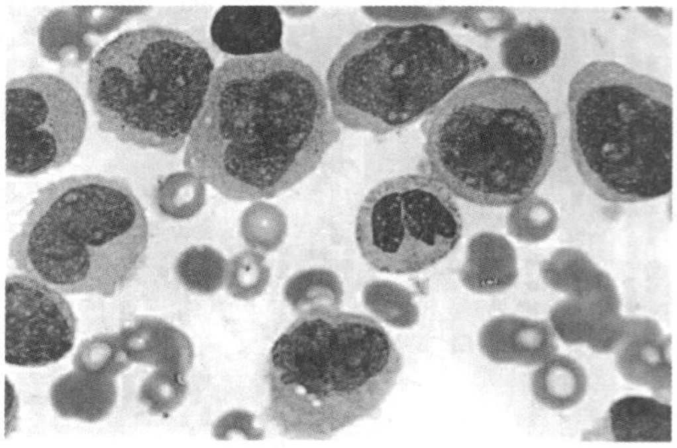

图 3-1-18　AMoL 骨髓象 3(瑞特染色×1000)
(以幼稚单核细胞增多为主)

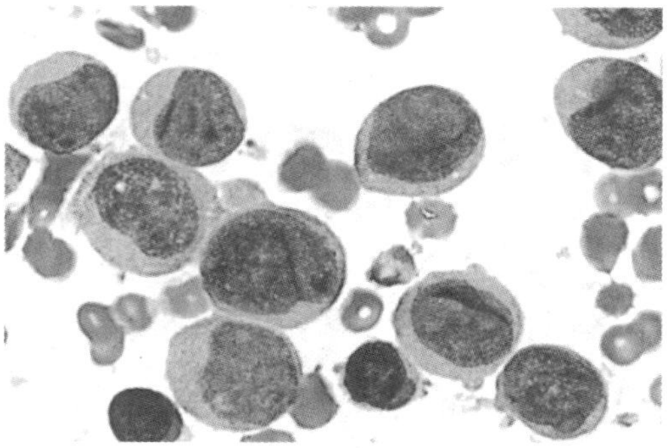

图 3-1-19　AMoL 骨髓象 4(瑞特染色×1000)
(以幼稚单核细胞增多为主)

(2) 注意观察单核系中棒状小体的特征。

(3) 注意幼稚单核细胞和成熟单核细胞的区别。

(4) 白血病的原始细胞形态变化较大,要注意原始单核细胞、原始粒细胞和原始淋巴细胞的区别。非特异性脂酶加 NaF 染色若为单核系细胞,其抑制率须不低于 80%。

(5) 所有 AML 亚型原始细胞的百分比都是以总的骨髓有核细胞为分母计算的。

实验九　急性髓细胞白血病非特指型(纯红白血病)

(一) 目的

掌握纯红白血病(pure erythroid leukemia,PEL)的血象、骨髓象特点,正确书写骨髓检查报告单。

(二) 形态学观察

1. 血象　红细胞轻度至重度减少,少数病例可正常。可见各阶段幼红细胞,以原始红细胞和早幼红细胞为主,可见巨幼样变、双核、多核、畸形核、核碎裂等异常形态,点彩红细胞、靶形红细胞、豪周小体、大红细胞及多染性红细胞等易见。白细胞常减少,随着病情的发展可增多。血小板常减少,可见畸形血小板。如图 3-1-20 和图 3-1-21 所示。

2. 骨髓象　骨髓有核细胞增生极度活跃或明显活跃,异常幼红细胞明显增生,常超过 80%,粒红比值倒置,以有核红细胞增多为特征。原始红及早幼红细胞多见且体积常偏大,常有中幼红细胞缺如,称为"红血病裂孔"(hiatus erythremicus)或中幼红细胞阶段减少,称为"红血病亚裂孔"(subhiatus erythremicus)。原始红细胞和早幼红细胞胞体变大,甚至巨大。胞核圆形,双核或多核,核染色质细致,有一个或多个核仁。胞质丰富,深蓝色,常含有分界不清的空泡,边缘可见伪足。中、晚幼红细胞常有形态异常,如巨幼样变,核畸形,核扭曲、凹陷不规则、核碎裂及巨型核等。豪周

NOTE

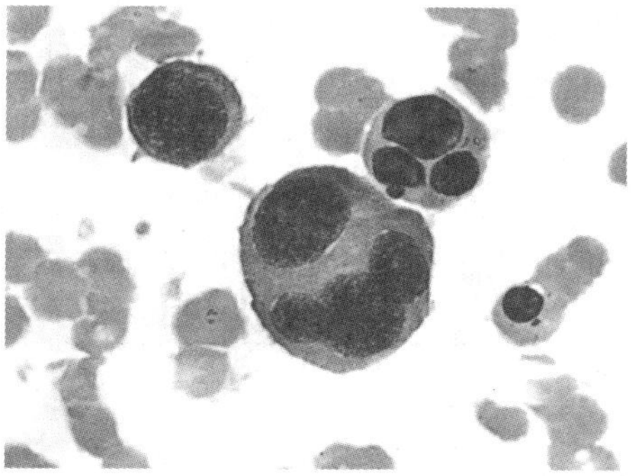

图 3-1-20　PEL 血象 1(瑞特染色×1000)

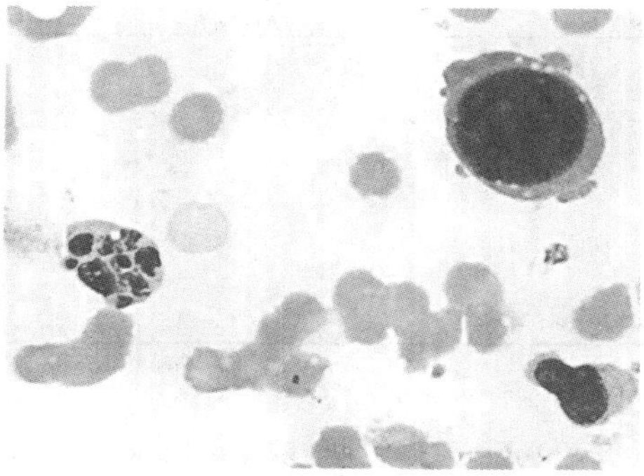

图 3-1-21　PEL 血象 2(瑞特染色×1000)

扫码看彩图

扫码看彩图

小体、嗜碱性点彩红细胞及大红细胞等多见，有丝分裂象增多。如图 3-1-22 和图 3-1-23 所示。偶见小原始、幼粒细胞，形态类似急性淋巴细胞白血病(ALL)的原始淋巴细胞。巨核系常增生明显抑制，有的可见少许病态巨核细胞(如双圆核巨核细胞、单圆核巨核细胞、小巨核细胞等)。

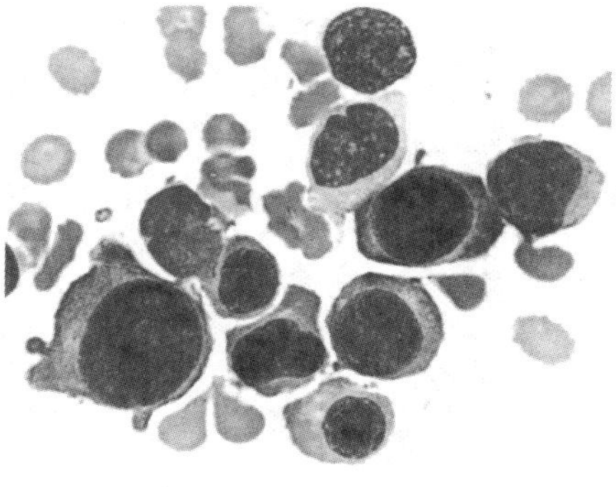

图 3-1-22　PEL 骨髓象 1(瑞特染色×1000)

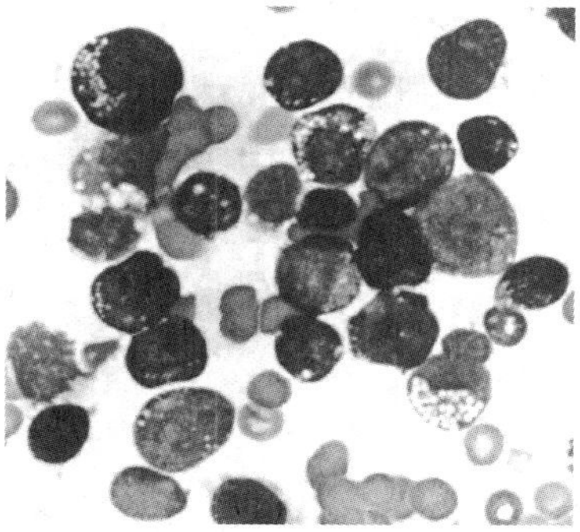

图 3-1-23　PEL 骨髓象 2(瑞特染色×1000)

扫码看彩图

扫码看彩图

3. 细胞化学染色

(1) PAS 染色：幼红细胞 PAS 染色常呈弥散阳性，有的细胞阳性较强，呈粗大颗粒或块状阳性。

(2) MPO 染色：红系呈阴性反应，粒系呈蓝色颗粒状阳性反应。

(三) 注意事项

(1) 观察涂片时，注意选择涂片较薄、细胞结构清楚的部位进行观察。

(2) 注意本病红系细胞形态变化，有利于诊断。原始红细胞注意与原始巨核、原始粒、原始淋巴细胞等其他原始细胞进行鉴别，前者具有特异性的 GlyA 和 CD71 阳性。

(3) 填写骨髓报告单时，应详细描述红系细胞的比例和形态。同时注意其他原始细胞比例(所有 AML 亚型原始细胞的百分比都是以总的骨髓有核细胞为分母计算的)。

(4) 按照 2016 年 WHO 髓细胞白血病分型，原 FAB 分型中红白血病(M6)的红白血病期分别属于骨髓增生异常综合征和急性白血病，M6 仅保留 FAB 分型中的红血病期，改称为“纯红白血病”(其诊断标准也重新做了要求)。

(5) 本病应与巨幼细胞性贫血相鉴别，详见表 3-1-2。

表 3-1-2　纯红白血病与巨幼细胞性贫血形态学鉴别

鉴　别　点	纯红白血病	巨幼细胞性贫血
巨幼样改变		
细胞形态	类巨幼红细胞	典型巨幼红细胞
细胞大小	大小相差悬殊	大而比较一致

NOTE

续表

鉴　别　点	纯红白血病	巨幼细胞性贫血
核质发育	核落后胞质	核落后胞质
核染色质	粗细不均,排列紊乱	细致,排列疏松
PAS 染色	阳性	阴性
巨核细胞减少	明显	不明显

实验十　急性髓细胞白血病非特指型(急性巨核细胞白血病)

(一) 目的

掌握急性巨核细胞病(acute megakaryocytic leukemia,AMKL)的血象、骨髓象特点,正确书写骨髓检查报告单。

(二) 形态学观察

急性巨核细胞白血病(AMKL)是巨核系恶性增生的一种少见类型白血病。根据巨核细胞的分化程度,AMKL 可分为未成熟型和成熟型两个亚型,前者以原始巨核细胞增多为主,后者原始巨核至成熟巨核细胞同时存在。如图 3-1-24 和图 3-1-25 所示。粒系及红系增生明显受抑制或缺如。

扫码看彩图

扫码看彩图

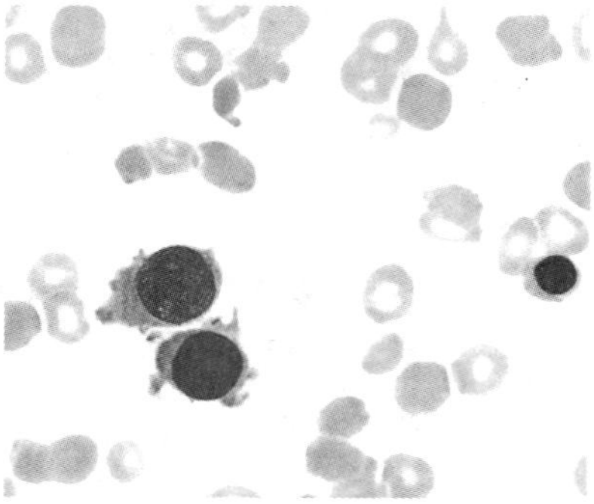

图 3-1-24　AMKL 血象 1(瑞特染色×1000)

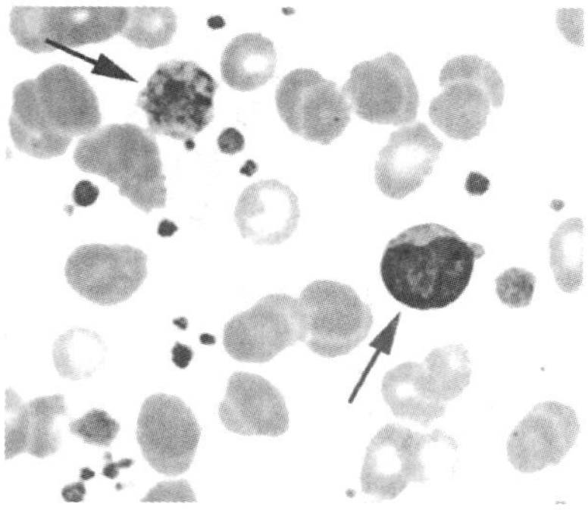

图 3-1-25　AMKL 血象 2(瑞特染色×1000)

1. 血象　常见全血细胞减少,血红蛋白含量降低,呈正细胞正色素性贫血。白细胞大多减少,少数正常或增多。血小板减少,少数病例正常。可见原始巨核细胞及淋巴样小巨核细胞,常见畸形、巨型血小板,有时可见有核红细胞、幼粒细胞。

2. 骨髓象　骨髓有核细胞增生活跃、明显活跃或极度活跃。主要为巨核系异常增生,以原始巨核细胞、幼稚巨核细胞增生为主,其中原始巨核细胞比例不低于 20%,巨型原始巨核细胞、小巨核细胞、成熟型巨核细胞少见,巨核细胞分裂象增多。小巨核细胞的特点如下:体积小,直径 10 μm,少数达 20 μm,圆形或卵圆形,边缘不整齐(典型者常黏附血小板),呈云雾状、毛刺状或指突状突起;胞质量较少,蓝色不透明,着色不均,可有伪足样突起,无颗粒;胞核圆形,核染色质较粗,核仁不清楚,偶见小核仁。幼稚巨核细胞也增多,呈撕纸样外观。血小板易见,颗粒较多,明显畸形。如图 3-1-26 和图 3-1-27 所示。粒系、红系增生明显受抑制或缺如。

3. 细胞化学染色

(1) POX 染色:原始巨核细胞呈阴性。

(2) PAS 染色:原始巨核细胞常呈强阳性,为颗粒状、块状阳性。

(3) 酯酶染色:特异性酯酶染色,原始巨核细胞呈阴性;非特异性酯酶,原始巨核细胞呈阴性或点状、块状阳性,加 NaF 不被抑制。

NOTE

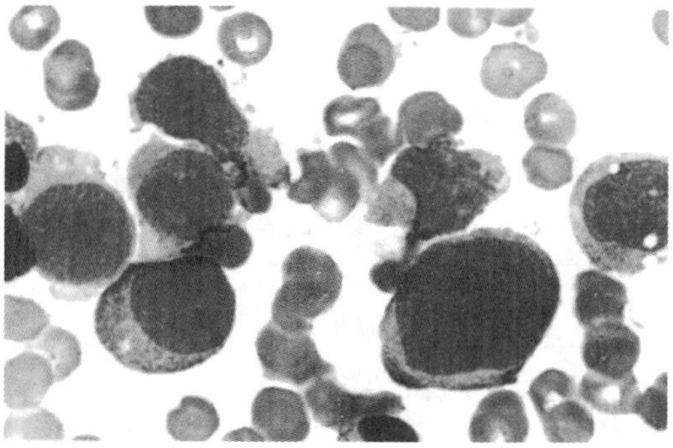

图 3-1-26　AMKL 骨髓象 1(瑞特染色×1000)

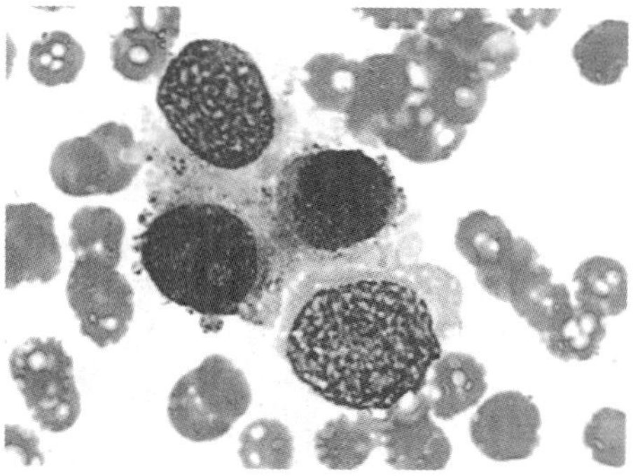

图 3-1-27　AMKL 骨髓象 2(瑞特染色×1000)

扫码看彩图

扫码看彩图

(三) 注意事项

(1) 观察涂片时,注意选择涂片较薄、细胞结构清楚的部位进行观察。

(2) 本病骨髓常有纤维细胞增生而导致“干抽”,此时应做骨髓活检进行诊断。

(3) 注意小巨核细胞、淋巴样小巨核细胞的形态辨别。

(4) 淋巴样原始巨核细胞较难辨认,可做细胞免疫标记如 $CD41^+$、$CD42^+$、$CD61^+$,或者透射电镜如血小板过氧化物酶(PPO)染色(呈阳性反应)等检查以资鉴别。

(刘　怀)

第二节　骨髓增生异常综合征

实验一　骨髓增生异常综合征伴单系发育异常(MDS-SLD)

(一) 目的

掌握 MDS-SLD 的血象、骨髓象和细胞化学染色特点。

(二) 形态学观察

1. 血象　一系血细胞减少,偶见两系减少;原始细胞不足 1%,伴红系发育异常。成熟红细胞通常表现为正细胞正色素性或大细胞正色素性贫血,血涂片中可见大小不一的红细胞、大红细胞、巨大红细胞、嗜多色性红细胞、嗜碱性点彩红细胞、豪周小体及有核红细胞等。伴粒系发育异常而出现中性粒细胞减少,血涂片中性粒细胞形态异常。伴巨核系发育异常而出现血小板减少,并出现大血小板、巨大血小板、畸形血小板、颗粒减少等。

2. 骨髓象　骨髓增生活跃或明显活跃,粒红比值不定,一系发育异常,占该系的 10%及以上,各系细胞形态发育异常(表 3-2-1),其他两系无明显异常或少许形态异常的发育细胞(占该系的 10%以下),原始细胞不足 5%。红细胞、血小板形态与相应血涂片相似。

表 3-2-1　血细胞形态发育异常的表现

异常红系造血	胞核:核出芽、核间桥、核碎裂或莱花样核(图 3-2-1)、多核(图 3-2-2)、奇数核、大小核(母子核)、核过分叶、巨幼样变。胞质:空泡、PAS 染色阳性、环形铁粒幼红细胞
异常粒系造血	胞体小或异常大,有巨幼样变晚幼粒细胞和杆状核粒细胞、环形杆状核粒细胞(图 3-2-3)。胞核低分叶(假性 Pelger-Huët 畸形)、不规则分叶过多,颗粒减少或缺失,有假性 Chediak-Higashi 颗粒,可见棒状小体

NOTE

续表

异常红系造血	胞核：核出芽、核间桥、核碎裂或菜花样核（图 3-2-1）、多核（图 3-2-2）、奇数核、大小核（母子核）、核过分叶、巨幼样变。胞质：空泡、PAS 染色阳性、环形铁粒幼红细胞
异常巨核系造血	单圆核巨核细胞、双圆核巨核细胞、多圆核巨核细胞及淋巴样小巨核细胞（图 3-2-4）、核分叶过多或过少；可见大血小板、巨大血小板、血小板畸形，颗粒少或缺如

扫码看彩图

扫码看彩图

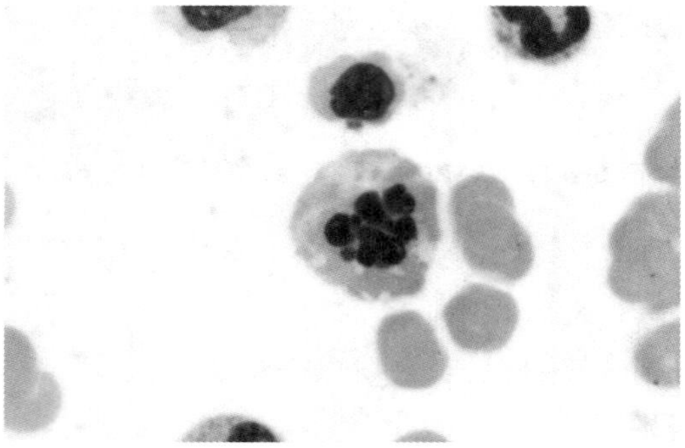

图 3-2-1　MDS 骨髓象 1(瑞特染色×1000)

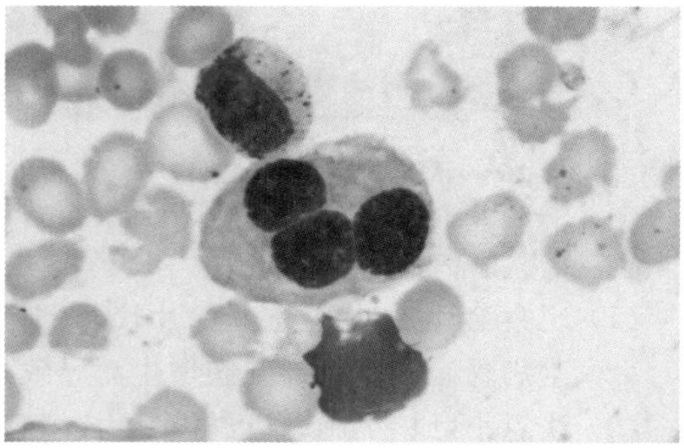

图 3-2-2　MDS 骨髓象 2(瑞特染色×1000)

扫码看彩图

扫码看彩图

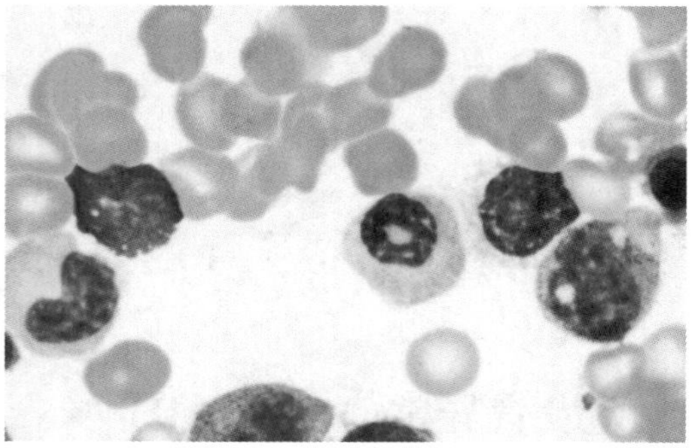

图 3-2-3　MDS 骨髓象 3(瑞特染色×1000)

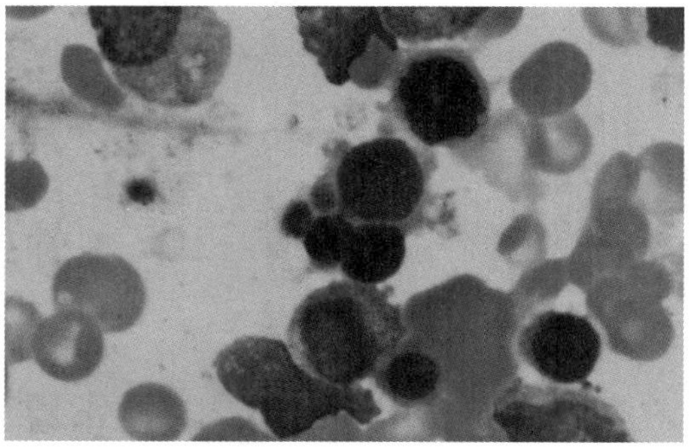

图 3-2-4　MDS 骨髓象 4(瑞特染色×1000)

3. 细胞化学染色　PAS 染色可见有核红细胞及红细胞呈弥散状或颗粒状阳性。可有环形铁粒幼红细胞，但占有核红细胞的比例不足 15%。

（三）注意事项

（1）MDS 的诊断与分型在很大程度上依赖于外周血和骨髓形态学检查的结果。形态学的病态造血特征非 MDS 所特有，它也可见于众多反应性情况，如炎症状态，HIV 感染，内分泌功能异常，自身免疫性疾病，服用某些特定药物以及苯、砷、铅中毒等。MDS 鉴别诊断最大的难点是 MDS 与反应性原因引起的血细胞减少和病态造血的区别。明确 MDS 病态造血的阈值仍为任一造血系列中病态造血细胞比例不低于 10%。形态学报告要求必须计数外周血和骨髓中形态学上的原始细胞，在报告中包括实际比例的中性粒细胞。评估巨核细胞发育异常，应至少观察 30 个巨核细胞。

（2）注意与巨幼细胞性贫血鉴别：全血细胞减少时，巨幼细胞性贫血与 MDS 巨幼样细胞易于混淆，但根据营养不良病史、严重胃肠道疾病史等临床资料，血象呈大细胞性贫血，中性粒细胞分叶过多（5 叶者占 5%以上或有 6 叶者），骨髓细胞有典型的巨幼样变，巨核细胞多分叶，而其他病态造血不明显，必要时测定血清叶酸和维生素 B_{12} 的含量，或给予试验性治疗。

（3）MDS-SLD 可有环形铁粒幼红细胞，但占有核红细胞的比例不足 15%。如果环形铁粒幼红细胞比例大于或等于 5%，但小于 15%，并且存在 *SF3B1* 突变，则该病例应归类为 MDS-RS-SLD。如果 *SF3B1* 突变状态未知，则应诊断为 MDS-SLD。

NOTE

实验二　骨髓增生异常综合征伴多系发育异常(MDS-MLD)

（一）目的

掌握 MDS-MLD 的血象、骨髓象和细胞化学染色特点。

（二）形态学观察

1. 血象　红细胞通常为大细胞性且大小不等。中性粒细胞发育异常(病态造血)的主要变化是核染色质凝聚和核低分叶或不分叶(假性 Pelger-Huët 异常),以及胞质少颗粒或无颗粒。偶尔可见胞质内颗粒异常聚集,与 Chediak-Higashi 综合征中所见的颗粒相似,外周血原始细胞不足 1%且髓中原始细胞不足 5%。

2. 骨髓象　骨髓涂片中有核细胞增生明显活跃或活跃。两系及三系细胞发育异常(占该系细胞的比例不低于 10%),各系形态发育异常。骨髓中原始细胞不足 5%,无棒状小体。

3. 细胞化学染色　铁染色常显示细胞外铁、内铁正常或增多,环形铁粒幼红细胞少于 15%或多于 15%均可见到。PAS 染色可见有核红细胞及红细胞呈阳性反应。

（三）注意事项

(1) 当外周血存在 1%的原始细胞时,不能诊断为 MDS-MLD;不同时机的两次外周血白细胞分类计数中,原始细胞均为 1%,除此之外均满足 MDS-MLD 诊断标准的病例,应诊断为 MDS 不可分类型(MDS-U),因为在这种情况下疾病更具侵袭性。伴有多系发育异常(病态造血),外周血原始细胞占 2%~4%,无棒状小体,且骨髓中原始细胞比例不足 5%的病例,应归类为 MDS 伴原始细胞增多 1 型(MDS-EB1)。具有 MDS-MLD 特征,但外周血原始细胞占 5%~19%和(或)可见棒状小体的病例,即便骨髓原始细胞比例不足 5%,也应归类为 MDS 伴原始细胞增多 2 型(MDS-EB2)。

(2) 伴多系发育异常(病态造血),且环形铁粒幼红细胞超过 15%(或在 *SF3B1* 突变存在的情况下,环形铁粒幼红细胞超过 5%)的病例,应归类为 MDS 伴环形铁粒幼红细胞伴多系发育异常(病态造血)(MDS-RS-MLD)。伴多系病态造血,而环形铁粒幼红细胞超过 5%但不足 15%,同时 *SF3B1* 突变状态未知的病例,应归类为 MDS-SLD。

实验三　骨髓增生异常综合征伴环形铁粒幼红细胞(MDS-RS)

（一）目的

掌握 MDS-RS 的血象、骨髓象和细胞化学染色特点。

（二）形态学观察

1. 血象　外周血中呈大细胞正色素性贫血或正细胞正色素性贫血,血涂片中的成熟红细胞可呈现双相性,其主体细胞群为正色素红细胞,少数细胞群为低色素红细胞。外周血无原始细胞,或极罕见原始细胞(在白细胞分类计数中不足 1%)。

2. 骨髓象　在 MDS-RS 中,骨髓穿刺涂片可见幼红细胞增多,伴红系发育异常,发育异常特征包括核分叶和巨幼样变。粒细胞和巨核细胞无明显的发育异常(病态造血细胞不足 10%)。常见大量含铁血黄素巨噬细胞。骨髓有核细胞计数中,髓系原始细胞不足 5%。巨核细胞的数量和形态均正常。MDS-RS 的形态学特征通常与 MDS 伴多系发育异常相似。

3. 细胞化学染色　骨髓涂片铁染色,幼红细胞中 15%及以上的细胞为环形铁粒幼红细胞(如存在 *SF3B1* 突变,则环形铁粒幼红细胞占比不低于 5%即可)。环形铁粒幼红细胞定义为 5 个铁颗粒环绕核周至少 1/3 或更多(图 3-2-5)。PAS 染色可见有核红细胞及红细胞呈阳性。

（三）注意事项

必须排除非肿瘤性原因引起的环形铁粒幼红细胞增多,包括酒精、毒素(如铅和苯)、药物(如

NOTE

扫码看彩图

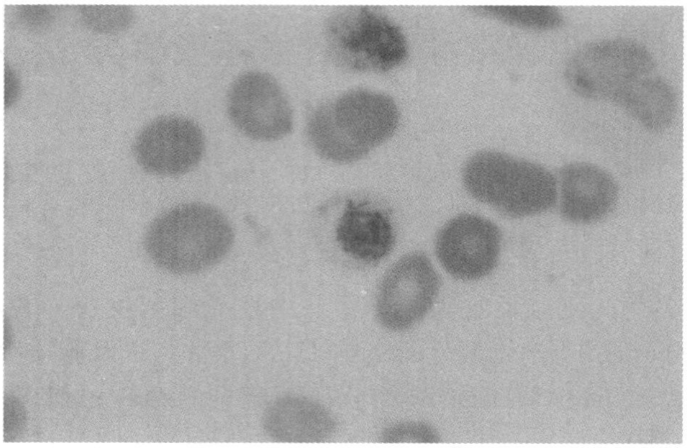

图 3-2-5 细胞内铁(铁染色×1000)

异烟肼)、铜缺乏(可能由锌剂治疗引起)和遗传性铁粒幼细胞贫血。与 MDS-RS 不同,遗传性铁粒幼细胞贫血的患者倾向于更年轻的发病年龄,且为小细胞性贫血(而不是大细胞性贫血)。

实验四 骨髓增生异常综合征伴原始细胞增多(MDS-EB)

(一) 目的

掌握 MDS-EB 的血象、骨髓象和细胞化学染色特点。

(二) 形态学观察

1. 血象 外周血一系或多系血细胞减少,单核细胞绝对计数少于 $1\times10^9/L$。外周血涂片中常可见髓系三系细胞形态异常,包括红细胞大小不等和大红细胞;大、巨大或少颗粒的血小板;中性粒细胞胞质颗粒异常和核分叶异常,常见假性 Pelger-Huët 核和胞质缺乏颗粒,原始细胞易见,占 2%~19%。

2. 骨髓象 骨髓常增生明显活跃,发育异常(病态造血)程度不同。红系明显增生,病态造血现象可表现为巨幼样变、核分叶、核间桥。粒系数量不等且常伴发育异常,主要特征是中性粒细胞核低分叶(假性 Pelger-Huët 核)或核分叶过多、胞质缺乏颗粒、和(或)假性 Chédiak-Higashi 颗粒。巨核细胞数量不等,但通常为正常或增多。巨核系病态造血以胞体小的巨核细胞为主,如微小巨核细胞,也可见到各种胞体大小及多个分离核形态的巨核细胞。原始细胞占 5%~19%。

3. 细胞化学染色 铁染色显示细胞外铁、内铁正常或增多,PAS 染色可见有核红细胞及红细胞呈阳性。

(三) 注意事项

MDS-EB 根据生存期和 AML 的转化率分为两个亚类:MDS 伴原始细胞增多 1 型(MDS-EB-1)和 MDS 伴原始细胞增多 2 型(MDS-EB-2)。MDS-EB-1 定义为骨髓原始细胞占 5%~9%或外周血原始细胞占 2%~4%(骨髓中原始细胞少于 10%,外周血中原始细胞少于 5%);MDS-EB-2 定义为骨髓中原始细胞占 10%~19%或外周血中原始细胞占 5%~19%。任何 MDS 病例,如果原始细胞中可见棒状小体,则无论原始细胞百分比为多少,均定义为 MDS-EB-2。

实验五 骨髓增生异常综合征伴孤立性 5q 缺失(MDS 5q－)

(一) 目的

掌握 MDS 5q－的血象、骨髓象和细胞化学染色特点。

NOTE

（二）形态学观察

1. 血象 红细胞计数及血红蛋白量下降，通常为重度贫血、大细胞性贫血；白细胞正常或减少，1/3～1/2 的患者有血小板增多，而血小板减少罕见。全血细胞减少罕见，原始细胞不足 1%。

2. 骨髓象 骨髓常增生明显活跃或增生活跃，常见红系增生低下。具有显著不分叶和低分叶的核体积小的巨核细胞数量增多。红系发育异常但不明显。粒系罕见发育异常。骨髓中原始细胞少于 5%，且外周血中原始细胞少于 1%。

（三）注意事项

1/3～1/2 的患者有血小板增多，而血小板减少罕见。全血细胞减少罕见。其他方面符合 MDS 伴孤立性 del(5q)的诊断标准，但全血细胞减少（血红蛋白浓度低于 10 g/dL，中性粒细胞计数小于 1.8×10^9/L，血小板计数小于 100×10^9/L）的病例，因其临床行为不明确，推荐将此类病例归类为 MDS 不可分类型（MDS-U）。

（杨学农）

第三节 骨髓增殖性肿瘤

实验一 慢性髓细胞白血病（CML，*BCR-ABL1*$^+$）

（一）目的

掌握慢性髓细胞白血病（chronic myelocytic leukemia，CML）慢性期、加速期、急变期的血象、骨髓象和细胞化学染色特点。

（二）形态学观察

1. 血象

（1）慢性期：红细胞和血红蛋白早期正常，随病情发展逐渐呈轻、中、重度降低。贫血呈正细胞正色素性，伴有骨髓纤维化时可见泪滴形红细胞，可见有核红细胞。白细胞计数显著升高，随病情进展可增高至（12～1000）$\times10^9$/L，可见各阶段粒细胞，以中性中幼粒以下阶段细胞为主，原始细胞少于 10%，幼粒细胞常多于 10%，嗜酸性或（和）嗜碱性粒细胞较易见，各期粒细胞形态常无明显异常。血小板计数通常增高，甚至高达 1000×10^9/L，可见巨大血小板和畸形血小板，甚至可见小巨核细胞及裸核型巨核细胞。

（2）加速期：白细胞常增多；红细胞常减少；血小板不定。血涂片分类可见嗜碱性粒细胞比例不低于 20%或（和）原始细胞在 10%～20%之间，同时还易见各阶段幼粒细胞。

（3）急变期：白细胞增多、正常或减少；红细胞及血小板常减少。血涂片分类可见原始细胞不少于 20%，或原始细胞＋早幼粒细胞不少于 30%，有的患者嗜酸性和嗜碱性粒细胞仍较易见。

2. 骨髓象

（1）慢性期：骨髓增生极度活跃（图 3-3-1），粒红比值明显增加，粒系极度或明显增生，以中性中幼粒以下阶段的细胞为主，原始细胞少于 10%，早幼粒细胞较易见，嗜酸性粒细胞或（和）嗜碱性粒细胞较易见，各期粒细胞形态无明显异常或少数粒细胞可见形态改变（如巨幼样变、中性颗粒减少等）（图 3-3-2）。巨核细胞常明显增生，有的可见病态巨核细胞，血小板常易见。有的患者还可见戈谢样吞噬细胞、尼曼-匹克样吞噬细胞及海蓝样吞噬细胞。

（2）加速期：骨髓增生极度活跃或明显活跃，粒红比值增加，粒系极度增生或明显增生，以中性中幼粒以下阶段细胞为主，原始细胞增多 10%～20%，嗜酸性或（和）嗜碱性粒细胞较易见。

NOTE

扫码看彩图

扫码看彩图

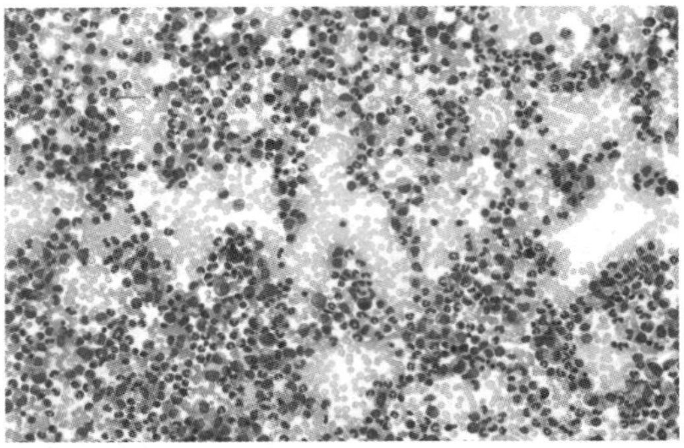

图 3-3-1 CML 骨髓象 1(瑞特染色×100)

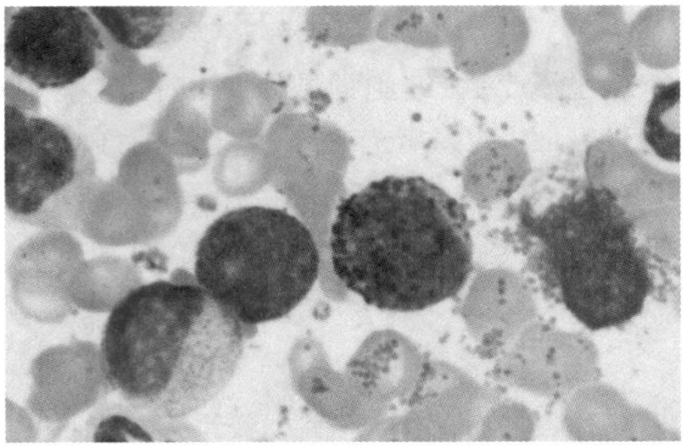

图 3-3-2 CML 骨髓象 2(瑞特染色×1000)

(3) 急变期:骨髓增生极度活跃或明显活跃,原始细胞不少于 20%或原始细胞+早幼粒细胞不少于 50%。慢性粒细胞白血病可向各细胞系列急变,如急粒变、急淋变、急单变及急粒单变等。有的患者嗜酸性或(和)嗜碱性粒细胞仍较易见。

3. 细胞化学染色 CML 慢性期,NAP 阳性率和积分明显降低或为零(图 3-3-3);CML 加速期、急变期或合并感染时,NAP 阳性率及积分可增高。

扫码看彩图

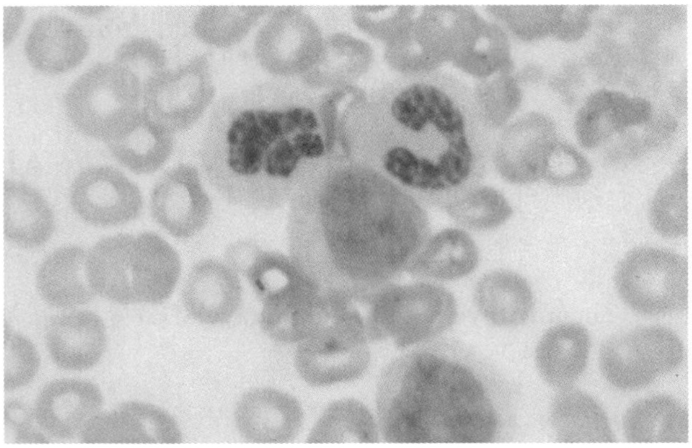

图 3-3-3 CML 慢性期(NAP 染色×1000)

(三) 注意事项

(1) 在不典型情况下慢性髓细胞白血病(CML)需与类白血病反应相鉴别。类白血病反应可继发于休克、严重感染、结核病、晚期肿瘤或妊娠中后期等,白细胞计数多低于 $50\times10^9/L$,NAP 积分往往升高,不伴有 Ph 染色体及 *BCR-ABL* 融合基因异常,血小板和血红蛋白大多正常,原发病控制后,白细胞可恢复正常。

(2) CML 需与原发性骨髓纤维化相鉴别。骨髓纤维化常有明显的脾大、白细胞和血小板计数可以增高,血涂片中出现幼粒、幼红细胞,易与 CML 混淆。但是骨髓纤维化患者外周血白细胞一般比 CML 少,多不超过 $30\times10^9/L$,且 Ph 染色体及 *BCR-ABL* 融合基因阴性。

(3) CML 需与原属 CML 的几种相关疾病相鉴别,如慢性中性粒细胞白血病(CNL)、慢性嗜酸性粒细胞白血病(CEL)等。CNL 有外周血白细胞计数升高,出现幼粒细胞,骨髓增生明显活跃或极度活跃,以粒系为主,常伴脾大等征象,且 CNL 往往存在 *CSF3R* T618I 或其他 *CSF3R* 激活突变。CEL 外周血、骨髓及周围组织中嗜酸性粒细胞持续增多,由于白血病细胞浸润或嗜酸性粒细胞释放细胞因子、酶或其他蛋白质导致多器官损害。CML 和这些相关疾病相鉴别的关键点是 Ph 染色体和 *BCR-ABL* 融合基因的检测,CML 为阳性,而相关疾病为阴性。

(4) CML 需与其他原因引起的脾大相鉴别,如血吸虫、肝硬化、脾功能亢进等均有脾大,但各病均有各自原发病的特点,且血象和骨髓象无 CML 的典型改变。

NOTE

实验二　慢性中性粒细胞白血病(CNL)

（一）目的

掌握慢性中性粒细胞白血病(chronic neutrophilic leukemia,CNL)的血象、骨髓象和细胞化学染色特点。

（二）形态学观察

1. 血象　外周血白细胞计数超过 25×10^9/L;中性分叶核和杆状核粒细胞占白细胞的 80%以上,中性粒细胞前体(包括早幼粒、中幼粒和晚幼粒细胞)少于 10%,原始粒细胞罕见;单核细胞计数小于 1×10^9/L,无病态造血粒细胞。

2. 骨髓象　骨髓增生明显活跃或极度活跃,粒红比值明显增大。粒系明显增生,以中性中幼粒细胞以下阶段为主,原始粒细胞少于 5%,嗜酸性及嗜碱性粒细胞少见,各期粒细胞形态无明显异常。红系明显减少,巨核系正常或增多。

3. 细胞化学染色　NAP 染色的积分正常或增高。

（三）注意事项

(1) 本病需与类白血病反应相鉴别,类白血病反应大多数有明显的相关性原因,如胰腺炎、肿瘤、结缔组织病、吸烟引起的中性粒细胞增多和细菌感染等。类白血病反应患者的血小板和血红蛋白大多正常,原发病控制后,白细胞可恢复正常。

(2) 本病需与 CML 相鉴别,中性粒细胞碱性磷酸酶水平在 CML 中明显下降,而在 CNL 中可增高或正常。另外,进行 *BCR-ABL* 融合基因测定,可以将 CNL 与 CML 区分开来。CML 中半数以上的患者有明显的血小板增多和骨髓巨核细胞增生,而 CNL 中多数患者没有这样的特点。

实验三　真性红细胞增多症(PV)

（一）目的

掌握真性红细胞增多症(polycythernia vera,PV)的血象、骨髓象和细胞化学染色特点。

（二）形态学观察

1. 血象　红细胞计数明显升高,男性超过 6.5×10^{12}/L,女性超过 6.0×10^{12}/L;血红蛋白水平增高,男性超过 180 g/L,女性超过 170 g/L;网织红细胞计数正常;红细胞比容,男性大于 0.54,女性大于 0.50;红细胞形态大致正常。疾病晚期可因骨髓纤维化而出现贫血。白细胞计数为(11～30)$\times10^9$/L,随病情进展白细胞计数明显增高,分类可有核左移现象。血小板计数常高于 300×10^9/L,可见巨型或畸形血小板。

2. 骨髓象　PV 可以使已经脂肪化的骨髓再转变为红骨髓,因此,红骨髓总量增多,并有红色加深的改变。骨髓涂片增生程度多为明显活跃或极度活跃,粒系、红系、巨核系三系均增生,以红系增生较为显著。各系间的比例可维持基本正常。红系以中、晚幼红细胞增多为主(图 3-3-4);粒系以中性晚幼及杆状核粒细胞多见,有时可以看到原始粒细胞比例高于正常水平;巨核细胞不仅数量增多,而且体积增大,胞质周围有血小板,成片或成团出现。

3. 细胞化学染色　NAP 积分大于 100 分,骨髓铁染色示细胞外铁减少或消失(铁相对缺乏引起)。

（三）注意事项

(1) 需要与继发性红细胞增多症相鉴别,包括慢性缺氧状态,如高原居住、肺气肿、发绀性先心

NOTE

扫码看彩图

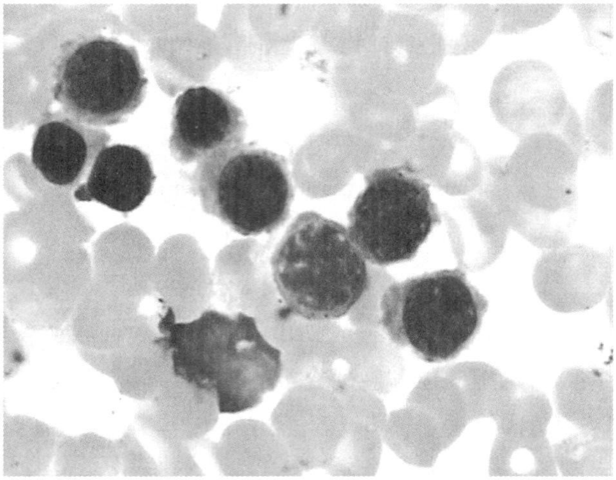

图 3-3-4　PV 骨髓象(瑞特染色×1000)

病、肺源性心脏病等。

(2) 需要与相对性红细胞增多症相鉴别，例如，对于脱水、烧伤和慢性肾上腺皮质功能减退而致的血液浓缩，要结合患者病史和临床表现进行鉴别。

实验四　原发性血小板增多症(ET)

(一) 目的

掌握原发性血小板增多症(essential thrombocytosis，ET)的血象、骨髓象和细胞化学染色特点。

(二) 形态学观察

1. 血象　血小板计数明显升高，多数在(1000～3000)×10^9/L 之间，血小板形态一般正常，但也可见巨大型、小型及畸变型血小板及颗粒增多的血小板，常聚集成团(图 3-3-5)。白细胞计数可正常或增高，95%在 10×10^9/L 以上，偶尔可达到(40～50)×10^9/L，一般不超过 50×10^9/L。分类以中性分叶核粒细胞为主，偶可见到幼粒细胞，部分患者可有嗜酸性、嗜碱性粒细胞增多。红细胞计数一般正常，10%～30%的患者红细胞轻度增多，大小不均，在脾萎缩时可出现豪周小体及嗜碱性点彩红细胞。若长期反复出血，可出现小细胞低色素性贫血。

扫码看彩图

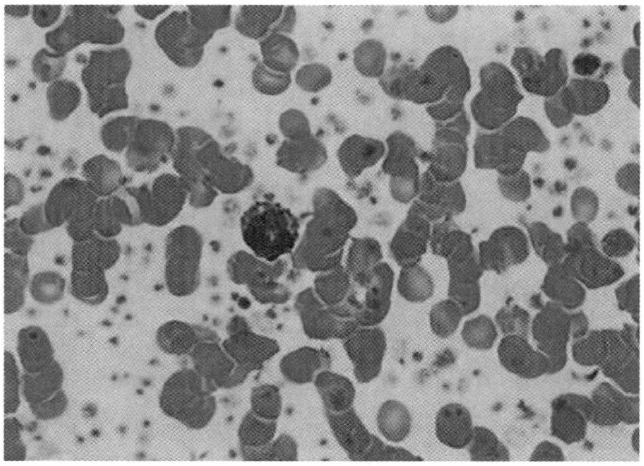

图 3-3-5　ET 血象(瑞特染色×1000)

2. 骨髓象　骨髓穿刺可出现“干抽”现象。骨髓增生活跃或明显活跃，主要为巨核细胞增生。

NOTE

原始、幼稚巨核细胞均可增多，颗粒型及产血小板巨核细胞增多更为明显，细胞质丰富，核分叶增多，有大量血小板聚集成团。

3. 细胞化学染色 NAP 积分增高或正常。

（三）注意事项

需与反应性血小板增多症相鉴别：常见的反应性血小板增多的原因有感染、炎症和缺铁性贫血等。感染和炎症常有 CRP 和红细胞沉降率增高，因此，血小板增多的患者可通过这两项检查结合病史排除感染和炎症导致的反应性血小板增多。缺铁性贫血时可有血小板增多，可通过血清铁等检查进行鉴别。

实验五 原发性骨髓纤维化(PMF)

（一）目的

掌握原发性骨髓纤维化(primary myelofibrosis，PMF)的血象、骨髓象和细胞化学染色特点。

（二）形态学观察

1. 血象 外周血出现泪滴样红细胞、幼红细胞及幼粒细胞或巨大血小板是本病的特征之一。大多数患者就诊时有轻重不等的贫血，晚期可有严重贫血，红细胞的形态有明显的大小不一及畸形，网织红细胞占 2%～5%。白细胞计数高低不一，早期大部分患者增高，一般为(10～30)×10^9/L，分类中以成熟中性粒细胞为主，也可见到中幼粒及晚幼粒细胞，少数可见 5%以下原始粒和早幼粒细胞(图 3-3-6)。血小板计数和功能均有异常，早期血小板可增多，个别可达 1000×10^9/L，随病情进展逐渐减少，外周血中可见到大而畸形的血小板。

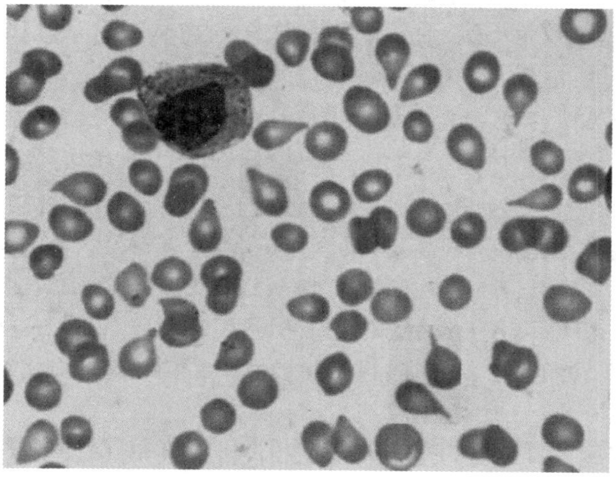

图 3-3-6 PMF 血象(瑞特染色×1000)

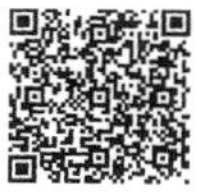

扫码看彩图

2. 骨髓象 在疾病早期，骨髓仍可增生活跃或明显活跃，粒系增生，常以晚幼、杆状核、分叶核粒细胞为主。红系常减弱。巨核细胞明显异常，可见巨核细胞巨大，但仍可见小巨核细胞。原始细胞不增多。在疾病晚期，尽管仍可能保留有灶性增生部位，但由于纤维组织增生常出现“干抽”，故骨髓常表现为增生减弱。

3. 细胞化学染色 70%的患者 NAP 活性异常增高。

（三）注意事项

PMF 诊断主要依靠骨髓活检病理细胞学形态分析。

（杨学农）

NOTE

第四节　骨髓增生异常-骨髓增殖性肿瘤

实验一　不典型慢性粒细胞白血病(aCML,*BCR-ABL 1*$^{-}$)

（一）目的

掌握不典型慢性粒细胞白血病(atypical chronic myelocytic leukemia,aCML)的血象、骨髓象和细胞化学染色特点。

（二）形态学观察

1. 血象　白细胞计数升高,均在 13×10^9/L 以上,部分病例可高达 300×10^9/L,但多在 100×10^9/L 以下。以中性粒细胞增多为主,原始细胞通常少于 5%,最多不超过 20%。可见幼粒细胞,早、中、晚幼粒细胞之和不低于 10%,通常为 10%～20%,或更高比例。粒系发育异常(病态造血)是最显著的特征。中性粒细胞易见假性 Pelger-Huët 异常,或核染色质异常聚集的多分叶核、畸形分叶核、胞质颗粒异常(常见胞质乏颗粒)以及多个核突起等。单核细胞计数可升高,但比例小于 10%。嗜碱性粒细胞可轻度增多(少于 2%)。常见中度贫血,红细胞形态异常。巨大椭圆形红细胞增多,容易见到有核红细胞等。血小板计数不定,但常见血小板计数减少。

2. 骨髓象　骨髓增生极度活跃,粒系增生明显,红系增生程度不定,常见增生减弱,通常粒红比值大于 10∶1。原始细胞中度增多,但小于 20%。粒系病态造血是不变的最显著的特征,中性粒细胞形态变化与外周血相似。部分病例红系增生明显,骨髓幼红细胞超过 30%;约 40%的病例存在红系病态造血。巨核细胞数量不定,通常正常或增多,有时可减少;巨核细胞常见类似于 MDS 的发育异常,核分叶少或不分叶,可见小巨核细胞。

3. 细胞化学染色　NAP 积分不定,减少、正常、增加均可见。

（三）注意事项

注意与骨髓增殖性疾病(MPN)相鉴别,特别是处于加速期的 MPN、PV 后期或 ET 纤维化后期的患者,如果伴有中性粒细胞比例升高,易误诊为 aCML。有 MPN 病史,骨髓有 MPN 特征性表现,和(或)存在 MPN 相关基因(*JAK 2*、*CALR* 或 *MPL*)突变,则倾向于排除 aCML 诊断。反之,如果存在 *SETBP 1* 和(或)*ETNK 1* 突变,则支持诊断为 aCML。*CSF3R* 突变不常见,如果检测到该突变,应再次认真观察、评价形态学特征,以排除慢性中性粒细胞白血病或其他髓系肿瘤。

实验二　慢性粒-单核细胞白血病(CMML)

（一）目的

掌握慢性粒-单核细胞白血病(chronic myelomonocytic leukemia,CMML)的血象、骨髓象和细胞化学染色特点。

（二）形态学观察

1. 血象　50%以上的 CMML 患者白细胞计数升高;其余患者白细胞计数正常或降低,伴不同程度的中性粒细胞减少。外周血单核细胞计数大于 1.0×10^9/L,白细胞分类中,单核细胞占 10%及以上。嗜碱性粒细胞可轻微增多。原始细胞和幼稚单核细胞的比例低于 20%,其中 CMML-0 型不足 2%,CMML-1 型不足 5%,CMML-2 型在 5%～20%之间;嗜酸性粒细胞可正常或轻度增多,部分病例嗜酸性粒细胞明显增多。外周血嗜酸性粒细胞计数不低于 1.5×10^9/L,同时符合 CMML 诊断标准的病例,可诊断为 CMML 伴嗜酸性粒细胞增多。

NOTE

常见轻度贫血，多为正细胞性贫血，也可见大细胞性贫血。血小板计数变化大，常见中度降低，也可见轻度增高。

在外周血细胞形态学检查中，单核细胞比例升高，多为形态不典型的成熟单核细胞（即异常单核细胞）。异常单核细胞核染色质疏松，核叶和胞质颗粒异常。可见少量原始及幼稚单核细胞（少于 20%）。幼粒细胞比例通常小于 10%。多数病例可见粒系病态造血，包括中性粒细胞胞质乏颗粒减少、核分叶少或核叶异常。部分病例外周血可见巨大血小板和有核红细胞。

对形态不典型的成熟单核细胞（异常单核细胞）的正确分类，是 CMML 形态学诊断的关键。CMML 患者外周血和骨髓中可见大量异常单核细胞，形态学特征介于成熟与幼稚单核细胞之间，易与幼稚单核细胞及原始单核细胞混淆。与原始和幼稚单核细胞相比，异常单核细胞核染色质更致密，核更加扭曲折叠，胞质量更丰富并略呈灰色。与正常形态的成熟单核细胞相比，异常单核细胞胞体偏小、核染色质更疏松、胞质呈中等程度嗜碱性（图 3-4-1）。

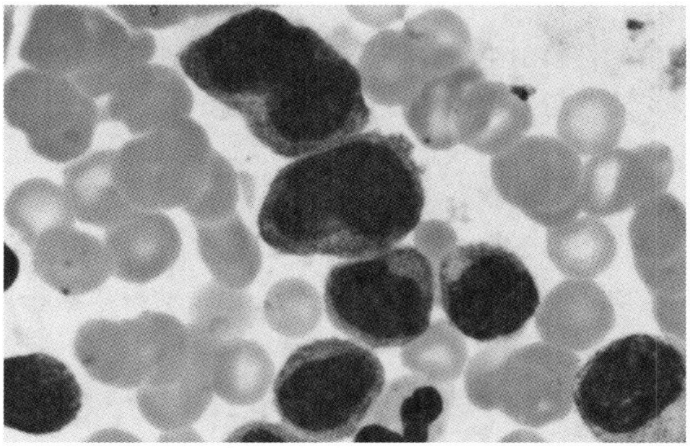

图 3-4-1 CMML 血象（瑞特染色×1000）

2. 骨髓象 骨髓常增生明显活跃，常有一系或一系以上发育异常。粒红比值增大，粒系常明显增生，单核细胞也常增多。原始细胞和幼稚单核细胞不足 20%，其中 CMML-0 型少于 5%，无棒状小体；CMML-1 型少于 10%，无棒状小体；CMML-2 型在 10%～20%之间，有些可见棒状小体。

3. 细胞化学染色 α-醋酸萘酚酯酶、α-丁酸萘酚酯酶及氯乙酸 AS-D 萘酚酯酶染色有助于检测单核系细胞是否存在，单核系细胞被前两者染色呈阳性且被氟化钠抑制，单核系细胞被后者染色呈阴性。

（三）注意事项

（1）CMML 以外周血单核细胞增多为主要诊断标准。外周血单核细胞计数和比例升高，可以是反应性的，也可以是肿瘤性的。CMML 的诊断需排除所有反应性病因，并与其他引起单核细胞增多的髓系肿瘤相鉴别。

反应性单核细胞增多常见于病毒感染和慢性感染或炎症状态，如结核病、布鲁杆菌病、利什曼病、亚急性细菌性心内膜炎、肉瘤样病和结缔组织病等。病毒感染引起的单核细胞比例升高，诊断线索包括前驱发热症状、外周血涂片无幼稚阶段髓系细胞（原始细胞、早幼粒细胞、中幼粒细胞）、伴随包括异型淋巴细胞在内的反应性淋巴细胞比例升高。单核细胞增多也是骨髓抑制后恢复期的早期表现，见于感染和化疗药物等造成的骨髓抑制。长期的反应性单核细胞增多伴骨髓病态造血，易被误诊为 CMML。

克隆性单核细胞增多，通常呈持续性，是由 CMML、JMML、原发性骨髓纤维化（PMF）和伴单核细胞分化的 AML 等造血干细胞疾病引起的。增殖期的 PMF 可伴有外周血白细胞计数升高和单核细胞增多，因而满足 CMML 的诊断标准。

先已诊断为 CMML 患者，如病态造血进展或脾大（脾功能亢进），尽管有单核细胞增多，但外周血细胞计数仍可能减少，因而不满足 CMML 的诊断标准。

扫码看彩图

NOTE

(2) 骨髓中单核细胞增多伴形态异常的患者，如果外周血单核细胞数量没有达到诊断标准，就不能诊断为 CMML，尽管这部分患者易发展为 CMML。外周血单核细胞数量是 CMML 的诊断标准，骨髓单核细胞增多目前仍未被纳入 CMML 的诊断标准中。

实验三　幼年型粒-单核细胞白血病(JMML)

(一) 目的

掌握幼年型粒-单核细胞白血病(juvenile myelomonocytic leukemia，JMML)的血象、骨髓象和细胞化学染色特点。

(二) 形态学观察

1. 血象　白细胞增多，主要为中性粒细胞增多，单核细胞计数不低于 1×10^9/L。极少数病例可见嗜酸性粒细胞增多和嗜碱性粒细胞增多，原始细胞(包括幼稚单核细胞)通常不足 5%，总数不足 20%。患儿常见贫血，多数患儿为正细胞性贫血，部分患儿呈大细胞性贫血(易见于单体 7 患儿)，小细胞性贫血见于合并缺铁或具有获得性地中海贫血表型的患儿，此类患儿有核红细胞容易找到，成熟红细胞形态异常，血小板减少。

2. 骨髓象　骨髓增生明显活跃，以粒系增生为主，单核细胞增多，单核细胞计数不低于 1×10^9/L，常占 5%～10%(不如外周血中显著)，原始细胞(包括幼稚单核细胞)不足 20%，无棒状小体。病态造血轻微，部分患儿可见假性 Pelger-Huët 异常、胞质乏颗粒等粒系发育异常。部分病例红系可增生，可见巨幼样变幼红细胞。巨核细胞常减少，典型的巨核系病态造血不常见。

3. 细胞化学染色　α-醋酸萘酚酯酶、α-丁酸萘酚酯酶及氯乙酸 AS-D 萘酚酯酶染色有助于检测单核系细胞是否存在，单核系细胞被前两者染色呈阳性且被氟化钠抑制，被后一者染色呈阴性。约 50%的患儿中性粒细胞碱性磷酸酶(NAP)积分升高，但 NAP 染色结果对 JMML 无诊断意义。

(三) 注意事项

外周血是诊断最重要的标本，骨髓形态学表现无独立的诊断意义，脾大、无 Ph 染色体或 *BCR-ABL 1* 融合基因等可用于辅助诊断。

实验四　MDS/MPN 伴环形铁粒幼红细胞和血小板增多(MDS/MPN-RS-T)

(一) 目的

掌握 MDS/MPN-RS-T 的血象、骨髓象和细胞化学染色特点。

(二) 形态学观察

1. 血象　白细胞计数和分类计数通常正常，有时白细胞计数高于正常参考值。无原始细胞，或罕见原始细胞(少于 1%)。大细胞正色素性贫血或正细胞正色素性贫血。红细胞大小不等，常呈双向性。血小板增多，常不低于 450×10^9/L。血小板大小不等，微小血小板、不典型大血小板、巨大血小板均可见。可见形态奇特的血小板和缺乏颗粒的血小板。

2. 骨髓象　骨髓红系造血增多，伴巨幼样变和(或)其他幼红细胞病态造血形态。部分病例有多系病态造血。巨核细胞增多。

3. 细胞化学染色　骨髓铁染色，环形铁粒幼红细胞比例不低于 15%。

(三) 注意事项

骨髓铁染色中，环形铁粒幼红细胞(RS)增多并不是只见于 MDS/MPN-RS-T 和 MDS-RS-

NOTE

SLD/MLD。RS增多，分为克隆性增多和非克隆性增多。克隆性增多除见于上述两种情况外，还可见于MDS中的MDS-EB-1/2和MDS-U、MPN中的ET和PMF、MDS/MPN中的CMML和MDS/MPN-U。非克隆性增多又分为遗传性增多和反应性增多，遗传性增多即由线粒体功能/通路基因突变导致的遗传性铁粒幼细胞贫血；反应性增多见于饮酒过量、药物相关、重金属中毒、铜或B族维生素缺乏症。能够引起RS增多的药物有异烟肼、氯霉素、利奈唑胺和青霉胺等。常见的能引起RS增多的重金属中毒有铅中毒和锌中毒。RS增多时，应排除其他克隆性疾病、遗传性铁粒幼细胞贫血及反应性增多的病因，才可做出MDS/MPN-RS-T的诊断。

（杨学农）

第五节 淋巴细胞肿瘤

淋巴细胞白血病与淋巴瘤并无本质上的区别，只是临床表现有所不同，故归在同一大类中。本节主要介绍与骨髓细胞形态学密切相关的淋巴细胞肿瘤，如前驱型淋巴母细胞白血病/淋巴瘤、霍奇金淋巴瘤以及慢性淋巴细胞白血病/小淋巴细胞淋巴瘤。

实验一 前驱型淋巴母细胞白血病/淋巴瘤（T/B-ALL/LBL）

（一）目的

掌握前驱型淋巴母细胞白血病/淋巴瘤（T/B-ALL/LBL）的血象、骨髓象特点，正确书写骨髓检查报告单。

（二）形态学观察

1. 血象

（1）血细胞数量：①急性淋巴细胞白血病（ALL）：白细胞常增多，少数减少或正常；红细胞常减少；血小板也常减少。②淋巴母细胞淋巴瘤（LBL）：早期患者的血细胞数量无明显异常，晚期可出现红细胞减少、白细胞增多等。

（2）血细胞涂片：①ALL：可见一定比例的原始及幼稚淋巴细胞，可高达90%，中性成熟粒细胞明显减少，涂抹细胞易见，有时可见少许有核红细胞及幼粒细胞。②LBL：早期有的可见嗜酸性粒细胞增多，其他无明显异常；如侵犯外周血，结果与ALL相似，可见一定比例原始及幼稚淋巴细胞。

2. 骨髓象

（1）骨髓增生程度：①ALL：有核细胞增生极度活跃或明显活跃。②LBL：未侵犯骨髓时，有核细胞增生活跃或明显活跃，侵犯骨髓时基本情况同ALL。

（2）原始及幼稚淋巴细胞异常增生：①ALL：以原始淋巴细胞为主，比例不低于20%，可高达90%，原始淋巴细胞核质比高，核圆形或不规则，可有凹陷及扭曲、折叠，核染色质弥散，可有多个明显的核仁，核质少或中等，淡蓝色或灰蓝色；涂抹细胞易见。②LBL：早期骨髓无异常，晚期侵犯骨髓时可出现一定数量的原始及幼稚淋巴细胞，如其比例超过20%，形态学特点同ALL，但淋巴瘤细胞更具多态性。

（3）其他：①ALL：红系、粒系及巨核系常明显抑制或缺如。②LBL：早期患者有的除可见嗜酸性粒细胞增多外，红系、粒系及巨核系无明显异常；侵犯骨髓后，红系、粒系及巨核系常减少。

3. 细胞化学染色

（1）POX染色：阴性。FAB规定阳性率小于3%，阳性细胞为残留的原始粒细胞。

（2）NAS-DCE染色：均阴性。

(3) NAS-DAE 染色:阴性或弱阳性,加氟化钠不抑制。

(4) α-NBE 染色:均阴性。

(5) PAS 染色:常阳性,阳性率多数为 20%~80%,典型者呈粗颗粒状、块状阳性。

(三) 注意事项

前驱型淋巴母细胞白血病/淋巴瘤(T/B-ALL/LBL)分为 B 淋巴细胞型和 T 淋巴细胞型。骨髓中原始细胞比例不低于 20%时诊断为急性淋巴细胞白血病(ALL),原始细胞比例低于 20%时,诊断为淋巴母细胞淋巴瘤(LBL)。虽然 T/B-ALL/LBL 是一类疾病,表现为全身淋巴结肿大或(和)肝大及脾大,但 ALL 与 LBL 的临床特征及实验室检查特点还是有所不同。例如:ALL 多发于儿童及青少年,临床症状明显,骨髓中有大量淋巴母细胞,外周血中也常有大量淋巴母细胞;LBL 发生在各年龄段,主要表现为发热,早期骨髓及外周血均未受累,其诊断依靠淋巴结等活体组织检查。

实验二　霍奇金淋巴瘤(HL)

(一) 目的

掌握霍奇金淋巴瘤的血象、骨髓象特点,正确书写骨髓检查报告单。

(二) 形态学观察

1. 血象

(1) 血细胞数量:白细胞计数正常或轻度增高;多数患者早期红细胞正常;血小板正常或增多,晚期可减少。

(2) 血细胞涂片:早期中性粒细胞、单核细胞增多,晚期淋巴细胞减少;有皮肤特异性损害的患者,嗜酸性粒细胞可增多。

2. 骨髓象

(1) 骨髓增生程度:增生活跃或明显活跃。

(2) 骨髓细胞形态:骨髓未浸润时可正常,部分患者可见嗜酸性粒细胞、单核细胞以及浆细胞增多。小部分患者骨髓可见 R-S 细胞,阳性率仅 3%,骨髓活检可提高检出率。

(三) 注意事项

霍奇金淋巴瘤的诊断依赖于淋巴结活检。如有典型的 R-S 细胞和适当的背景改变可诊断该病。当病变组织中缺乏诊断性 R-S 细胞或只有各种变异型肿瘤细胞时,需要行免疫组化染色,如 CD30、CD15 等来协助诊断。

实验三　慢性淋巴细胞白血病(CLL)/小淋巴细胞淋巴瘤(SLL)

(一) 目的

掌握慢性淋巴细胞白血病(chronic lymphocytic leukemia,CLL)/小淋巴细胞淋巴瘤(small lymphocytic lymphoma,SLL)的血象、骨髓象特点,正确书写骨髓检查报告单。

(二) 形态学观察

1. 血象

(1) 血细胞数量:①CLL:白细胞增多,以淋巴细胞为主,比例不低于 50%,计数超过 5×10^9/L;红细胞轻度减少或正常;血小板一般正常。②SLL:早期血细胞数量正常或红细胞轻度减少;晚期侵犯至外周血时,与 CLL 相似。

(2) 血细胞涂片:①CLL:以淋巴细胞为主,原始及幼稚淋巴细胞不足 10%,形态无明显异常,

NOTE

涂抹细胞较易见。②SLL:早期常无明显异常;晚期侵犯至外周血时,其特点类似 CLL。

2. 骨髓象

(1) 骨髓增生程度:有核细胞增生明显活跃或极度活跃。

(2) 淋巴细胞增生:①CLL:淋巴细胞常明显增生,比例不低于 40%,原始及幼稚淋巴细胞不足 10%;淋巴细胞形态较单一,无明显异常。②SLL:早期骨髓无明显异常;晚期侵犯至骨髓时,类似 CLL 的骨髓象,淋巴细胞增生,但形态更具多态性。

(3) 其他:粒系、红系及巨核系减少或正常。

(三) 注意事项

CLL/SLL 是一类常见的 B 淋巴细胞克隆性增殖肿瘤。形态学上类似成熟的小淋巴细胞,并无明显异常,细胞免疫学表型分析能够帮助我们明确淋巴细胞的性质。

虽然 CLL/SLL 是一类疾病,主要表现为全身无痛性淋巴结肿大及不同程度的肝大、脾大,但早期 SLL 与 CLL 在临床特征及实验室检查特点方面还是有所不同的。例如 CLL 主要见于 50 岁以上人群,外周血及骨髓中淋巴细胞均增多;SLL 可见于各个年龄段,早期外周血及骨髓均无明显异常,进而骨髓中淋巴细胞增多,最后外周血中淋巴细胞也增多。

(刘 帅)

第六节 浆细胞肿瘤

浆细胞肿瘤(plasma cell neoplasm)是单克隆浆细胞异常增生,并分泌单克隆免疫球蛋白和(或)其多肽链亚单位的一组肿瘤性疾病。此组疾病包括多发性骨髓瘤、浆细胞白血病、意义未明的单克隆免疫球蛋白病等,其中以多发性骨髓瘤最为常见。

实验一 多发性骨髓瘤

多发性骨髓瘤(multiple myeloma,MM)是一种起源于前 B 细胞的克隆性浆细胞异常增生的血液系统恶性肿瘤,其特征为克隆性浆细胞异常增生,并分泌大量的单克隆免疫球蛋白或其多肽链亚单位(M 蛋白或 M 成分),导致相关器官或组织损伤。临床上以溶骨性骨病、贫血、肾功能损害、血钙增高和感染为特征。

(一) 目的

掌握 MM 的血象、骨髓象特点,正确书写骨髓检查报告单。

(二) 形态学观察

1. 血象 多数患者有不同程度的贫血,多属正细胞正色素性贫血,随病情的进展而加重。成熟红细胞呈缗钱状排列,可伴有少数幼粒细胞或(和)幼红细胞。晚期患者常有全血细胞减少。血涂片中无或有少量骨髓瘤细胞。

2. 骨髓象 骨髓增生活跃或明显活跃,可见数量不一的骨髓瘤细胞,一般超过 10%,多者可高达 80%,常成簇出现,特别是在涂片的尾部。典型的骨髓瘤细胞形态学特点:大小不一,多偏大,直径为 30~50 μm,细胞外形不规则,可有伪足;细胞核偏位,核型可不规则,可见双核、多核、巨大核及畸形核;核染色质疏松,排列紊乱,可有 1~2 个大而清楚的核仁;胞质较为丰富,核旁淡染区可见或消失或不明显,常含有少量嗜苯胺蓝(嗜天青)颗粒和空泡。有时可见下列细胞和小体:①火焰细胞,胞质边缘或整个胞质呈红色(骨髓瘤细胞分泌黏蛋白所致,多为 IgA);②鲁氏小体(Russel body),圆形、粗大、红色的包涵体;③Mott 细胞(葡萄状浆细胞或桑椹形浆细胞),胞质中含有大量

NOTE

扫码看彩图

扫码看彩图

鲁氏小体(图 3-6-1、图 3-6-2)。

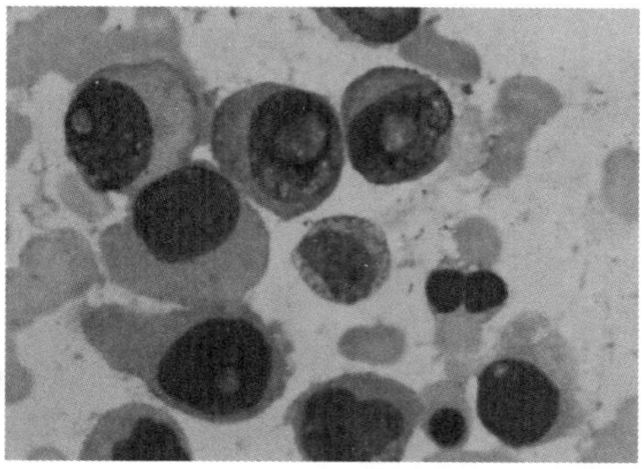

图 3-6-1　MM 骨髓象 1(瑞特染色×1000)

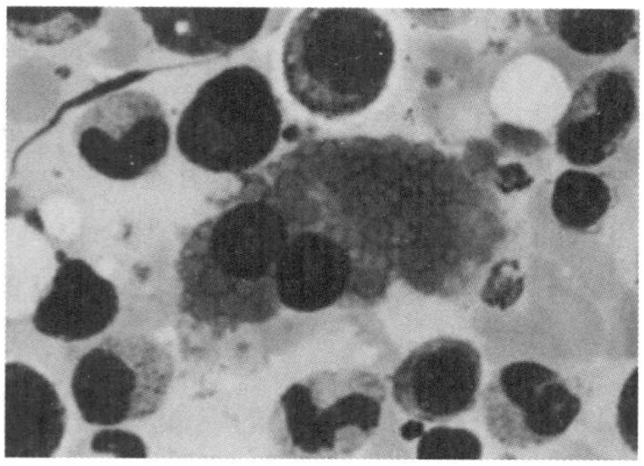

图 3-6-2　MM 骨髓象 2(瑞特染色×1000)

(三) 注意事项

(1) 临床上怀疑本病但骨髓穿刺未发现骨髓瘤细胞或仅有少量骨髓瘤细胞时应注意:①骨髓组织黏滞度大,且其中夹杂有骨髓瘤细胞极度增生及造血细胞贫乏的区域,如穿刺部位恰在增生不良的区域则不易取得骨髓组织;②本病初期,骨髓瘤细胞可呈局灶性、结节性分布,因此宜做多部位、多次穿刺;③由于胸骨易受累,必要时胸骨穿刺应是重要的诊断步骤;④可结合 X 线检查与病变部位穿刺以期得到较高的阳性率。

(2) 注意与反应性浆细胞增多症相区别:反应性浆细胞增多症有慢性炎症、伤寒、自身免疫病、肝硬化、转移癌等原发病,骨髓中浆细胞比例一般不超过 15%,且无形态异常。

(3) 当外周血中浆细胞比例超过 20%或计数不低于 2.0×10^9/L 时,即可诊断为继发性浆细胞白血病,常为多发性骨髓瘤的一种终末期表现。

实验二　浆细胞白血病

浆细胞白血病(plasma cell leukemia,PCL)是由浆细胞异常克隆性增生引起的一种白血病。当外周血浆细胞比例超过 20%或计数不低于 2.0×10^9/L 时,即可诊断。PCL 有原发性和继发性之分。

(一) 目的

掌握 PCL 的血象、骨髓象特点。

(二) 形态观察

1. 血象　白细胞计数多升高,主要为白血病性浆细胞增多,比例超过 20%或计数不低于 2.0×10^9/L。通常外周血中的白血病性浆细胞比骨髓中的成熟。

2. 骨髓象　骨髓增生极度活跃或明显活跃,以单克隆性浆细胞增生为主,常占 20%～80%。原发性 PCL 中浆细胞形态较为单一,异型性一般不明显(图 3-6-3)。继发性 PCL 大多是由多发性骨髓瘤转变而来的,常有骨髓瘤细胞的异型性和畸形性特点。

不同患者骨髓中明显增生的异常浆细胞成熟程度和形态可不一致。原始浆细胞胞体较大,胞质较丰富,核染色质疏松,核仁明显。成熟浆细胞有正常浆细胞的基本形态,可见胞体偏小,甚至有淋巴样或中晚幼红细胞样小浆细胞,核染色质粗糙(图 3-6-4)。也可偶见核型改变的异常浆细胞。

实验三　淋巴浆细胞淋巴瘤/华氏巨球蛋白血症

淋巴浆细胞淋巴瘤/华氏巨球蛋白血症(lymphoplasmacytic lymphoma/Waldenstrom macroglobulinemia,LPL/WM)为非霍奇金淋巴瘤中一种少见的惰性成熟 B 细胞淋巴瘤,是由小淋

NOTE

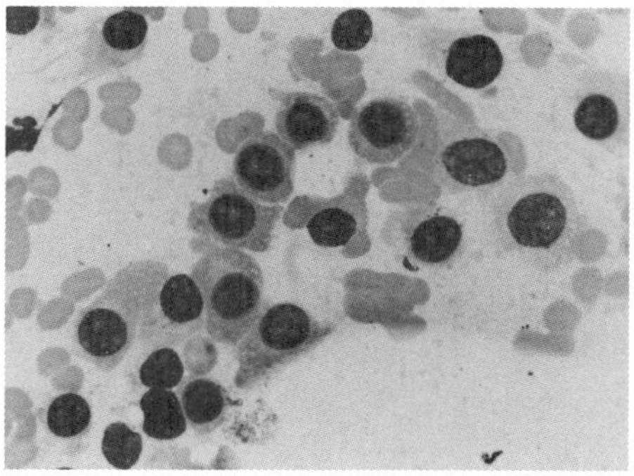

图 3-6-3 PCL 骨髓象 1(瑞特染色×1000)

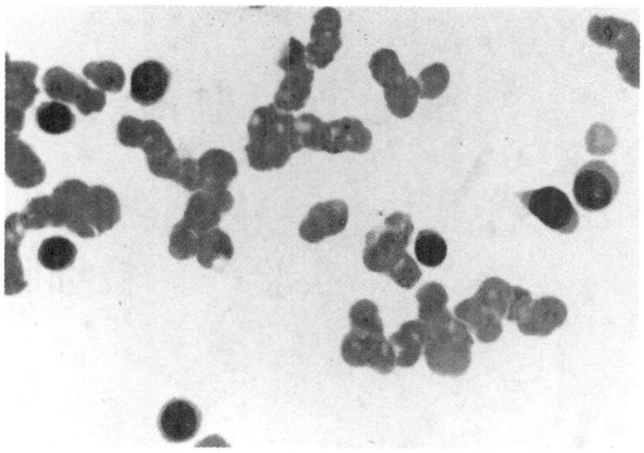

图 3-6-4 PCL 骨髓象 2(瑞特染色×1000)

巴细胞、浆细胞样淋巴细胞和浆细胞异常增生形成的淋巴瘤。LPL 侵犯骨髓的同时伴有血清单克隆 IgM 丙种球蛋白时诊断为 WM。

（一）目的

掌握 LPL/WM 的血象、骨髓象特点，正确书写骨髓检查报告单。

（二）形态学观察

1. 血象 绝大多数患者有不同程度的贫血，属正细胞正色素性贫血，可见红细胞呈明显的缗钱状排列。白细胞正常或减少，淋巴细胞增多，可见小淋巴细胞、浆细胞和浆细胞样淋巴细胞。血小板正常或减少。

2. 骨髓象 骨髓增生活跃，可见数量不等的小淋巴细胞、浆细胞和浆细胞样淋巴细胞增生。典型的浆细胞样淋巴细胞介于浆细胞与成熟淋巴细胞之间，胞质较浆细胞少且呈嗜碱性，胞核具有 1～2 个核仁。粒系和巨核系无异常(图 3-6-5)。

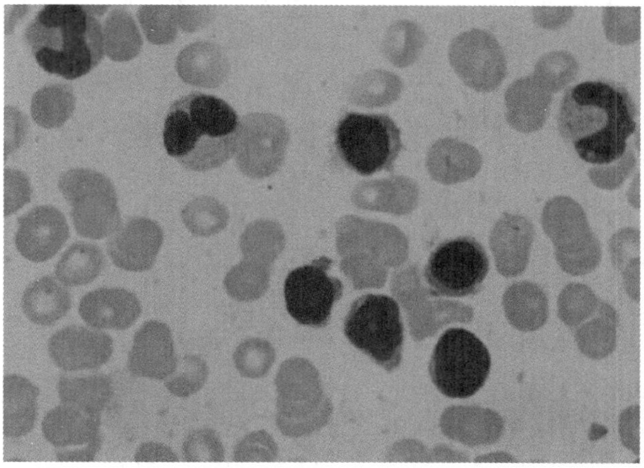

图 3-6-5 LPL/WM 骨髓象(瑞特染色×1000)

3. 细胞化学染色 浆细胞样淋巴细胞 PAS 染色可呈颗粒状阳性。

（三）注意事项

LPL/WM 无特异的形态学、免疫学表型及遗传学改变，故 LPL/WM 的诊断是一个排他性诊断，需要紧密结合临床表现及病理学等检查结果进行综合诊断。虽然通过骨髓检查可诊断 LPL/WM，但如有淋巴结肿大，仍建议尽可能获得淋巴结等其他组织标本进行病理学检查，以排除其他类型淋巴瘤的可能。

（杨亦青）

扫码看彩图

扫码看彩图

扫码看彩图

NOTE

第七节　血液、造血组织继发性与反应性疾病

实验一　粒细胞减少症和粒细胞缺乏症

（一）目的

掌握粒细胞减少症(granulocytopenia)和粒细胞缺乏症(agranulocytosis)的血象、骨髓象特点，正确书写粒细胞减少症和粒细胞缺乏症的骨髓检验报告单。

（二）形态学观察

1. 血象　当成人中性粒细胞计数低于 $2.0\times10^9/L$ 时称为粒细胞减少症；当中性粒细胞计数低于 $0.5\times10^9/L$ 时称为粒细胞缺乏症。白细胞减少，中性粒细胞减少，淋巴细胞相对增多，单核细胞可增多。感染时，中性粒细胞可见毒性改变，其胞体大小不一，退化变性，胞质内出现空泡及中毒颗粒，中性颗粒染色不显或出现粗大颗粒。偶可见中、晚幼粒细胞。红细胞及血小板大多正常。

2. 骨髓象　主要表现为粒系不同程度增生减弱，缺乏成熟阶段的中性粒细胞，可见原始粒细胞及早幼粒细胞，表明粒系成熟障碍。幼粒细胞可伴退行性变。淋巴细胞、浆细胞、网状细胞可相对增多。红系及巨核系多正常。

（三）注意事项

(1) 10～12 岁儿童中性粒细胞计数不足 $1.8\times10^9/L$，10 岁以下儿童低于 $1.5\times10^9/L$ 时，称粒细胞减少症。

(2) 中性粒细胞减少的程度常与发生感染的危险性明显相关，粒细胞缺乏症是粒细胞减少症发展到严重阶段的表现。

实验二　类白血病反应

（一）目的

掌握类白血病反应(leukemoid reaction，LR)的血象、骨髓象特点，正确书写类白血病反应的骨髓检验报告单。

（二）形态学观察

1. 血象　白细胞计数增高，通常不超过 $100\times10^9/L$，一般在 $50\times10^9/L$，有或无幼稚细胞。按细胞类型分类为中性粒细胞型、淋巴细胞型、嗜酸性粒细胞型、单核细胞型等，以中性粒细胞型最为常见，粒细胞可以出现核左移和中性粒细胞毒性变化(图 3-7-1)。红细胞和血小板无明显改变。

2. 骨髓象　骨髓增生活跃或明显活跃，类白血病反应患者骨髓象无明显改变，中性粒细胞型可出现核左移和中性粒细胞毒性变化。少数病例原始或幼稚细胞增多，但形态正常。红系及巨核系无明显异常。

（三）注意事项

(1) 鉴别：类白血病反应和白血病之间根本的区别在于骨髓是否出现白血病特征。类白血病反应患者的骨髓象无明显变化，或不具备白血病特征，但反应性增生的细胞系会出现比例增高或核左移等改变，需留意观察判断。中性粒细胞型类白血病反应常见于细菌感染，骨髓粒系出现核左移，后期细胞比例增高，需与慢性粒细胞白血病相鉴别(表 3-7-1)。淋巴细胞型类白血病反应常见于病毒感染或传染性单核细胞增多症，骨髓象可出现幼稚淋巴细胞比例轻度增高，可见异型淋巴细

NOTE

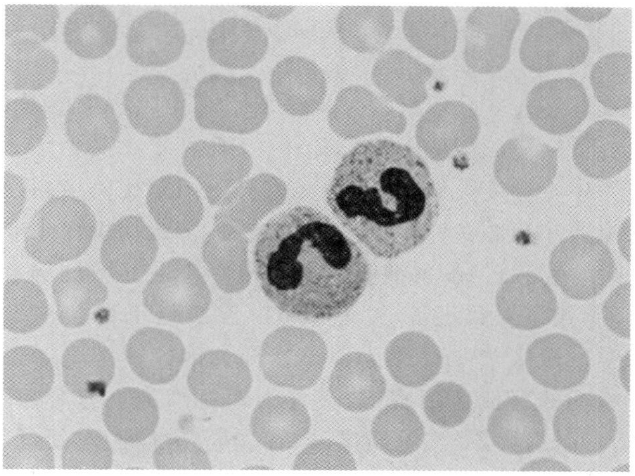

图 3-7-1 中性粒细胞毒性变化(瑞特染色×1000)

扫码看彩图

胞和组织细胞增多伴噬血现象。嗜酸性粒细胞型类白血病反应常见于机体过敏或寄生虫感染，骨髓象可出现嗜酸性粒细胞比例增高，以后期阶段为主，原始及早幼粒细胞比例不增高。单核细胞型类白血病反应常见于骨髓恢复期或感染后期，骨髓象可出现幼稚单核细胞比例增高，但原始单核细胞不增多。

表 3-7-1 慢性粒细胞白血病与粒细胞型类白血病反应的鉴别

鉴别点		慢性粒细胞白血病	粒细胞型类白血病反应
血象	白细胞计数	显著增高，常大于 100×10^{9}/L	轻、中度增高，常小于 50×10^{9}/L
	嗜酸性粒细胞	增多	不增多
	嗜碱性粒细胞	增多	不增多
	幼稚细胞	中、晚幼粒细胞多	晚幼、杆状核粒细胞多
	中毒性改变	无	有
	NAP 积分	降低	增高
骨髓象	增生程度	极度活跃	明显活跃
	粒红比值	>10	<10
	粒系特征	中、晚幼及杆状核粒细胞为主，“巨晚胖杆”及分叶过多现象易见；嗜酸性、嗜碱性粒细胞增多	粒系核左移，出现中性颗粒粗大及中毒颗粒、空泡和核溶解现象
	红系特征	红系受抑制	红系无明显抑制
	巨核系特征	数量增多，易见小巨核细胞	正常

(2) 填写报告单：填写增生程度，分类计数 200 个有核细胞，计算粒红比值。

(3) 诊断与建议：增生性骨髓象，外周血白细胞增多，提示类白血病反应。

(4) 外周血白细胞增多患者均应做骨髓细胞形态学检查。结合临床体征、病史及其他实验室检查，分析判断有无类白血病反应的病因。

(5) 白细胞增多考虑类白血病反应患者均应做碱性磷酸酶染色，其 NAP 积分显著增高。

(6) 骨髓报告结论不确定时，应建议做染色体及 *BCR-ABL* 融合基因检测，排除 CML。

实验三 嗜血细胞综合征

(一) 目的

掌握噬血细胞综合征(hemophagocytic syndrome，HPS)的血象、骨髓象特点，正确书写骨髓检

NOTE

验报告单。

（二）形态学观察

1. 血象 可表现为两系或三系血细胞减少。红细胞有不同程度的减少，部分病例贫血呈进行性加重。白细胞早期多少不一，中、晚期多明显减少，白细胞计数常小于 3.0×10^9/L，有时可见中性粒细胞中毒颗粒、空泡等中毒性变化；白细胞分类中淋巴细胞比例增高，易见异型淋巴细胞，可见少量中、晚幼粒细胞。常见血小板减少。晚期随疾病进展，多数病例血象能恢复正常。

2. 骨髓象 有核细胞增生活跃，各系细胞造血正常。粒系细胞比例常见降低。幼红细胞和巨核细胞比例正常。淋巴细胞比例大致正常，可见异型淋巴细胞和幼稚淋巴细胞。单核-巨噬系明显增生，镜下易见，比例不定，一般大于2%，形态以单核样和泡沫样细胞居多。低倍镜下就能查见胞体巨大的吞噬细胞，由于吞噬的有造血细胞，故被称为噬血细胞。噬血细胞胞体巨大，其直径一般为 20～40 μm；外观圆形，有时边界不清；胞质丰富，吞噬成熟红细胞、幼红细胞、各种白细胞及血小板等，吞噬的细胞数量不等，多者可达 10 个以上。被吞噬的血细胞隐现不一，有的结构完整，有的仅剩被消化后的细胞残骸，但能分辨出血细胞的结构类型。胞核圆形或被挤压至细胞一侧呈椭圆形、梭形或月牙形，核染色质疏松，核仁可见。如图 3-7-2 和图 3-7-3 所示。

扫码看彩图

扫码看彩图

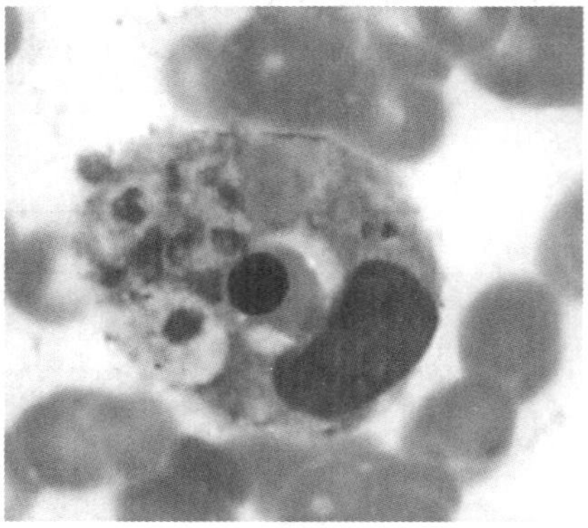

图 3-7-2 噬血细胞 1(瑞特染色×1000)

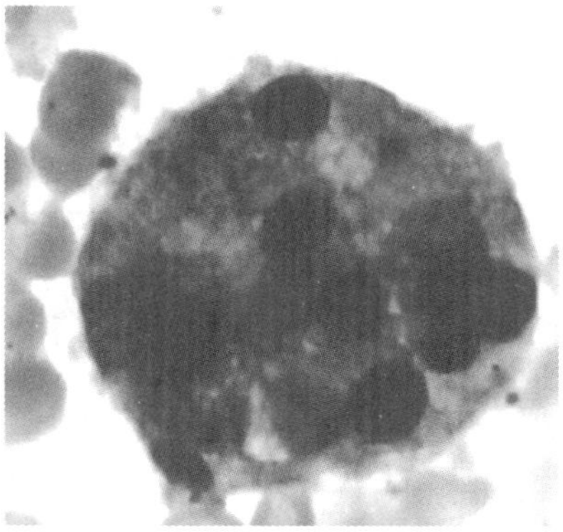

图 3-7-3 噬血细胞 2(瑞特染色×1000)

（三）注意事项

(1) 浓缩血细胞涂片可提高噬血细胞的检出率。

(2) 本病病变分布不均，骨髓受累程度不一，多次多部位骨髓穿刺可提高阳性检出率。骨髓中未发现噬血细胞不能排除本病。

实验四 传染性单核细胞增多症

（一）目的

掌握传染性单核细胞增多症（infectious mononucleosis，IM）的血象、骨髓象特点，熟悉异型淋巴细胞形态学分型。

（二）形态学观察

1. 血象 白细胞早期正常或减少，以后逐渐增多，大多在 20×10^9/L 以下，病程早期中性分叶核粒细胞增多，以后淋巴细胞增多，可达 60%～97%，并伴有异型淋巴细胞增多，比例常大于 10%。红细胞、血红蛋白和血小板多正常。

异型淋巴细胞分为三种类型。

Ⅰ型（浆细胞型或泡沫型）：细胞大小不一，与正常淋巴细胞相似或略大，细胞多呈圆形，亦可见不规则形；胞核常偏位，染色质粗糙，呈粗网状或成堆排列；胞质量少，呈深蓝色强嗜碱性，含有大小不等的空泡或呈泡沫状，无颗粒或有少量细小的嗜苯胺蓝颗粒（图 3-7-4）。

NOTE

Ⅱ型(单核细胞型或不规则型):大小比较一致,胞体较Ⅰ型大,形态多不规则;胞核呈圆形、椭圆形或不规则形,染色质较Ⅰ型细致,常呈网状;胞质量多,呈浅灰蓝色,无空泡,可有少许嗜苯胺蓝颗粒(图 3-7-5)。

Ⅲ型(幼稚淋巴细胞型或幼稚型):细胞形态与Ⅰ型相似,但胞体较Ⅰ型大,直径 15～18μm;胞核圆形或卵圆形,染色质疏松细致、分布均匀,呈网状排列,无浓集现象,可见 1～2 个核仁;胞质呈蓝色,一般无颗粒,可见分布较均匀的小空泡(图 3-7-6)。

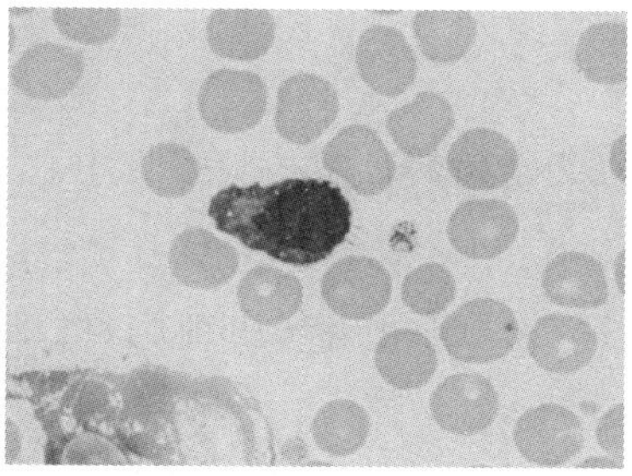

图 3-7-4 异型淋巴细胞Ⅰ型(瑞特染色×1000)

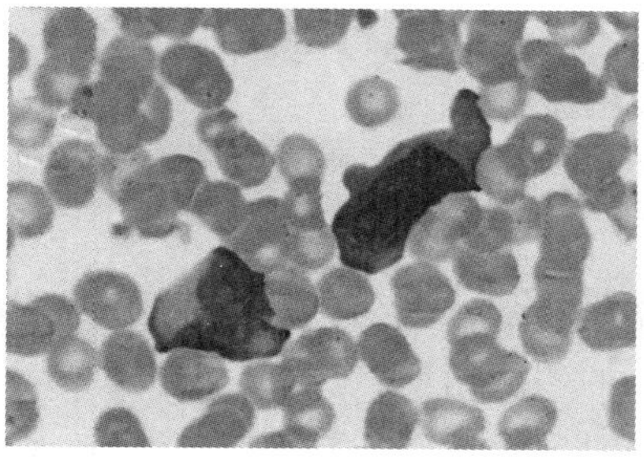

图 3-7-5 异型淋巴细胞Ⅱ型(瑞特染色×1000)

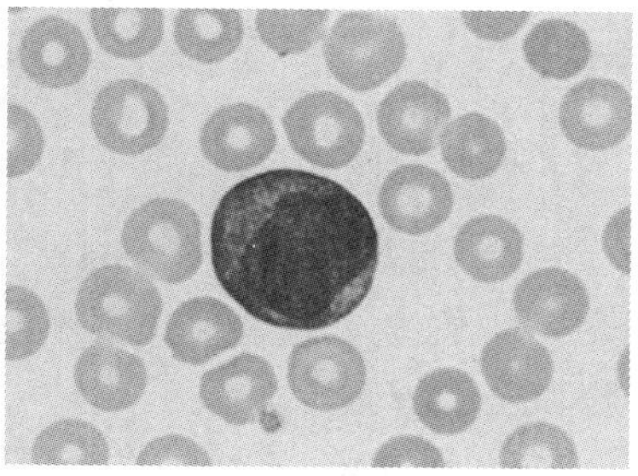

图 3-7-6 异型淋巴细胞Ⅲ型(瑞特染色×1000)

扫码看彩图

扫码看彩图

扫码看彩图

2. 骨髓象 多数变化不大,淋巴细胞增多或正常,亦可见反应性淋巴细胞,但数量不及外周血多,原始淋巴细胞不增多,组织细胞可增生。若非鉴别诊断需要,一般不做骨髓细胞学检查。

(三) 注意事项

(1) 异型淋巴细胞有时易被误认为是原始或幼稚淋巴细胞、单核细胞或早幼红细胞、浆细胞等,观察传染性单核细胞增多症血涂片和骨髓涂片时要注意鉴别。

(2) 有些异型淋巴细胞形态学特征介于三种类型之间,呈过渡状态,不易划分,可笼统地称为异型淋巴细胞。在临床上,对异型淋巴细胞进行检查时,通常不需要对异型淋巴细胞进行形态学分型,只需报告异型淋巴细胞的数量和比例。

(3) 传染性单核细胞增多症的细胞形态学改变主要在血象,而骨髓象常无明显变化,血涂片检查对诊断的意义更重要。因其骨髓常无明显特征性改变,一般情况下不需做骨髓检查,只有在诊断困难,为排除白血病、恶性组织细胞增生症等疾病时才需要做骨髓检查进行鉴别诊断。

(4) 除传染性单核细胞增多症外,还有很多疾病可见异型淋巴细胞增多,如病毒性感冒、单纯疱疹、流行性出血热、风疹、病毒性肝炎、某些细菌及原虫感染、某些免疫性疾病、化疗后等,但上述疾病嗜异性凝集试验一般为阴性,另外,除流行性出血热外异型淋巴细胞数量一般较少。

实验五 脾功能亢进

(一) 目的

掌握脾功能亢进(hypersplenism)的血象、骨髓象特点。

(二) 形态学观察

1. 血象 可呈全血细胞减少或至少一系血细胞减少。早期以白细胞及血小板减少为主,重度时,可见三系明显减少。贫血多为正细胞正色素性或小细胞性贫血,网织红细胞增多。

2. 骨髓象 骨髓有核细胞增生活跃或明显活跃,各系造血细胞增生活跃,但常有不同程度的成熟障碍,其中以粒系和巨核系的成熟障碍更易见。

(于 欣 李玉云)

NOTE

第八节　脂质代谢障碍

实验一　戈　谢　病

（一）目的

掌握戈谢病(Gaucher disease,GD)的血象、骨髓象特点,正确书写戈谢病的骨髓检验报告单。

（二）形态学观察

1. 血象　患者可出现不同程度的贫血,表现为正细胞性贫血。部分病例可出现白细胞、红细胞和血小板减少。

2. 骨髓象　骨髓增生活跃或明显活跃,粒系、红系及巨核系增生良好。在骨髓涂片尾部可找到戈谢细胞,其胞体巨大,胞质丰富,呈葱皮样纹;核偏向一侧,核仁清晰,如图 3-8-1 所示。

3. 细胞化学染色　酸性磷酸酶染色阳性。

扫码看彩图

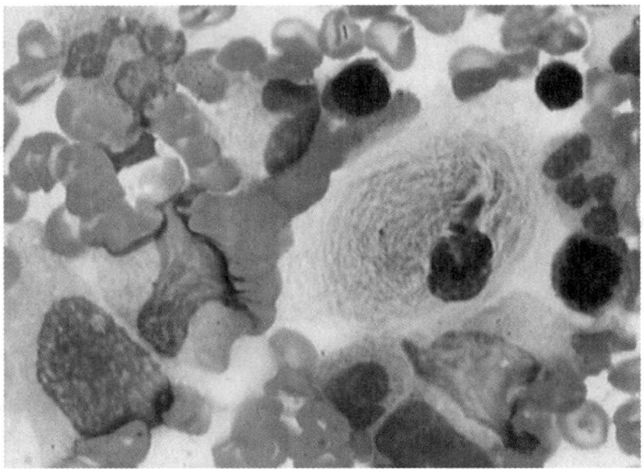

图 3-8-1　戈谢病骨髓象(瑞特染色×1000)

（三）注意事项

(1) 戈谢病的骨髓象可以查见大量此类细胞,在正常或慢性髓细胞白血病骨髓象中偶见。戈谢细胞通常推挤在片尾,形态学特征主要是胞体巨大,胞质呈洋葱皮纹样改变,与成骨细胞、破骨细胞、巨核细胞、尼曼-匹克细胞和转移癌细胞有相似之处,需仔细鉴别。

(2) 用低倍镜环片四周查找巨大细胞,用油镜视野鉴别。

(3) 骨髓象查见大量戈谢细胞应在结论中注明,疾病的诊断需临床综合分析。

实验二　尼曼-匹克病

（一）目的

掌握尼曼-匹克病(Niemann-Pick disease,NPD)的血象、骨髓象特点,正确书写尼曼-匹克病的骨髓检验报告单。

（二）形态学观察

1. 血象　白细胞及血小板正常,红细胞正常或轻度减少;脾功能亢进或骨髓受累时白细胞及血小板减少。单核细胞和淋巴细胞常见空泡,8～10 个,具有诊断价值。

NOTE

2. 骨髓象 骨髓增生活跃或明显活跃，粒系、红系及巨核系增生良好。涂片含有典型的尼曼-匹克细胞，又称泡沫细胞。该细胞直径为 20～100 μm；核小偏位，圆形或卵圆形；胞质丰富，充满圆滴状透明小泡，类似桑椹状或泡沫状(图 3-8-2)。

3. 细胞化学染色 PAS 反应呈弱阳性，胞质内的小泡壁呈阳性，小泡中心阴性；酸性磷酸酶及碱性磷酸酶染色阴性。

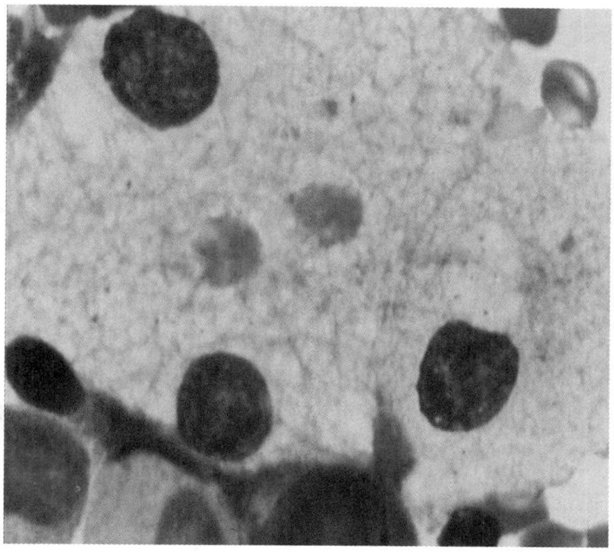

图 3-8-2 尼曼-匹克病骨髓象(瑞特染色×1000)

(于 欣)

扫码看彩图

NOTE

第四章　血栓与止血障碍性疾病检验技术

第一节　血管壁的检验

实验一　毛细血管脆性试验(束臂试验)

【目的】 掌握毛细血管脆性试验的原理、方法、注意事项、临床意义和参考范围。

【原理】 本试验与毛细血管的结构、功能及血小板的质与量有关,也与某些体液因素(如vWF)有关。这些因素使毛细血管通透性增加,脆性增大。本试验采用物理学方法,于受检者上臂加压,使静脉回流受阻,增加毛细血管负荷,检查一定范围内新生出血点个数,借以判断毛细血管的通透性和脆性,又称为束臂试验。

【材料】 血压计、压脉带、计时器、红蓝水笔。

【方法】

(1) 在受试者上臂肘窝下 4 cm 处画一个直径为 5 cm 的圆圈,仔细观察圆圈内有无出血点,如发现有出血点则以标记笔做好标记。

(2) 将血压计袖带缚于该侧上臂,先测量血压,使血压维持在收缩压与舒张压之间,持续 8 min,然后解除压力。

(3) 解除压力 5 min 后,计算圆圈内皮肤新生出血点的数目。

【注意事项】

(1) 试验前圆圈内原有出血点应做好标记。

(2) 观察时要选择适宜的光线,以免漏检。

(3) 最好用另一种颜色的笔标记出新生出血点。

(4) 试验 1 周前,患者禁服阿司匹林、活血化瘀类药物,否则结果可出现假阳性。

(5) 同一上臂在 7 天内反复做此试验,结果可信度降低。

(6) 40 岁以上的女性(包括少数青年女性),可出现假阳性。

【参考范围】 正常男性 0～5 个,女性 0～10 个,出血点有 10 个以上为阳性,具体分为以下几种:11～50 个为"+";50 个以上为"++";前臂伸侧及手背有出血点者为"+++";前臂屈、伸侧以及手臂均有出血点或紫斑者为"++++"。

【临床意义】 毛细血管脆性试验阳性见于以下三种情况。

(1) 血管壁结构和功能缺陷:毛细血管扩张症、过敏性紫癜和维生素 C 缺乏症/血管性血友病等。

(2) 血小板质和量的异常:原发(继发)性血小板减少性紫癜、血小板无力症和巨大血小板综合征等。

(3) 其他疾病:高血压、败血症、肾脏疾病和肝脏疾病等。

实验二　出血时间测定

【目的】 掌握出血时间(bleeding time,BT)测定的原理、方法和注意事项,熟悉出血时间测定

NOTE

的临床意义和参考范围。

【原理】 出血时间测定是利用标准化出血时间测定器在受检者前臂皮肤上造成一个“标准”切口，记录出血开始到自然停止所需要的时间，是反映血小板数量和功能及毛细血管结构和功能的初筛试验。

【材料】 出血时间测定器、秒表、血压计、消毒滤纸、止血贴和常规消毒器材等。

【方法】

（1）将受检者的掌心向上置于固定台面（台面高度最好接近心脏水平），然后将血压计袖带缚于其前臂，加压维持压力，成人为 40 mmHg，婴儿和儿童为 20 mmHg。

（2）常规消毒受试部位，一般采用肘横纹下两横指前臂外侧 1/3 处，轻轻绷紧皮肤，将出血时间测定器平放于试验部位皮肤上，按动刺血器手把，做一垂直或平行于前臂的切口（成人的切口长 5 mm，深 1 mm），在按动的同时启动秒表计时。

（3）每隔 30 s 用无菌滤纸吸去切口流出的血滴，直至出血自然停止，用秒表记录所用时间，即为出血时间。

（4）松开血压计袖带，将止血贴敷在切口上，叮嘱受检者按压伤口，一般保留 24 h。

【注意事项】

（1）应嘱咐受检者在试验 1 周前不要服用抗血小板药物（如阿司匹林）等，以免影响检测结果。

（2）试验部位要求清洁干净，无体毛、瘢痕、皮肤感染等。

（3）选择合适的出血时间测定器。不同年龄应该选择不同类型的出血时间测定器。①成人型：切口为 1.0 mm×5.0 mm。②儿童型：切口为 1.0 mm×3.5 mm。③新生儿型：切口为 0.5 mm×2.5 mm。

（4）试验前应先检测受检者的血小板计数，因出血时间与血小板数量密切相关，当血小板计数低于 100×10^{9}/L 时，出血时间会失去应有的临床参考价值。

（5）要求严格无菌操作，操作中应避免触及和挤压切口。

（6）若出血量较多，可增大用滤纸吸去血滴的频率。

【参考范围】 4.8～9.0 min，超过 10 min 即停止试验。

【临床意义】 出血时间主要反映血小板的数量和质量、毛细血管结构和功能以及血小板与毛细血管之间的相互作用，而受凝血因子含量和活性变化的影响较小。

1. 出血时间延长 常见于以下情况：①血小板数量异常，如原发免疫性血小板减少症（ITP）、TTP 等；②血小板功能缺陷，如血小板无力症、巨大血小板综合征、贮存池病、获得性血小板功能异常（如尿毒症、严重肝损害和重症贫血等）；③血管壁异常，如血管性血友病和遗传性出血性毛细血管扩张症；④某些凝血因子缺乏，如凝血因子Ⅱ、Ⅴ、Ⅷ、Ⅸ或纤维蛋白原缺乏（如 DIC）；⑤大量输血后。

2. 出血时间缩短 常见于某些严重的高凝状态和血栓形成性疾病。

实验三 血浆血管性血友病因子检测

血浆血管性血友病因子抗原（von Willebrand factor antigen，vWF：Ag）的检测方法主要包括 Laurell 免疫火箭电泳法、ELISA 法、免疫浊度法、酶联免疫吸附法和胶乳颗粒增强的免疫比浊法等，本次实验主要介绍 Laurell 免疫火箭电泳法。

【目的】 掌握 Laurell 免疫火箭电泳法的原理和方法，熟悉 Laurell 免疫火箭电泳法的操作要点和注意事项，了解 Laurell 免疫火箭电泳法的参考范围。

【原理】 Laurell 免疫火箭电泳法是在含有抗 vWF：Ag 抗体的琼脂板中加一定量的被检血浆，在电场作用下，如血浆含有此抗原，该抗原会在含抗体的琼脂板上泳动，在一定的时间内形成抗原-抗体反应的火箭样沉淀线，其高度与被检血浆中抗原的浓度成正比。用不同稀释倍数的正常人混

NOTE

合血浆做对照，以稀释度及其沉淀线高度绘制标准曲线，根据被检血浆沉淀线高度即可查得或计算出血浆中 vWF:Ag 的含量。

【材料】

1. 器材 试管、微量加样器、10 cm×10 cm 玻璃板 2 块、铁夹子 3 个、打孔器(孔径 2.5 mm)、“U”形有机玻璃框(框内径 8 cm×8 cm，厚 1.5 cm)、电泳仪、离心机、水浴箱、冰箱等。

2. 试剂

(1) 0.109 mol/L 枸橼酸钠抗凝剂。

(2) 兔抗人 vWF:Ag 抗血清。

(3) 琼脂糖凝胶：琼脂糖 0.9 g，Tris-巴比妥缓冲液 100 mL，加热至沸腾，待琼脂完全溶解，趁热用薄棉花过滤后，置 50～56 ℃水浴中待用。

(4) Tris-巴比妥缓冲液(pH 8.8)：巴比妥钠 4.88 g，巴比妥 1.235 g，Tris 2.890 g，加蒸馏水至 1000 mL。

(5) 10 g/L 磷钼酸溶液：磷钼酸 10 g，加蒸馏水 1000 mL，溶解过滤后待用。

(6) 正常混合血浆。

【方法】

1. 制板 在小烧杯中加入兔抗人 vWF:Ag 抗血清 16.5 μL，置 50～56 ℃水浴中，加热片刻。取 50～56 ℃琼脂糖凝胶 10 mL 加入烧杯中充分混合，避免气泡产生。取玻璃板 2 块，中间放入“U”形有机玻璃框，用铁夹子固定三边。在上口迅速倒入含抗血清的琼脂糖凝胶，然后置 4 ℃冰箱中 10～15 min。凝固后除去一块玻璃板，在距另一块玻璃板下缘 1.5 cm 处的琼脂糖凝胶板上打 10 个孔，孔径 2.5 mm，孔间距 5 mm。

2. 稀释标准样品 取 20 名或以上正常人新鲜枸橼酸盐抗凝混合血浆，在 4 ℃条件下分装，于 −40 ℃条件下可保存 2～3 个月。每次测定时取出一支，用 Tris-巴比妥缓冲液分别进行 1∶1、1∶2、1∶4、1∶8、1∶16 倍比稀释。

3. 待测样品 采集受检者枸橼酸盐抗凝血，以 3000 r/min 离心 20 min，分离血浆并以 Tris-巴比妥缓冲液做 1∶2 倍比稀释。

4. 加样 在 5 个孔中各加入不同稀释度的标准样品 10 μL，待测样品孔加入待测样品，做复孔。

5. 电泳 ①两侧电泳槽内加 Tris-巴比妥缓冲液 1000 mL，使两槽液面相同；②在加抗原之前，先将打好孔的琼脂凝胶板置于电泳槽内，孔朝阴极，火箭方向为阳极，用 8 cm 宽的双层滤纸做桥，接通电源，调节电压至 50 V，然后按次序加标准样品和待测样品；③关闭电泳槽盖，调节电压至 110～115 V，电流为 10～14 mA，电泳 18 h，电泳槽的温度以小于 15 ℃为宜；④电泳完毕后，取出凝胶板放在生理盐水中，然后浸入 10 g/L 磷钼酸溶液中 20～60 min，即可见火箭样沉淀线，也可用氨基黑染色保存。

6. 测量 用两分规从加样孔上缘到火箭峰顶测量火箭峰高度。将 5 个标准样品孔的读数按双对数计算回归方程，以 vWF:Ag 为横坐标，火箭峰高度为纵坐标，绘制标准曲线。

7. 计算结果 用待测样品测得的火箭峰高度，查标准曲线或计算出各待测样品 vWF:Ag 的含量，再乘以 2(稀释倍数)，读数为百分率。

【注意事项】

(1) 两侧电泳槽内加入的 Tris-巴比妥缓冲液的液面高度要一致。

(2) 测量火箭峰的高度应以从加样孔上缘到火箭峰顶端为准。

(3) 血浆分离后应在 2 h 内完成检测，不能及时检测的置于 −70 ℃保存，至多保存 1 个月。

【参考范围】 61.6%～126.6%。

【临床意义】

1. 降低 见于血管性血友病(vWD)，是诊断 vWD 和 vWD 变异型的重要指标。

2. 升高 主要见于剧烈运动、肾上腺素受体兴奋、妊娠中后期、造影、电休克、胰岛素所致低血糖、注射生长激素后、心脑血管疾病（心肌梗死、心绞痛、肺心病、高脂血症、脑血管病变）、肾脏疾病（急性肾炎、慢性肾炎、肾小球疾病、尿毒症、肾病综合征）、肺部疾病、肝脏疾病、糖尿病、妊娠期高血压病、大手术后等。

第二节 血小板检验

实验一 血小板计数

【目的】 掌握血小板的显微镜目视计数法的原理、方法及注意事项。

【原理】 用血小板稀释液将血液稀释一定倍数，破坏红细胞后，充入血细胞计数板内，在显微镜下计数一定体积内的血小板，经过换算求出每升血液中的血小板数量。

【材料】

（1）显微镜、血细胞计数板、采血针、微量吸管、刻度吸管、试管、消毒棉球、干棉球。

（2）10 g/L 草酸铵稀释液（草酸铵 10 g，EDTA-Na_2 0.12 g 溶于 1000 mL 蒸馏水中，混匀，用 0.22 μm滤膜过滤后置 4 ℃保存）。

【方法】

1. 吸取稀释液 于清洁小试管中准确加入 10 g/L 草酸铵稀释液 0.38 mL。

2. 采血 常规消毒被检者无名指，穿刺后，让血液自然流出，准确采血 20 μL，置于草酸铵稀释液中，立即混匀。

3. 稀释静置 待完全溶血后再混匀 1 min，置室温 10～15 min。

4. 充液静置 取完全溶血的血小板悬液 1 滴充入血细胞计数板内，静置 10～15 min，使血小板充分下沉。空气干燥的季节应将血细胞计数板置湿盒内。

5. 计数 用高倍镜计数血细胞计数板中央大方格内的四角和中央共 5 个中方格内的血小板。

6. 计算 每升血液中血小板数量＝中央大方格内的四角和 5 个中方格内血小板数×10^9。

【注意事项】

（1）草酸铵稀释液要清洁，无细菌、尘埃等污染。存放时间较长的草酸铵稀释液应过滤后再使用。

（2）毛细血管采血时，针刺应达 3 mm 深，使血液流畅。拭去第 1 滴血后立即采血，以防血小板聚集和破坏。同时做白细胞和血小板计数时，应先采血小板计数的血。

（3）血液加入血小板稀释液内后要充分混匀，但不能过度振荡，以免血小板破坏和聚集。

（4）血小板悬液充入血细胞计数板内需要静置 10～15 min，使血小板完全下沉后再计数。但应注意保持湿度，避免水分蒸发而影响计数结果。

（5）计数时光线不可太强，注意微有折光性的血小板与尘埃等的鉴别，附着在血细胞旁的血小板也要注意，不能漏数。

（6）计数应在 1 h 内完成，否则结果偏低。

（7）检查前，患者应避免服用阿司匹林及其他抗血小板药物。

（8）定期检查稀释液的质量，检测前应先做稀释液空白计数，计数值为零时方可使用。

（9）草酸铵必须是 AR 级或 GR 级，若用 CP 级则溶血效果差。

【参考范围】 (100～300)×10^9/L。

NOTE

【临床意义】

1. 减少

(1) 生成障碍:如急性白血病、再生障碍性贫血、骨髓肿瘤、放射性损伤、巨幼细胞性贫血。

(2) 破坏过多:如原发性血小板减少性紫癜、脾功能亢进、系统性红斑狼疮等。

(3) 消耗过多:弥散性血管内凝血、血栓性血小板减少性紫癜等。

(4) 分布异常:脾大、血液被稀释等。

(5) 先天性:新生儿血小板减少症、巨大血小板综合征等。

2. 增多

(1) 原发性:慢性粒细胞白血病、原发性血小板增多症、真性红细胞增多症等。

(2) 反应性:急性化脓性感染、大出血、急性溶血、肿瘤等。

(3) 其他:外科手术后、脾切除等。

实验二　血块收缩时间测定

【目的】 掌握血块收缩试验(clot retraction test,CRT)的原理、方法,熟悉其注意事项及临床意义。

【原理】 在富血小板血浆(platelet rich plasma,PRP)中,加入 Ca^{2+} 或凝血酶,使血浆凝固。活化的血小板收缩蛋白使血小板伸出伪足,因血小板膜表面有纤维蛋白受体,所以血小板可以“锚定”于血浆凝固形成的纤维蛋白上,当血小板发生向心性收缩时,牵拉纤维蛋白使其距离拉近,网眼缩小、血清析出。测定析出血清的体积可反映血块收缩的能力。

【材料】

1. 器材 离心机、水浴箱、刻度小试管、刻度吸管、无菌注射器等。

2. 试剂 0.05 mol/L 氯化钙溶液、20 U/mL 凝血酶溶液、0.109 mol/L 枸橼酸钠溶液。

【方法】

(1) 静脉采血,分离富血小板血浆(PRP)和乏血小板血浆(platelet poor plasma,PPP),用 PPP 调整 PRP 中血小板计数至 200×10^9/L。

(2) 取 PRP 0.6 mL 加入刻度试管中,置 37 ℃水浴中温育 3 min 后,再加入 0.05 mol/L 氯化钙溶液或 20 U/mL 凝血酶溶液 0.2 mL。

(3) 混匀置于 37 ℃水浴中温育 2 h,用竹签将纤维蛋白凝块轻轻挑取弃去,准确测量血清的体积(mL)。

(4) 计算:

$$血块收缩(\%)=\frac{析出血清体积}{PRP\ 体积}\times100\%$$

【注意事项】

(1) 试验温度须控制在 37 ℃,过高或过低均会影响测定结果。

(2) 本试验可设立阳性对照,在正常 PRP 中加入 500 mol/L N-乙基马来酰亚胺,以抑制血小板肌动蛋白和肌球蛋白的收缩作用。

(3) PRP 需要进行血小板数的调整,血小板数过高或过低都会影响测定结果。

【参考范围】 血块收缩(%)>40%。

【临床意义】

1. 减小 见于原发免疫性血小板减少症(ITP)、血小板增多症、血小板无力症、红细胞增多症、低(无)纤维蛋白原血症、多发性骨髓瘤、原发性巨球蛋白血症等。

2. 增高 见于纤维蛋白原水平增高和先天性或遗传性因子Ⅻ缺乏症等。

NOTE

实验三 血小板黏附试验

【目的】 掌握血小板黏附试验(platelet adhesion test,PAdT)的原理和方法,熟悉其注意事项、临床意义。

【原理】 血小板可黏附于带负电荷的物质(如金属、玻璃、白陶土等)表面。玻璃球法:让待测血小板血液接触玻璃球时,血小板会黏附在玻璃球上,通过检测接触玻璃球前后血液中血小板数量,可以了解血小板在体外黏附于物体表面的能力,借以推测血小板的黏附作用。

【材料】

1. 器材 血小板黏附管(玻珠柱)或球形玻璃瓶、血细胞计数板、显微镜、试管、常规静脉采血器材等。

2. 试剂 0.109 mol/L 枸橼酸钠溶液、血小板稀释液等。

【方法】

1. 玻璃接触法

(1) 取静脉血 4.5 mL,置于含 0.109 mol/L 枸橼酸钠溶液 0.5 mL 的离心管中,轻轻混匀。

(2) 取抗凝血标本 1.5 mL,置球形瓶内,将球形瓶置于转动装置上,以 3 r/min 的速度转动 15 min,使血液与瓶壁充分接触。

(3) 计数接触前后血液中血小板数量。

(4) 计算黏附率:

$$血小板黏附率(\%)=\frac{黏附前血小板数-黏附后血小板数}{黏附前血小板数}\times100\%$$

2. 玻珠柱法

(1) 将玻珠柱两端分别与针头和注射器连接。

(2) 在肘静脉处穿刺,当血液接触玻珠柱时,立即启动秒表,掌握好血液通过玻珠柱的速度,在四等分的玻珠柱中,血液通过每段的时间为 5 s,共 20 s。

(3) 然后以同样速度再抽 5 s 后,拔出针头。

(4) 采集玻珠柱前、后塑料管内的血液,分别进行血小板计数。

(5) 计算黏附率:

$$血小板黏附率(\%)=\frac{柱前血小板数-柱后血小板数}{柱前血小板数}\times100\%$$

【注意事项】

(1) 实验中接触血小板的玻璃器皿须硅化处理或使用塑料制品,否则影响血小板黏附率。

(2) 采血前 1 周禁止服用阿司匹林、肝素、双香豆素等抗血小板黏附的药物,因其可抑制血小板黏附,降低血小板黏附率。

(3) 钙离子是血小板活化的重要因素,而 EDTA 螯合 Ca^{2+} 作用强,影响血小板活化,因而不用 EDTA 作抗凝剂。

(4) 采血时避免溶血和凝血发生,不可反复穿刺或混入气泡。

(5) 受检血液中血小板计数较低时,不需做黏附试验。

【参考范围】 45.34%~79.78%。

【临床意义】

(1) 血小板黏附率升高:见于血栓前状态和血栓性疾病。

(2) 血小板黏附率降低:见于血管性血友病、巨大血小板综合征、血小板无力症、尿毒症、异常蛋白血症和 MDS 等。

NOTE

实验四　血小板聚集试验

【目的】　掌握血小板聚集试验（platelet aggregation test，PAgT）的原理和方法，熟悉其注意事项和临床意义。

【原理】　血小板聚集诱导剂可以诱导血小板发生聚集，在富血小板血浆（PRP）中加入不同种类和不同浓度的血小板聚集诱导剂，由于血小板的聚集而使得悬液浊度逐渐降低，透光度逐渐增加。血小板聚集仪将这种浊度变化导致的透光变化转换为电信号并记录，形成血小板聚集曲线。根据血小板聚集曲线可计算出血小板聚集曲线的斜率、不同时间的聚集率和最大聚集率等参数，用来分析血小板的聚集能力。

【材料】

1. 器材　血小板聚集仪、显微镜、血细胞计数板、离心机、注射器和试管等。

2. 试剂

（1）0.109 mol/L 枸橼酸钠溶液。

（2）Owren 缓冲液（OBS）：将巴比妥钠 1.155 g，氯化钠 1.467 g 溶于 156 mL 蒸馏水中，加 0.1 mol/L 盐酸 43 mL，调整 pH 至 7.35，再加生理盐水至 1000 mL。

（3）血小板聚集诱导剂（致聚剂或诱聚剂）：①腺苷二磷酸钠盐（ADP），用 OBS 配成 1.0 mmol/L的 ADP 储存液，置于－30 ℃中保存，使用前 37 ℃水浴加热，用 OBS 稀释成 5、10、20、30 μmol/L 浓度的工作液；②肾上腺素（adrenaline），采用注射用盐酸肾上腺素，用 OBS 稀释 10～1000 倍；③胶原（collagen），浓度为 1000 mg/L，储存于 4 ℃，用前充分摇匀，用 OBS 稀释成 3 mg/L 工作液，稀释后的工作液在 4 ℃中可存放 1 周；④瑞斯托霉素（ristocetin），每瓶 100 mg，加入生理盐水配制成 1.5 g/L 浓度的工作液，储存在－30 ℃中，使用时 37 ℃加热融化，本试剂可反复冻融而不影响其活性；⑤花生四烯酸（arachidonic acid，AA），将花生四烯酸钠盐溶于 OBS 中，使其浓度为 10 mmol/L，随后分装在棕色安瓿瓶内，充氮气后封口，以防止花生四烯酸氧化，储存于－40 ℃中，使用前 37 ℃加热融化。

【方法】

（1）用塑料注射器静脉采血 4.5 mL，加入含有 0.5 mL 的 0.109 mol/L 枸橼酸钠溶液的塑料试管中，充分混匀。

（2）低速离心（1000 r/min）5 min，分离 PRP。

（3）将剩余的血液以 3000 r/min 离心 20 min，分离 PPP，血小板计数应小于 20×10^9/L，用 PPP 调整 PRP 血小板计数至 250×10^9/L。

（4）测定：

①聚集仪提前预热 30～60 min，使聚集仪温度达 37 ℃±1 ℃。

②将受检者 PPP 和 PRP 各 0.3 mL 分别加入两只比色杯内，置于聚集仪的温浴槽内预热 3 min。

③将含 PPP 的测定杯置于聚集仪的测定槽内，调零。

④将 PRP 置于上述测定槽内，并加入搅拌棒，调吸光度为 100%。将 1/10 体积聚集诱导剂（30 μL）加入 PRP 中，同时开启记录按钮。

⑤观察并记录血小板聚集反应 5 min 以上，绘出血小板聚集曲线，计算最大聚集率和 5 min 有效解聚率等参数（图 4-2-1）。

【注意事项】

（1）接触血小板的玻璃器皿须硅化处理或使用塑料制品，否则可有部分血小板提前活化和黏附，影响血小板聚集，使结果出现偏差。

（2）采血前 1 周禁服阿司匹林、双嘧达莫、肝素、双香豆素等抑制血小板聚集的药物。

NOTE

扫码看彩图

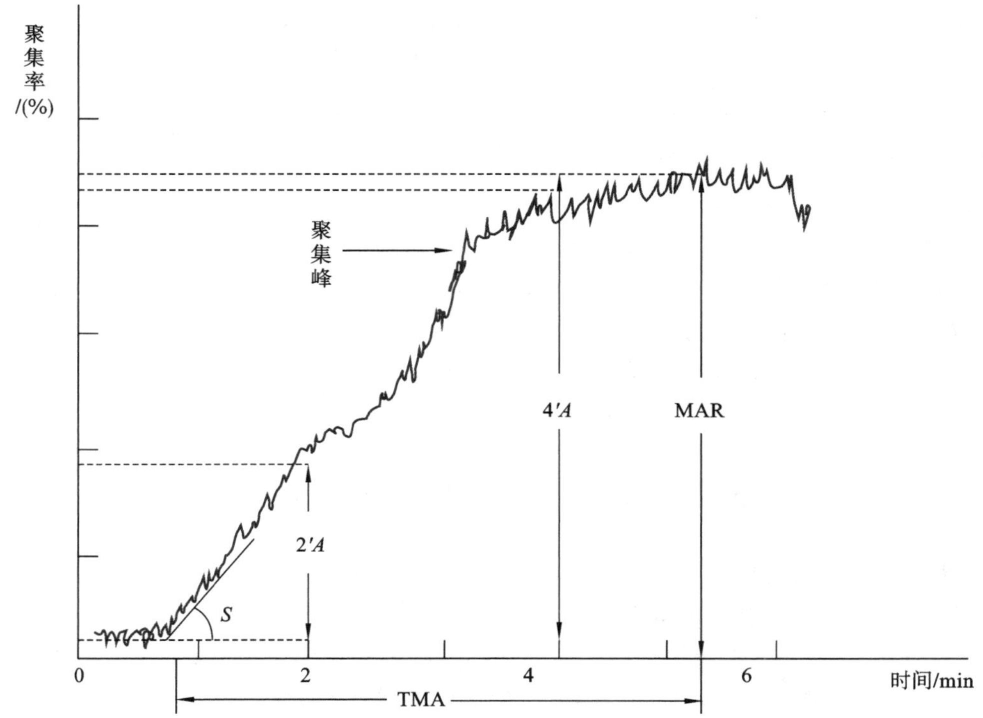

图 4-2-1 血小板聚集曲线参数分析

注：2'*A* 表示 2 min 聚集率；4'*A* 表示 4 min 聚集率；TMA 表示达到最大聚集率的时间；MAR 表示最大聚集率；*S* 表示斜率。

(3) Ca^{2+} 是血小板活化的重要因素，而 EDTA 螯合 Ca^{2+} 作用强，影响血小板活化，因而不用 EDTA 作抗凝剂。肝素本身有诱导血小板聚集的作用，亦不宜作为抗凝剂。合适的抗凝剂是枸橼酸钠，浓度是 0.109 mol/L。

(4) 避免抽血时出现溶血、气泡和凝血，任何微小的凝块都会影响测定结果，不可反复穿刺和混入气泡。

(5) 受检标本全血血小板计数低于 50×10^9/L 时，聚集反应不能真实反映血小板的功能。

(6) 标本采集后应在 3 h 内完成检测，放置过久会降低血小板聚集的强度和速度。

(7) 实验时需调整 PRP 的血小板计数至 $(250\pm50)\times10^9$/L，否则可致血小板聚集反应减弱。乏血小板血浆的血小板计数应在 $(10\sim20)\times10^9$/L 之间。

最大聚集率(maximal aggregation ratio，MAR)是反映血小板聚集功能的最主要指标，是在测定时间内血小板发生最大聚集时，曲线的高度占 PPP、PRP 两基线距离的百分率。

坡度：沿聚集曲线上升的最陡峭部分做一切线，以 2 min 作为底边，测定切线到底边的垂直高度，即为坡度，单位为度。

5 min 有效解聚率：表示血小板聚集成团后又发生分散反应的程度，解聚率高则说明血小板聚集功能低。

【参考范围】 血小板聚集试验的参考范围见表 4-2-1。

表 4-2-1 血小板聚集试验的参考范围

参　数	ADP (1.0 mmol/L)	ATP (0.5 mmol/L)	肾上腺素 (0.4 mg/L)	胶原 (3 mg/L)	瑞斯托霉素 (1.5 g/L)
2'A/(%)	52.7±14.5	31.6±11.5	37.0±12.9	43.5±19.4	73.8±17.0
4'A/(%)	60.7±17.8	34.6±15.3	61.0±18.9	70.6±19.6	87.5±11.4
MAR/(%)	62.7±16.1	37.4±14.3	67.8±17.8	71.7±19.3	87.5±11.4

NOTE

续表

参　　数	ADP (1.0 mmol/L)	ATP (0.5 mmol/L)	肾上腺素 (0.4 mg/L)	胶原 (3 mg/L)	瑞斯托霉素 (1.5 g/L)
TMA/s	211.3±72.5	146.2±87.5	296.4±70.5	250.2±34.5	239.4±30.9

【临床意义】

1. 血小板聚集能力增强　见于血栓形成性疾病和血栓前状态，如心肌梗死、心绞痛、脑血管病变、深静脉血栓、糖尿病、肺梗死、妊娠期高血压病、口服避孕药、高脂血症等。

2. 血小板聚集能力减弱　见于血小板无力症(Glanzmann 病)、巨大血小板综合征、贮存池病、感染性心内膜炎、尿毒症、肝硬化、骨髓增生异常综合征、原发免疫性血小板减少症、急性白血病、服用抗血小板药物、低(无)纤维蛋白原血症等。

实验五　血小板第 3 因子有效性检测

【目的】 掌握血小板第 3 因子有效性检测(platelet factor 3 availability test，PF3aT)的原理，熟悉其操作要点、注意事项和参考范围。

【原理】 PF3 是血小板在活化过程中所形成的一种膜表面磷脂(即磷脂酰丝氨酸)，是凝血的重要成分。当 PF3 缺乏时，复钙时间延长，凝血异常。本试验将正常人和患者富血小板血浆(PRP)和乏血小板血浆(PPP)交叉配合，以白陶土作为活化剂，促使 PF3 形成，再测定各组标本的复钙时间，比较各组时间差，从而得知 PF3 是否有缺陷。

【材料】

1. 器材　试管、刻度吸管、干燥灭菌注射器、血细胞计数板、离心机、秒表、37 ℃水浴箱、光学显微镜。

2. 试剂

(1) 0.109 mol/L 枸橼酸钠溶液。

(2) 0.025 mol/L 氯化钙溶液。

(3) 40 g/L 白陶土悬液：取白陶土 4 g，悬浮于 100 mL 生理盐水中。

(4) 血小板稀释液：同“血小板计数”实验。

【方法】

(1) 标本采集：利用涂硅注射器静脉采血 2.7 mL，注入含有 0.3 mL 枸橼酸钠抗凝剂的涂硅试管中混合均匀。患者和正常人同时各采血 1 份。

(2) 将抗凝血以 250*g* 离心 10 min，取上清液作为富血小板血浆(PRP)。剩余血液以 1500*g* 离心 15 min，取上清液作为乏血小板血浆(PPP)，PPP 的血小板计数应低于 10×10^9/L。

(3) 分别计数患者与正常人的 PRP 的血小板，并用自身的 PPP 调节血小板计数到 250×10^9/L。

(4) 取 8 支小试管分为 4 组，每组 2 支，按表 4-2-2 所示操作。

表 4-2-2　PF3aT 的操作程序

组　　别	患者血浆		正常人血浆		40 g/L 白陶土悬液
	PRP	PPP	PRP	PPP	
①	0.1 mL			0.1 mL	0.2 mL
②		0.1 mL	0.1 mL		0.2 mL
③	0.1 mL	0.1 mL			0.2 mL
④			0.1 mL	0.1 mL	0.2 mL

NOTE

(5) 将上述 8 支试管置于 37 ℃水浴中预热 2 min 后，从第 1 支试管起依次每隔 2 min 加入 0.2 mL 白陶土悬液。记录加入白陶土悬液的时间，其间摇动数次。

(6) 20 min 后各管依次加入 0.2 mL 氯化钙溶液，立即启动秒表，将试管浸入 37 ℃水浴中，不断轻轻摇动，30 s 时再取出试管观察，记录出现纤维蛋白丝(凝固)的时间。

【注意事项】

(1) 抗凝剂与血液比例应为 1∶9，血液与抗凝剂混匀后应立即离心，防止血小板减少。

(2) PRP 中血小板计数要调至 250×10^9/L，PPP 中血小板计数要调至 10×10^9/L 以下。校正后血小板要重新计数一次，血小板数量过多或过少均会影响结果。

(3) 血小板悬液内不能混有红细胞。

(4) 判断终点时，要严格以出现纤维蛋白丝为准。

【参考范围】 第 1 组比第 2 组的结果延长不超过 5 s。若延长超过 5 s，则为 PF3 有效性降低。第 3 组和第 4 组为对照，在血友病时第 3 组的结果也会延长。

【临床意义】 如患者与健康人 PRP、PPP 交叉混合的凝固时间延长 5 s 以上，视为 PF3 有效性降低，见于先天性 PF3 缺乏症、血小板无力症、巨血小板综合征、尿毒症、肝硬化、原发性血小板增多症、多发性骨髓瘤、系统性红斑狼疮及一些药物的影响。

实验六 血小板相关抗体检测

【目的】 掌握血小板相关抗体(platelet associated antibody，PAIg)检测的原理和方法，熟悉血小板相关抗体检测的注意事项和临床意义。

【原理】 ELISA 法是将抗人 IgG 抗体包被在酶标反应板孔内，与待检血小板溶解液中的 PAIgG 结合，再加入酶标抗人 IgG 抗体，使形成抗人 IgG 抗体-PAIgG-酶标记抗人 IgG 抗体复合物，加入底物显色，颜色深浅与血小板溶解液中的 PAIgG 含量成正比。根据所测被检血小板溶解液的吸光度(A)，通过标准曲线查得或计算出 PAIgG 的含量。

【材料】

1. 器材 血细胞计数仪、微量加样器、离心机、37 ℃恒温箱、酶标仪。

2. 试剂

(1) 抗凝剂：67 mmol/L EDTA-Na_2 溶液。

(2) 洗涤液：0.01 mol/L PBS 洗涤液(含 67 mmol/L EDTA-Na_2，pH 6.5)。

(3) 缓冲液：0.01 mol/L PBS 缓冲液(含 0.05%聚山梨酯 20、4%PEG，pH 7.4)。

(4) 包被液：0.05 mol/L 碳酸盐溶液，pH 9.6。

(5) 反应液：pH 7.4 的 0.02 mol/L Tris-盐酸缓冲液。

(6) 显色液：0.1 mol/L 枸橼酸-枸橼酸钠液 100 mL，加邻苯二胺 40 mg 和 30%过氧化氢溶液 12 μL。

(7) 终止液：3 mol/L 硫酸溶液。

(8) 抗人球蛋白(IgG、IgA、IgM)抗体。

(9) 酶标记的抗人球蛋白抗体。

(10) 11% Triton X-100。

(11) 参比血清。

【方法】

1. 血小板溶解液的制备 取静脉血 4.5 mL，与 0.5 mL 67 mmol/L EDTA-Na_2 溶液混合，离心取 PRP，再将 PRP 3000 r/min 离心 20 min，弃去上清液，用洗涤液洗血小板 3 次。将血小板悬浮于少量缓冲液中，将血小板计数调整至 100×10^9/L，用 11% Triton X-100 按 1∶10 的体积比加入血小板悬液(终浓度为 1%)中，使血小板溶解。置 4 ℃保持 30 min，以 3000 r/min 离心 10 min，取

NOTE

上清液供测定用，也可储存在−20 ℃，1 周内测定。

2. 包被 用 0.05 mol/L 碳酸盐溶液稀释各抗体至终浓度分别为 IgG 5 mg/L，IgM 5 mg/L，IgA 25 mg/L，然后加入不同微孔板中，每孔 0.1 mL，加盖后先置于 37 ℃恒温箱保温 3 h，再置 4 ℃冰箱过夜。次日以 0.02 mol/L Tris-盐酸缓冲液和洗涤液分别洗板 3 次，甩干，室温晾干，密封后于 4 ℃储存，可保存 6 个月以上。

3. 反应 每孔加 0.1 mL 被检标本的血小板溶解液，置 37 ℃恒温箱温育 1 h 后，用洗涤液洗涤 3 次。甩干后加 0.1 mL 酶标记的抗人 IgG、IgA、IgM 抗体，置 37 ℃恒温箱温育 1 h。取出后，同上法洗涤 3 次，甩干，加显色液 0.1 mL，37 ℃恒温箱反应 20 min，再加 3 mol/L 硫酸溶液 50 μL 终止反应。

4. 测定 利用酶标仪于 492 nm 波长处测定各孔吸光度(A)。

5. 绘制标准曲线 每块反应板均应做相应的标准曲线。将参比血清稀释成 10 个不同浓度(IgG 为 20～10000 ng/mL；IgA 和 IgM 为 4.9～2500 ng/mL)，以代替血小板溶解液，操作过程同上，做复孔。以参比血清管内抗体量的对数为横坐标，相对应孔的吸光度为纵坐标，在对数纸上绘制标准曲线。

6. 结果计算 从标准曲线中可查出被检样品的抗体浓度，单位为 ng/10^7 血小板。

【注意事项】

(1) 接触血小板的器材须涂硅或用塑料制品，以减少血小板激活。分离血小板时，应尽可能避免红细胞和白细胞的掺入，血小板计数要准确。

(2) 标准曲线及待测标本均做复孔，取均值。如两孔吸光度相差在 0.1 以上，均应重测。

(3) Triton 的作用是破坏血小板，若血小板破坏不彻底，血小板上的抗体不能充分暴露，易造成假阴性。

(4) 皮质激素可影响结果，停药 2 周以上才能检测。

【参考范围】 PAIgG：0～78.8 ng/10^7 血小板。PAIgA：0～2.0 ng/10^7 血小板。PAIgM：0～7.0 ng/10^7 血小板。

【临床意义】

(1) 90%以上的原发免疫性血小板减少症(ITP)患者 PAIgG 增高，若同时测定 PAIgM、PAIgA 和 PAC3，则阳性率可高达 100%。

(2) 血小板自身抗体检测对自身免疫性血小板减少症(autoimmune thrombocytopenic purpura，AITP)的诊断与治疗有重要意义。

(3) 血小板相关抗体可以作为 ITP 或自身免疫性血小板减少症(AITP)观察疗效及判断预后的指标。当 ITP 患者经激素治疗有效时，PAIgG 在 2 周内下降者的预后较好。进行抗 CD20 单克隆抗体等免疫治疗时，均需要了解血小板自身抗体水平。在 ITP、AITP 治疗过程中，可以对血小板自身抗体，尤其是对抗 GPⅡb/Ⅲa 特异性血小板自身抗体水平进行监测，以了解疗效和复发情况。

实验七 血小板相关补体 3 检测

【目的】 掌握血小板相关补体 3 检测的原理和方法，熟悉血小板相关补体 3 检测的注意事项和临床意义。

【原理】 血小板相关补体 3(platelet associated complement 3，PAC3)检测的竞争性 ELISA 法：将纯化的人补体 3(C3)包被于聚丙乙烯塑料微孔板上，加入被检血小板溶解液(抗原)和酶标记的抗人 C3 抗体，如果被检血小板存在补体 C3，则它会与包被的 C3 竞争性地与酶标记的抗人 C3 抗体结合。被检血小板溶解液中补体的量越高，则结合于固相补体的酶标记的抗人 C3 抗体就越少，因而检测的酶标记的底物显色越浅。根据标准曲线可计算出血小板相关补体 3 的含量。

NOTE

【材料】

1. 器材 血细胞计数仪、微量加样器、离心机、37 ℃恒温箱、酶标仪。

2. 试剂

(1) 抗凝剂:同“血小板相关抗体检测”。

(2) 血小板相关补体3检测ELISA试剂盒:包括包被纯化的人补体3的微孔板,补体3标准品,酶标记的抗人C3抗体,显色试剂,终止液,洗涤液,标本稀释液等。

(3) 11% Triton X-100等。

【方法】

1. 血小板溶解液的制备 同“血小板相关抗体检测”。

2. 加样 分别设空白孔(空白孔不加样品及酶标试剂,其余各步操作相同)、标准孔、待测样品孔。在酶标包被板上标准孔准确加样50 μL,待测样品孔中先加样品稀释液40 μL,然后加待测样品10 μL(样品最终稀释度为5倍)。加样时将样品加于酶标板孔底部,尽量不触及孔壁,轻轻晃动混匀。

3. 加酶标记抗体 每孔加入酶标记的抗人C3抗体50 μL,轻轻晃动混匀。

4. 温育 用封板膜封板后置37 ℃恒温箱温育30 min。

5. 洗涤 小心揭掉封板膜,弃去液体,甩干,每孔加满洗涤液,静置30 s后弃去,如此重复5次,拍干。

6. 显色 每孔先加入显色剂A 50 μL,再加入显色剂B 50 μL,轻轻振荡混匀,37 ℃恒温箱避光显色15 min。

7. 终止 每孔加终止液50 μL,终止反应(此时蓝色立即转为黄色)。

8. 测定 以空白孔调零,450 nm波长处依序测量各孔的吸光度(*A*)。测量应在加终止液后15 min以内进行。

9. 标准曲线制备 用一系列稀释的纯化C3(4.9~2500 ng/mL)代替血小板溶解液进行如上操作。以吸光度为纵坐标,C3含量为横坐标绘制标准曲线。

10. 计算 根据血小板溶解液的吸光度,从标准曲线上读出相应的C3含量。单位为$ng/10^7$血小板。

【注意事项】

(1) 注射器和试管必须涂硅或使用一次性塑料制品。

(2) 血小板计数要力求准确。

【参考范围】 11.0~24.6 $ng/10^7$血小板。

【临床意义】 同“血小板相关抗体检测”。

实验八 血小板膜糖蛋白检测

【目的】 掌握血小板膜糖蛋白检测的原理,熟悉血小板膜糖蛋白检测的操作要点和注意事项,了解其参考范围。

【原理】 血小板膜糖蛋白(glycoprotein,GP)检测:利用抗人血小板膜GPⅠb、GPⅡb和GPⅢa单克隆抗体与被检者血小板膜相应糖蛋白发生特异反应,通过流式细胞仪分析可以测定血小板膜糖蛋白的表达水平和含量。

【材料】

1. 器材 流式细胞仪,试管,离心机,涡流混匀器,微量加样器等。

2. 试剂

(1) 改良HEPES/Tyrode(HT)缓冲液:10 mmol/L HEPES,137 mmol/L NaCl,2.8 mmol/L KCl,1 mmol/L $MgCl_2$,12 mmol/L $NaHCO_3$,0.4 mmol/L Na_2HPO_4,0.35% BSA,5.5 mmol/L 葡

NOTE

萄糖。用0.1 mmol/L NaOH溶液或HCl溶液调节pH至7.4。溶液配好后应用0.2～0.4 μm滤膜过滤。4 ℃可储存1周，−20 ℃可储存1年。使用前恢复至室温。

(2) 荧光素标记的单克隆抗体：FITC或PE标记的抗GPⅡb/Ⅲa复合物(CD41/CD61)、GPⅠb/Ⅸ/Ⅴ复合物(CD42b/CD42a/CD42d)单克隆抗体。

(3) 阴性对照试剂：鼠免疫球蛋白(MIgG)。免疫球蛋白的IgG亚型、蛋白质浓度、标记的荧光素与荧光素蛋白质分子的比值(F：P)，应与荧光素标记的单克隆抗体匹配，一般用同一厂商生产的试剂。

(4) 固定剂：1%多聚甲醛磷酸盐缓冲液。

【方法】

1. 标本采集 空腹静脉采血，采用109 mmol/L枸橼酸钠溶液抗凝。一般在30 min内处理标本。若用于诊断血小板功能异常，常需要采集健康人血液作为阳性对照。

2. 免疫荧光染色

(1) 血液标本(包括测定和对照标本)用HT缓冲液按1：10稀释。有时也可不稀释血液。

(2) 取4支2 mL塑料尖底离心管，2支标明测定(T1和T2)，另2支标明对照(C1和C2)。在T1和C1管中分别加入两种各10 μL荧光素标记的单克隆抗体(如CD42a FITC和CD41 PE)。在T2和C2管中分别加入两种各10 μL荧光素标记的MIgG(如MIgG FITC和MIgG PE)；在测定管中均加入10 μL稀释测定全血或5 μL未稀释测定全血混匀，在对照管中均加入10 μL稀释对照全血或5 μL未稀释对照全血混匀。避光、室温染色20 min。

(3) 洗涤与固定：加入1.5 mL HT缓冲液或磷酸盐缓冲液、颠转混匀血液标本，300g离心5 min，弃去上清液，加入1 mL 4～8 ℃预冷的1%多聚甲醛磷酸盐缓冲液，涡流混匀，固定15 min后用流式细胞仪检测。也可不洗涤直接加入2 mL 4～8 ℃预冷的1%多聚甲醛磷酸盐缓冲液，涡流混匀，固定15 min后待测。若不能及时测定，置于4～8 ℃冰箱内保存，24～48 h内测定。

3. 流式细胞仪分析

(1) 流式细胞仪(如BD-FACS仪器)准备：按仪器操作规程开机，开启自动校准软件(如FACSC软件)，用标准荧光微球(如CaliBRITE beads 2)调试与校准仪器，包括PMT电压值、FSC及荧光灵敏度和双色荧光补偿等。

(2) 开启流式细胞数据获取与分析软件(如CellQuest或CellQuest Pro软件)，点击仪器设置菜单(如FACS cytometer)，FSC、SSC、FL1、FL2均设为对数方式。设阈值为FL1(如CD41 PE作为血小板标记物，CD42a FITC作为测定物)，避免细胞碎片和仪器背景噪声的影响。流速设为低速以减少粘连。

(3) 试用对照管(C2管)调节以获取数据(不储存数据)，在CD41 PE/SSC散点图中画出血小板门，根据CD42a FITC/CD41 PE散点图中FL1和FL2的基线信号，调整流式细胞仪的FL1和FL2 PMT电压值，使其信号处于左下角(荧光强度在10以内)。再用对照管(C1管)观察CD42a FITC/CD41 PE在图中FL1和FL2的测定信号，健康人血小板的CD42a FITC/CD41 PE荧光信号较强，MFI一般超过100，并根据散点图分布特点适当调节FL1和FL2的补偿。

(4) 获取数据：获取C1、C2、T1、T2管中5000～10000个血小板的数据，也可同时获取血小板和红细胞的数据，但应保证血小板数据在5000～10000个之间。数据存储于计算机硬盘中。

(5) 数据分析：在CellQuest或CellQuest Pro软件中显示FSC/SCC、CD41 PE/SCC、CD42a FITC/CD41 PE三幅散点图，分别将对照管、测定管数据调出，设定单个血小板门(R1)。

(6) 以对照管(C2)的荧光散点图为基准，画出“+”线，使散点图分成4个部分，即左下(LL)、右下(LR)、左上(UL)、右上(UR)。LL显示双阴性信号，LR显示FL1阳性信号，UL显示FL2阳性信号，UR显示FL1和FL2双阳性信号。画“+”线时，尽量靠近LL细胞群，使其阴性百分率>99%。画出“+”线至对照管(C1)的散点图，统计各部分血小板占血小板门(R1)内细胞的百分率、占获取细胞总数的百分率、FL1(x轴)荧光强度的算术平均数(Y Mean)和几何平均数(Y Geo

NOTE

Mean)等结果。然后按上述方法分析测定管的数据。

(7) 结果报告:CD42a 或 CD41 阳性血小板百分率,也可以用直方图显示 R2 中 CD42a FITC 的 MFI,与对照管(C2 管)的直方图比较,计算 MFI-R,由此可获得血小板表达 CD42a 的相对含量。

【注意事项】

(1) 洗涤或不洗涤的影响:免疫荧光染色后洗涤,可有效去除背景荧光的影响,使阴性和阳性血小板的荧光峰分离更好,MFI-R 增大,有利于结果的分析。免疫荧光染色后不洗涤,直接加入固定剂,导致阴性和阳性血小板荧光峰的分离不如洗涤的好,MFI-R 减小,对 CD41、CD42、CD61 等分子数量较多的糖蛋白分析影响不大,但对含量较少的糖蛋白如 CD49b、CD49e 的测定则有一定的影响。

(2) 一些血小板膜糖蛋白的分布与采血后放置时间有关,如 CD42b 等,采血后即使立即检测也可能会发生变化,因此有学者建议应采血后立即固定,使检测的信息代表体内血小板膜的真实水平。故各实验室应根据所用抗体的浓度、固定时间、染色时间等不同,确定抗体的最佳浓度及染色时间等。

(3) 如果需要准确测定每个血小板膜上的糖蛋白分子数量,可采用定量流式细胞术的方法。

【参考范围】 糖蛋白阳性血小板百分率:GPⅠb、GPⅡb、GPⅢa、GPⅨ为 95%～99%。

【临床意义】 血小板膜糖蛋白分为质膜糖蛋白和颗粒膜糖蛋白,前者包括 GPⅠb-Ⅸ-Ⅴ、GPⅡb-Ⅲa、GPⅠa-Ⅱa 等,后者包括 CD62P 和 CD63。质膜糖蛋白缺乏通常与遗传性血小板疾病相关,颗粒膜糖蛋白表达增大是血小板活化的特异性分子标记物。

1. 血小板功能缺陷病 ①巨血小板综合征(BSS):由于血小板膜 GPⅠb-Ⅸ-Ⅴ复合物减少或缺乏,故 CD42b、CD42a 阳性血小板百分率降低或缺如;②血小板无力症(GT):由于血小板质膜 GPⅡb-Ⅲa 复合物减少或缺乏,故 CD41a、CD61 阳性血小板百分率降低或缺如;③血小板贮存池缺陷病:致密颗粒缺乏(Ⅰ型)患者,活化血小板膜 CD62P 表达正常。α 颗粒缺乏(Ⅱ型)或 α 颗粒与致密颗粒联合缺陷(Ⅲ型)患者,活化血小板膜 CD62P 表达减弱或缺乏,但 GPⅠb、GPⅡb、GPⅢa、GPⅤ和 GPⅨ表达正常。

2. 血栓前状态与血栓性疾病 如急性心肌梗死、心绞痛、急性脑梗死、脑动脉硬化、糖尿病、高血压、外周动脉血管病等,循环血小板被活化,CD42b、CD42a、CD41a、CD61、CD62P 阳性的血小板百分率增高。

实验九　血小板 P-选择素检测

【目的】 掌握血小板 P-选择素的检测原理,熟悉血小板 P-选择素检测的操作要点和注意事项,了解其参考范围。

【原理】 采用 ELISA 双抗夹心法检测血小板 P-选择素,即将抗血小板 P-选择素单克隆抗体包被在酶标反应板孔内,依次加入待检血浆和酶标记的抗血小板 P-选择素单克隆抗体,使其形成包被抗体-血小板 P-选择素-酶标记抗体复合物,然后加入底物显色,通过颜色深浅与血小板 P-选择素含量成正比而测得其含量。

【材料】

(1) 可拆式包被有抗血小板 P-选择素单克隆抗体的反应条。

(2) 酶标抗体。

(3) 标准品。

(4) 底物 OPD 片剂。

(5) 稀释液。

(6) 洗涤液。

(7) 底物缓冲液。

NOTE

(8) 终止液。

(9) EDTA-Na_2 抗凝管。

【方法】

1. 静脉采血 抽取静脉血加入 10 倍体积的含 2% EDTA-Na_2 溶液的塑料抗凝管中，3000 r/min离心 10 min，收集血浆。

2. 标准品的稀释 将标准品用 300 μL 稀释液准确复溶，用稀释液做 5 次倍比稀释，共 6 个(2.5、5、10、20、40、80 ng/mL)标准品。

3. 加样 每孔加不同浓度标准品或待测血浆 100 μL，空白对照孔中加入稀释液 100 μL，37 ℃孵育 90 min。

4. 洗涤 弃去反应孔内液体，用洗涤液注满各孔，静置 3 s，甩干，反复 3 次后拍干。

5. 加酶标抗体 每孔加入酶标抗体 100 μL，37 ℃孵育 60 min。

6. 洗涤 弃去反应孔内液体，用洗涤液注满各孔，静置 3 s，甩干，反复 3 次后拍干。

7. 显色 临用前每片 OPD 用 5 mL 底物缓冲液溶解为底物液。每孔加底物液 100 μL，37 ℃孵育 15～20 min。

8. 终止 每孔加终止液 50 μL。

9. 比色 在酶标仪上 492 nm 处，以空白孔调零，测定各孔吸光度。

10. 数据计算 在 492 nm 处用标准品吸光度绘制标准曲线，从标准曲线上查出待测样品 P-选择素含量。

【注意事项】

(1) 采血过程应严格、仔细，采血后应尽快分离血浆，避免血小板被激活，引起 P-选择素水平假性增高。

(2) ELISA 法应严格按操作基本要求进行，否则易造成白板、颜色浅、污染等现象。

(3) 实验温度以 25 ℃以下为佳。

【参考范围】 9.4～20.8 ng/mL。

【临床意义】 血小板 P-选择素水平增高可反映体内血小板或内皮细胞活化程度，并可为动静脉栓塞等血栓性疾病、糖尿病等代谢性疾病，以及免疫炎症性疾病等的病程、病情观察及疗效评估，提供较具特异性的判断指标。

(王　林)

第三节　凝血因子检验

实验一　凝血时间测定

一、硅管法凝血时间测定

【目的】 掌握硅管法凝血时间测定的基本原理、方法、注意事项及临床意义。

【原理】 试管经硅化处理，血液中凝血因子(Ⅻ或Ⅺ)与试管内壁玻璃的接触活化作用减弱，减缓内源性凝血因子活化，由此所测得的离体血液发生凝固所需的时间即硅管法凝血时间(silica clotting time，SCT)。

【材料】 硅化玻璃注射器或一次性塑料采血针、直径 8 mm 的硅化玻璃试管、微量加样器、秒表、水浴箱、离心机等。

【方法】

(1) 取 3 支硅化玻璃试管,依次编号。

(2) 常规静脉采血,血液流入注射器时开始计时,采集静脉血 3 mL,立即取下针头,将血液分别沿试管壁缓慢注入 3 支试管内,每管 1 mL,置 37 ℃水浴中。

(3) 3 min 后,每隔 30 s 倾斜 1 号试管 1 次,每次倾斜约 30°,观察管内血液流动情况,直至血液凝固。再以同样方法依次观察 2 号和 3 号试管,当 3 号试管血液凝固时,立即停止计时,记录从血液流入注射器开始至 3 号试管血液凝固所需时间,即为 SCT。

【注意事项】

(1) 所用器材应清洁、干燥。各试管内径要固定且一致,因为试管内径越大,凝血时间越长。

(2) 采血应快速、顺利、一针见血(30 s 内完成),不扎压脉带,以免混入组织液和空气而激活凝血因子(标本不能溶血)。

(3) 水浴温度应控制在 37 ℃±0.5 ℃,温度过高凝血时间缩短,温度过低则凝血时间延长。

(4) 倾斜试管观察血液凝固情况时动作要轻柔,每次倾斜幅度以 30°为宜,以减小血液与试管壁的接触面积。

【参考范围】 15～32 min。

二、活化凝血时间测定

【原理】 在待测血液标本中加入白陶土-脑磷脂悬液,凝血因子Ⅻ、Ⅺ可被白陶土激活,并启动内源凝血系统,脑磷脂则为凝血反应提供了足量的活性表面,以促进凝血发生,提高试验灵敏度,据此测定得到的血液凝固时间即为活化凝血时间(activated clotting time,ACT)。

【材料】

1. 仪器 硅化玻璃注射器或一次性塑料采血针、直径 8 mm 的硅化玻璃试管、微量加样器、秒表、水浴箱、离心机等。

2. 试剂 4%白陶土-脑磷脂悬液:用 pH 7.3 的巴比妥缓冲液将脑磷脂进行 1∶50 稀释,加等量的 4%白陶土生理盐水悬液,充分混合。

【方法】

(1) 取 2 支直径 8 mm 的硅化玻璃试管,分别加入 4%白陶土-脑磷脂悬液 0.2 mL。

(2) 静脉采血 2 mL,立即取下针头,每支试管中各加血液 0.5 mL,立即混匀且同时启动秒表计时,置 37 ℃水浴中。

(3) 每隔 10 s 轻摇试管 1 次,同时注意观察试管内血液流动情况,直至血液凝固,停止计时,记录血液凝固所需时间。

(4) 以 2 支试管血液凝固时间的平均值作为 ACT。

【注意事项】

(1) 器材、采血及水浴温度控制同"硅管法凝血时间测定"。

(2) 不同激活剂,如白陶土(kaolin)、硅藻土(silica),促进血液凝固的时间不同,一般采用硅藻土作为激活剂。白陶土有抵抗抑肽酶(一种抗纤溶活性药物,可减轻外科手术后出血)的作用,不宜用于测定使用此类药物的患者。

(3) 本试验也可用自动血凝仪进行测定。不同仪器因检测原理不同(如机械法、光学法或磁场法等),检测结果也有差异,应与标准方法比较,并结合临床进行综合分析。

【参考范围】 1.1～2.1 min。

【临床意义】

(1) ACT 延长:见于先天性凝血因子缺乏(如各型血友病、因子Ⅺ缺乏症)、获得性(后天性)凝血因子缺乏(如重症肝病、阻塞性黄疸、维生素 K 缺乏等)、血液循环抗凝物质增多(如有抗因子Ⅷ或因子Ⅸ抗体、狼疮抗凝物等)、应用肝素或华法林治疗、纤溶活性增强(如继发性、原发性纤溶亢进

NOTE

等)、血管性血友病等。

(2) ACT 缩短:高凝状态(DIC 高凝期、高脂血症、不稳定型心绞痛、脑血管病变、严重烧伤、高血糖、妊娠高血压综合征和肾病综合征等)、血栓性疾病(心肌梗死、脑梗死、肺梗死、深静脉血栓形成等)。

(3) 监测血液体外循环肝素用量:临床上血液透析、心肺旁路术、导管插入术等进行血液体外循环时,血浆肝素浓度超过 1.0 IU/mL,因活化部分凝血活酶时间(APTT)对肝素不敏感,可选择 ACT 监测肝素的用量,建议使 ACT 维持在 8～10 min。

实验二　血浆凝血酶原时间测定

【目的】 掌握血浆凝血酶原时间(prothrombin time,PT)测定的基本原理、方法、注意事项、临床意义。

【原理】 在待测血浆中加入过量的组织凝血活酶(含组织因子和磷脂)和适量钙离子,启动外源凝血途径,凝血酶原被激活,形成凝血酶,后者使纤维蛋白原转变为纤维蛋白,血浆凝固所需的时间即为凝血酶原时间。本实验为外源性凝血系统最常用的筛检试验。

【材料】

1. 器材 硅化玻璃试管或塑料试管、塑料注射器、秒表、微量加样器、离心机、水浴箱、血凝仪等。

2. 试剂

(1) 0.109 mol/L 枸橼酸钠溶液。

(2) 含钙组织凝血活酶试剂。

(3) 健康人冻干混合血浆(正常对照血浆)。

【方法】

1. 试管法

(1) 静脉采血 1.8 mL,加入含有 0.2 mL 0.109 mol/L 枸橼酸钠溶液的试管中,充分混匀,3000 r/min 离心 10 min,分离乏血小板血浆(PPP)。

(2) 将含钙组织凝血活酶试剂、已溶解的正常对照血浆和待测血浆,分别置于 37 ℃水浴中预热 5 min。

(3) 取 1 支试管,加入 0.1 mL 预热的正常对照血浆,37 ℃水浴中预热 30 s,再加入预热的含钙组织凝血活酶试剂 0.2 mL,立即混匀,同时启动秒表计时。

(4) 于 37 ℃水浴中轻轻振摇试管,不时从水浴中取出,在明亮处缓慢倾斜并旋转试管,观察试管内液体的流动状态,当液体流动减慢、出现混浊或出现白色的纤维蛋白丝时,停止计时,记录凝固时间。重复 2 次,取平均值。

(5) 用同样方法测定待测血浆的 PT(重复测定 2～3 次,取平均值)。

2. 血凝仪法

(1) 标本采集、处理同试管法。

(2) 将含钙组织凝血活酶试剂准备好后,按照仪器试剂位置要求,放在相应的位置。

(3) 将正常对照血浆和待测血浆放在相应的样品架上,准备好反应杯。

(4) 按仪器操作程序分别测定正常对照血浆和待测血浆的 PT。

【注意事项】

(1) 所用器材必须清洁、干净,以免激活凝血因子,最好使用真空采血管,避免血液中 CO_2 丢失、pH 增高,使凝固时间延长。

(2) 临床和实验室标准化协会(CLSI)建议使用高质量塑料或聚乙烯试管收集标本,或采用硅化的玻璃器皿采血,并有充分的透明度和空间便于血液与抗凝剂混合;尽可能空腹采血,以避免高

NOTE

脂血症导致 PT 延长。

(3) 采血时压脉带不可束缚太紧，且束缚时间最好不超过 1 min，以避免凝血因子和纤溶系统活化。

(4) 采血要顺利，避免溶血、混入组织液和产生气泡。采血完毕后要立即与抗凝剂混匀，并避免用力振摇。

(5) ICSH 推荐使用枸橼酸钠抗凝，浓度为 0.109 mol/L。红细胞比容(HCT)在 0.2～0.5 时，血液与抗凝剂严格按 9：1 抗凝；对严重贫血或红细胞比容明显增高(红细胞比容小于 0.2 或大于 0.5)的血液，应调整抗凝剂用量，Mac Gann 调整公式如下：抗凝剂(mL)＝(100－HCT)×血液量(mL)×0.00185。

(6) 分离血浆时，应 3000 r/min 离心 10 min，尽量去除血小板，要求分离后的血浆血小板计数小于 20×10^{9}/L。采血后宜在 2 h 内完成测定，时间过久，因子Ⅴ、Ⅷ易失活；冷冻血浆测定时应于 37 ℃迅速解冻，不可反复冻融。

(7) 组织凝血活酶试剂的活性是影响 PT 检测准确性的关键因素，来源不同、制备方法不同，PT 检测结果也会有差异。为增加 PT 检测结果的可比性，含钙组织凝血活酶试剂必须注明国际敏感指数(international sensitivity index，ISI)，以此表示组织凝血活酶试剂的灵敏度。

(8) WHO 等国际权威机构要求，每次(每批)PT 测定均必须有正常对照。正常对照血浆必须采用来自至少 20 名男女各半的 18～55 岁的健康人(应避免妊娠期、哺乳期妇女和服药者)的混合血浆。

【参考范围】 PT 报告方式有以下三种。

(1) 以直接测定的 PT 报告：PT 11～13 s(与正常对照相比相差 3 s 以上有临床意义)。

(2) 以 PT 比值(PTR)报告：PTR＝待测血浆 PT/正常对照血浆 PT。PTR：0.85～1.15。

(3) 以国际标准化比值(international normalized ratio，INR)报告：$INR=PTR^{ISI}$。INR：0.8～1.5。

【临床意义】

(1) PT 延长：①先天性凝血因子Ⅱ、Ⅴ、Ⅶ、Ⅹ缺乏以及低(无)或异常纤维蛋白原血症；②获得性凝血因子缺乏，如肝脏疾病、弥散性血管内凝血(DIC)、维生素 K 缺乏；③血液循环中抗凝物质增多，如肝素、FDP 和抗因子Ⅱ、Ⅴ、Ⅶ、Ⅹ抗体；④原发性纤溶亢进。

(2) PT 缩短：①先天性因子Ⅴ增多；②弥散性血管内凝血(DIC)早期(高凝状态)；③口服避孕药、血栓前状态和血栓性疾病。

(3) 口服抗凝剂的监测：INR 是口服抗凝剂的首选监测指标。一般将 PT 维持在正常对照值的 1.5～2.0 倍，PTR 维持在 1.5～2.0 倍，INR 以 2.0～3.0 为佳。

实验三 活化部分凝血活酶时间测定

【目的】 掌握活化部分凝血活酶时间(activated partial thromboplastin time，APTT)测定的基本原理、方法、注意事项、临床意义。

【原理】 在 37 ℃条件下，用激活剂白陶土激活因子Ⅻ、Ⅺ，启动内源性凝血系统，加入脑磷脂(是指凝血活酶复合物中的磷脂部分，称为部分凝血活酶)代替血小板第 3 因子，在 Ca^{2+} 的参与下，测定待测血浆凝固所需的时间，即为活化部分凝血活酶时间。该试验是检测内源性凝血系统常用的筛查试验。

【材料】

1. 器材 硅化玻璃试管或塑料试管、塑料注射器、秒表、微量加样器、离心机、水浴箱、血凝仪等。

NOTE

2. 试剂

(1) 0.109 mol/L 枸橼酸钠溶液。

(2) APTT 试剂(含白陶土、硅土或鞣酸及脑磷脂)。

(3) 0.025 mol/L 氯化钙溶液。

(4) 健康人冻干混合血浆(正常对照血浆)。

【方法】

1. 试管法

(1) 常规静脉采血 1.8 mL,用 0.2 mL 0.109 mol/L 枸橼酸钠溶液抗凝,混匀,3000 r/min 离心 10 min,分离乏血小板血浆。

(2) 将 APTT 试剂、正常对照血浆和待测血浆、0.025 mol/L 氯化钙溶液,分别置 37 ℃水浴中预热 3 min。

(3) 取 1 支试管,加入预热的待测血浆和 APTT 试剂各 0.1 mL,混匀,37 ℃水浴中预热 3 min 并轻轻振摇。

(4) 于上述试管中加入预热的 0.025 mol/L 氯化钙溶液 0.1 mL,立即混匀并启动秒表计时。

(5) 于 37 ℃水浴中轻轻振摇试管,不时从水浴中取出,在明亮处缓慢倾斜并旋转试管,观察试管内液体的流动状态,当液体流动减慢、出现混浊或出现白色的纤维蛋白丝时,停止计时,记录凝固时间。重复 2 次,取平均值。

(6) 用同样方法测定正常对照血浆的 APTT。

2. 血凝仪法

(1) 标本采集、处理同试管法。

(2) 将 APTT 试剂和 0.025 mol/L 氯化钙溶液准备好后,按照仪器试剂位置要求,放在相应的位置。

(3) 将正常对照血浆和待测血浆放在相应的样品架上,准备好反应杯。

(4) 按仪器操作程序分别测定正常对照血浆和待测血浆的 APTT。

【注意事项】

(1) 标本采集、运送、保存及处理同血浆凝血酶原时间测定。

(2) APTT 试剂质量对测定结果影响很大。应先测定正常对照血浆的 APTT,当它在允许范围内时方能测定待测血浆,否则,应重新配制 APTT 试剂。

(3) 检测温度应控制在(37.0±0.5)℃,温度过高或过低均可使 APTT 延长。

(4) 某些药物,如避孕药、雌激素、肝素、香豆素类药物、天冬氨酰酶、纳洛酮等,会影响 APTT 测定结果,检测前应停药至少 1 周。

【参考范围】 男性 31.5～43.5 s,女性 32.0～43.0 s,超出正常对照值 10 s 有临床意义。

【临床意义】

(1) APTT 延长:①内源凝血途径相关凝血因子Ⅷ、Ⅸ、Ⅺ、Ⅻ水平低下,如血友病,凝血因子Ⅺ、Ⅻ缺乏症等,因子Ⅷ缺乏还见于部分血管性血友病患者;②严重的纤维蛋白原、凝血酶原、因子Ⅴ、因子Ⅹ缺乏,如肝脏疾病、阻塞性黄疸、口服抗凝剂、新生儿出血症、吸收不良综合征、纤维蛋白原缺乏血症、使用肝素治疗等;③病理性或生理性抗凝物质增多,如抗因子Ⅷ、Ⅸ抑制物,狼疮抗凝物,类肝素抗凝物质增多;④纤溶活性增强,如继发性、原发性纤溶亢进及血液循环中 FDP 增多;⑤大量输血等。

(2) APTT 缩短:①高凝状态,如 DIC 高凝期、促凝物大量释放至血液中及凝血因子活性增强;②血栓性疾病,如不稳定型心绞痛、脑血管病变、心肌梗死、脑梗死、肺梗死、深静脉血栓形成、妊娠高血压综合征和肾病综合征等。

(3) APTT 可作为肝素抗凝治疗的检测指标,APTT 达到正常对照值的 1.5～2.5 倍,肝素的治疗效果最佳。

NOTE

实验四　血浆纤维蛋白原含量检测

【目的】 掌握血浆纤维蛋白原(fibrinogen,Fg)测定的基本原理、方法、注意事项、临床意义。

【原理】 Clauss 法检测血浆 Fg 是将凝血酶作用于待测血浆中的纤维蛋白原,使其变成纤维蛋白,血浆发生凝固,测定凝固时间。在足量凝血酶存在的情况下,血浆 Fg 的含量越高,凝固时间越短。测定待测血浆凝固时间,并与国际 Fg 标准品测定结果制成的标准曲线对比,可得出待测血浆 Fg 含量。

【材料】

1. 器材 双对数坐标纸、硅化玻璃注射器或塑料注射器、硅化玻璃试管或塑料试管、秒表、微量加样器、离心机、水浴箱、血凝仪等。

2. 试剂

(1) 0.109 mol/L 枸橼酸钠溶液。

(2) 冻干牛凝血酶(lyophilized preparation of bovine thrombin)。

(3) 冻干 Fg 标准品。

(4) 蒸馏水。

(5) 缓冲液(可任选一种)。①巴比妥缓冲液(pH 7.35):醋酸钠 3.89 g,巴比妥钠 5.89 g,氯化钠 6.80 g 溶解于 800 mL 蒸馏水中,再加入 1 mol/L 盐酸 21.5 mL 调整 pH 至 7.35,最后加蒸馏水至 1000 mL。②咪唑(imidazole 或 glyoxaline)缓冲液:咪唑 3.4 g,氯化钠 5.85 g,加入 500 mL 蒸馏水中,加 0.1 mol/L 盐酸 186 mL,调 pH 至 7.3～7.4,最后加蒸馏水至 1000 mL。

【方法】

1. 试管法

(1) 将标准品用缓冲液稀释成 Fg 浓度分别为 0.8、1.6、2.4 和 4.0 g/L 的溶液。各浓度溶液再用缓冲液进行 1∶10 稀释待用。

(2) 静脉采血 1.8 mL,加入含有 0.109 mol/L 枸橼酸钠溶液 0.2 mL 的试管中,充分混匀,3000 r/min 离心 20 min,分离乏血小板血浆,进行 1∶10 稀释。

(3) 将凝血酶试剂、0.2 mL 待测稀释血浆置 37 ℃水浴中 3 min。

(4) 于待测稀释血浆中加入 37 ℃预热的凝血酶试剂 0.1 mL,摇匀并立即启动秒表计时,在明亮处不断地缓慢倾斜试管,观察试管内液体的流动状态,当液体流动减慢,或出现混浊或纤维蛋白丝时,记录凝固时间。每份标本重复测定 2～3 次,取平均值。以相同方法测定各标准管,准确记录各标准管凝固时间。

(5) 计算:在双对数坐标纸上,以 Fg 标准品浓度为横坐标、凝固时间为纵坐标绘制标准曲线,根据待测血浆凝固时间,从标准曲线上计算出相应的 Fg 浓度。

2. 血凝仪法

(1) 标本采集和处理同试管法。

(2) 按照仪器操作要求将试剂、反应杯准备好。

(3) 按仪器操作程序分别测定 Fg 标准品和待测血浆的凝固时间。

(4) 待测血浆 Fg 浓度计算同试管法。

【注意事项】

(1) 标本采集、标本运送、标本处理同血浆凝血酶原时间测定。

(2) 缓冲液的配制及 Fg 标准品的稀释必须准确;缓冲液 pH 应在 7.2～7.4 之间,当 pH＜7.0 时,血液凝固时间随之延长。

(3) 须保证凝血酶试剂的质量,每换一个批号凝血酶,都应重新绘制标准曲线;凝血酶应储藏在聚乙烯管中,因玻璃管对凝血酶有吸附作用。凝血酶复溶后,在室温下保存不能超过 4 h,在 4 ℃

NOTE

中保存不能超过 2 天，−20 ℃下可保存 1 个月。

(4) Fg 标准品稀释后，测定凝固时间应在 5～50 s 内，否则须另行稀释。血浆稀释至 Fg 浓度为 0.1～0.5 g/L 时，Fg 浓度与血凝块形成时间才有相关性。Fg 浓度高于 4.0 g/L 的血浆或低于 0.8 g/L 的血浆必须按适当比例进行稀释，并重新测定。当血浆含有高浓度肝素时可造成测定值偏低，可加入硫酸鱼精蛋白消除影响。

【参考范围】 2～4 g/L。

【临床意义】

(1) 增高：Fg 是一种急性时相反应蛋白，其水平增高多为非特异性反应，可见于以下几种情况。①感染，如败血症、肺炎、肺结核、肝炎、胆囊炎等；②无菌性炎症，如风湿热、风湿性关节炎、肾病综合征等；③创伤，如大手术、放射治疗、外伤、烧伤等；④血栓前状态与血栓性疾病，如恶性肿瘤、糖尿病、急性心肌梗死等；⑤月经期、妊娠期、使用雌激素(可轻度增高)。

(2) 降低：①DIC 晚期、重症肝炎、肝硬化、低(无)纤维蛋白原血症、异常纤维蛋白原血症、原发性纤维蛋白溶解症；②服用某些药物，如雄激素、鱼油、纤溶酶原激活物、同化类固醇、高浓度肝素、纤维蛋白聚合抑制剂。

(3) 疗效监测：可用于监测溶栓治疗、抗凝治疗和肿瘤患者放化疗的疗效。

实验五　血浆因子Ⅷ、Ⅸ、Ⅺ促凝活性检测

【目的】 掌握血浆因子Ⅷ、Ⅸ、Ⅺ促凝活性检测的基本原理、方法、注意事项、临床意义。

【原理】 将待检血浆分别与乏凝血因子Ⅷ、Ⅸ、Ⅺ的基质血浆混合，加入白陶土-脑磷脂悬液和 Ca^{2+} 溶液，测定各自血浆凝固时间。同时检测健康人新鲜混合血浆凝固时间并绘制标准曲线，将待检血浆测定结果与其比较，分别计算出待检血浆中因子Ⅷ、Ⅸ、Ⅺ的促凝活性。

【材料】

1. 器材 双对数坐标纸或计算器、硅化玻璃注射器或塑料注射器、硅化玻璃试管或塑料试管、秒表、微量加样器、离心机、水浴箱、血凝仪等。

2. 试剂

(1) 乏凝血因子Ⅷ、Ⅸ、Ⅺ的基质血浆。

(2) 脑磷脂悬液：用兔脑制备的脑磷脂冻干粉，使用时以生理盐水进行 1∶100 稀释。

(3) 5 g/L 白陶土生理盐水悬液。

(4) 0.05 mol/L 氯化钙溶液。

(5) pH 7.3 咪唑缓冲液：配制甲液(咪唑 1.36 g 溶于蒸馏水 200 mL 中，再加入 0.1 mol/L 盐酸 74.4 mL，加蒸馏水至 400 mL)和乙液(0.13 mol/L 枸橼酸钠溶液)。工作液：将 5 份甲液与 1 份乙液混合。

(6) 健康人新鲜混合血浆。

【方法】

(1) 静脉采血 1.8 mL，加入含有 0.109 mol/L 枸橼酸钠溶液 0.2 mL 的试管中，充分混匀，3000 r/min 离心 20 min，分离乏血小板血浆，置冰浴中。

(2) 取 1 支试管，加入基质血浆、咪唑缓冲液、脑磷脂悬液及 5 g/L 白陶土生理盐水悬液各 0.1 mL，混匀，37 ℃水浴中预热 3 min，加 0.05 mol/L 氯化钙溶液 0.1 mL，记录凝固时间。空白管凝固时间控制在 240～250 s 为宜，必要时调整脑磷脂悬液的浓度。

(3) 将健康人新鲜混合血浆以咪唑缓冲液进行 1∶10、1∶20、1∶40、1∶80、1∶160 稀释。分别取各稀释度混合血浆 0.1 mL，与各种乏凝血因子Ⅷ、Ⅸ和Ⅺ的基质血浆、脑磷脂悬液和 5 g/L 白陶土生理盐水悬液各 0.1 mL 混匀，置 37 ℃水浴中预热 3 min，再分别加入 0.05 mol/L 氯化钙溶液 0.1 mL，记录凝固时间。以 1∶10 稀释的健康人新鲜混合血浆为 100%促凝活性，以凝固时间(s)

NOTE

为纵坐标，稀释标本浓度为横坐标，在双对数坐标纸上绘制标准曲线或计算出回归方程。

（4）取置于冰浴中的待检血浆以咪唑缓冲液进行 1∶20 稀释，按照上述方法测定凝固时间，从标准曲线上读出相应促凝活性，再乘以 2 即为测定结果。

【注意事项】

（1）可用商品化的 APTT 试剂来代替脑磷脂悬液和白陶土生理盐水悬液，但浓度需另做调整。

（2）乏凝血因子基质血浆要求其所含乏凝血因子的凝血活性小于 1%，而其他凝血因子水平正常。

（3）待检标品应立即分离血浆进行检测。若未能及时检测，置－20 ℃保存 1 个月或置－80 ℃保存 3 个月，检测结果无差异。

（4）所有样本检测前须置于冰上预冷。

【参考范围】 因子Ⅷ：C 77.3%～128.7%；因子Ⅸ：C 67.7%～128.5%；因子Ⅺ：C 71.7%～113.1%。

【临床意义】

（1）活性降低见于血友病 A（其中重型占 2%及以下，中型占 2%～5%，轻型占 5%～25%，亚临床型占 25%～45%）、血管性血友病（尤其是Ⅰ型和Ⅲ型）、DIC 以及存在因子Ⅷ抑制物。因子Ⅸ：C活性降低见于血友病 B、肝脏病变、维生素 K 缺乏症、DIC、口服抗凝剂和存在因子Ⅸ抑制物。因子Ⅺ：C 活性降低见于因子Ⅺ缺乏症、肝脏病变、DIC 和抗因子Ⅺ抗体存在。

（2）活性增高见于高凝状态、血栓性疾病、口服避孕药、妊娠期高血压病和某些恶性肿瘤。

实验六　血浆因子Ⅱ、Ⅴ、Ⅶ、Ⅹ促凝活性检测

【目的】 掌握血浆因子Ⅱ、Ⅴ、Ⅶ、Ⅹ促凝活性检测的基本原理、方法、注意事项、临床意义。

【原理】 将受检血浆分别与乏凝血因子Ⅱ、Ⅴ、Ⅶ、Ⅹ基质血浆混合，进行血浆凝血酶原时间测定。测定健康人新鲜混合血浆的 PT 并绘制标准曲线，将受检血浆测定结果与其比较，分别计算出受检血浆中因子Ⅱ、Ⅴ、Ⅶ、Ⅹ的促凝活性。

【材料】

1. 器材 双对数坐标纸或计算器、硅化采血和储血器材、秒表、微量加样器、离心机、水浴箱、血凝仪等。

2. 试剂

（1）乏凝血因子Ⅱ、Ⅴ、Ⅶ、Ⅹ的基质血浆。

（2）兔脑粉浸出液。

（3）0.025 mol/L 氯化钙溶液。

（4）生理盐水。

（5）健康人新鲜混合血浆。

（6）0.109 mol/L 枸橼酸钠溶液

【方法】

（1）静脉采血 1.8 mL，加入含 0.2 mL 0.109 mol/L 枸橼酸钠溶液的试管中，充分混匀，3000 r/min离心 20 min，分离乏血小板血浆。

（2）用生理盐水对健康人新鲜混合血浆进行 1∶10、1∶20、1∶40、1∶80、1∶160 稀释。取各稀释标本 0.1 mL 分别与乏凝血因子Ⅱ、Ⅴ、Ⅶ、Ⅹ的基质血浆、兔脑浸出液各 0.1 mL 混合，置 37 ℃水浴中温育 30 s 后，加入 0.025 mol/L 氯化钙溶液 0.1 mL，记录凝固时间。以 1∶10 稀释的健康人新鲜混合血浆为 100%促凝活性，以凝固时间为纵坐标，稀释标本浓度为横坐标，在双对数坐标纸上绘制标准曲线或计算出回归方程。

（3）待检血浆用生理盐水进行 1∶20 稀释，按照上述方法测定凝固时间，从标准曲线上读出相

NOTE

应促凝活性，乘以 2 即得测定结果。

【注意事项】 同血浆因子Ⅷ、Ⅸ、Ⅺ促凝活性检测。

【参考范围】 因子Ⅱ：C 81%～115%；因子Ⅴ：C 72%～132%；因子Ⅶ：C 86%～120%；因子Ⅹ：C 84%～122%。

【临床意义】

（1）因子Ⅱ：C、Ⅴ：C、Ⅶ：C、Ⅹ：C 水平增高见于血栓前状态、血栓性疾病、妊娠期高血压病，以及某些肿瘤、口服避孕药等，但肝脏疾病除外。

（2）因子Ⅱ：C、Ⅴ：C、Ⅶ：C、Ⅹ：C 水平降低可见于以下情况：①获得性因子缺乏，如肝脏病变、维生素 K 缺乏（因子Ⅴ：C 除外）、DIC 和口服抗凝药等；②先天性因子缺乏（较少见）；③血液循环中存在上述因子的抑制物；④淀粉样变性和异常蛋白血症可表现出因子Ⅹ：C 水平下降；⑤因子Ⅶ：C 水平下降在肝病早期即可发生；⑥单纯因子Ⅴ缺乏罕见。

（吴　洁）

第四节　生理性抗凝物质检测

实验一　血浆抗凝血酶活性测定

【目的】 掌握血浆抗凝血酶活性（antithrombin activity，AT：A）测定的原理、材料、方法、注意事项、临床意义。

【原理】 血浆抗凝血酶活性测定常用发色底物法，该法是将过量的凝血酶加入待测血浆中，凝血酶能与待测血浆中的抗凝血酶结合形成 1：1 复合物，过剩的凝血酶则催化显色底物 S_{2238}，裂解出显色基团对硝基苯胺（PNA）而显色，其显色程度与抗凝血酶活性负相关，依据待测血浆吸光度可从标准曲线中查得 AT：A。

【材料】

（1）试管、加样器、离心机、酶标仪、37 ℃水浴箱等。

（2）0.1%聚凝胺溶液、0.109 mol/L 枸橼酸钠溶液。

（3）凝血酶溶液：将牛凝血酶用生理盐水配成浓度为 10 U/mL 的溶液，加入聚乙二醇（分子量为 6000），使其浓度为 0.05 g/L，凝血酶工作浓度是 7.5～7.7 U/mL。

（4）肝素缓冲液：将肝素 30000 U 加入 1 L Tris 缓冲液（0.05 mol/L Tris，0.175 mmol/L NaCl，7.5 mmol/L EDTA-Na_2，以 1 mol/L 盐酸调整 pH 至 8.4）中。

（5）显色液：5×10^{-4} μmol/L 显色肽 S_{2238} 溶液与 0.1%聚凝胺溶液按 2：1 的比例混匀。

（6）标准基质血浆。

【方法】

（1）取 6 支试管，将标准血浆及待测血浆按表 4-4-1 所示进行稀释。

表 4-4-1　发色底物法测定 AT：A

试　剂	试管号					待　测　管
	1	2	3	4	5	
标准血浆/μL	50	100	150	200	250	—
待测血浆/μL	—	—	—	—	—	200
Tris-肝素缓冲液/μL	1150	1100	1050	1000	950	1000

NOTE

续表

试　　剂	试管号					待　测　管
	1	2	3	4	5	
稀释度	1∶24	2∶24	3∶24	4∶24	5∶24	4∶24
AT∶A/(%)	25	50	75	100	125	?

(2) 充分混匀，置 37 ℃水浴中温育 5 min。加入凝血酶溶液，每管 50 μL，充分混匀，37 ℃温育 30 s。

(3) 每管加入 150 μL 显色液混匀，37 ℃温育 30 s。

(4) 每管加入 50%醋酸溶液 150 μL 终止反应，置酶标仪 405 nm 波长下读取吸光度。

(5) 绘制标准曲线：以不同浓度标准血浆的吸光度为纵坐标，相应的 AT∶A 为横坐标，绘制标准曲线。

(6) 根据待测血浆测得的吸光度，在标准曲线上得出其相应的 AT∶A(稀释过的标本应乘以稀释倍数)。

【注意事项】

(1) 为保证检测结果准确，必须以血浆为检测标本，不得采用血清标本，因为凝血过程可以消耗抗凝血酶。如果标本中有血凝块，必须重新采血。

(2) 待测标本分离血浆后应分装冻存，检测前将冻存的血浆置于 37 ℃水浴中快速解冻，避免反复冻融。

(3) 每次检测时均应同时做标准曲线。

【参考范围】 103.2%～113.8%。

【临床意义】

(1) 血浆 AT∶A 增高常见于出血性疾病，如血友病 A 和 B、再生障碍性贫血、急性淋巴细胞白血病、应用抗凝药物及黄体酮类药物的治疗过程中。

(2) 血浆 AT∶A 降低常见于获得性及遗传性抗凝血酶缺乏。如抗凝血酶合成不足，常见于重症肝炎、肝硬化、肝癌等严重肝病，AT 减少程度常与疾病严重程度相关；抗凝血酶丢失过多，常见于肾病综合征等；抗凝血酶消耗增加，常见于脑血管病变、心绞痛、心肌梗死、弥散性血管内凝血、妊娠期高血压病、深部静脉血栓形成、口服避孕药等血栓前状态和血栓性疾病。遗传性抗凝血酶缺乏是一种少见的常染色体显性遗传病。

实验二　血浆抗凝血酶抗原测定

【目的】 掌握血浆抗凝血酶抗原(antithrombin antigen，AT∶Ag)测定的实验原理、方法、注意事项、临床意义。

【原理】 检测 AT∶Ag 常采用免疫火箭电泳法，其原理是待测血浆在含有抗 AT 抗体血清的琼脂糖凝胶中进行电泳，血浆中的 AT∶Ag 与抗 AT 抗体形成抗原-抗体复合物，并在电场的作用下形成火箭样沉淀峰，待测血浆 AT∶Ag 含量与沉淀峰高度成正比，可根据沉淀峰高度计算 AT∶Ag含量。

【材料】

(1) 微量加样器、玻璃板、铁夹子、“U”形框、打孔器、电泳槽、电泳仪等。

(2) 0.109 mol/L 枸橼酸钠溶液、兔抗人 AT 标准化的抗血清、标准血浆。

(3) Tris-巴比妥缓冲液：将 Tris 2.89 g、巴比妥钠 4.88 g、巴比妥 1.235 g 溶于适量蒸馏水中，用盐酸将 pH 调节至 8.8，再加蒸馏水至 1 L。

(4) 1%琼脂糖：取 100 mL Tris-巴比妥缓冲液，加入琼脂糖 1 g，加热至完全溶解。

NOTE

(5) 1%磷钼酸溶液：取磷钼酸 10 g，加蒸馏水至 1 L，过滤后使用。

【方法】

(1) 分离枸橼酸钠抗凝血浆。

(2) 将 1%的琼脂糖加热至完全溶解，置于 56 ℃水浴中，加入相应的兔抗人 AT 抗血清(抗体量按抗血清效价而定)，56 ℃下充分混匀。

(3) 取 10 cm×10 cm 玻璃板两块，玻璃板中间放置 80 mm×80 mm×1.5 mm“U”形框模，玻璃板三边用铁夹子夹紧，从上口迅速倒入含兔抗人 AT 抗血清的琼脂糖凝胶溶液，置于 4 ℃冰箱中 10～15 min。琼脂凝固后取下一块玻璃板，在距玻璃板下缘 1.5 cm 处打一排孔径 0.2 cm、孔距 0.3 cm的加样孔，放置于电泳槽上。

(4) 将标准血浆用 Tris-巴比妥缓冲液稀释成 1∶2、1∶4、1∶8、1∶16 标准品。

(5) 用 Tris-巴比妥缓冲液将待测血浆进行 1∶5 稀释。

(6) 分别在电泳槽两侧加入 Tris-巴比妥缓冲液各 800 mL，注意保持两侧液面高度一致，将制备好的琼脂糖凝胶板置于两槽之间，在琼脂糖凝胶板与缓冲液之间用滤纸搭桥，火箭电泳走向端接正极，加样孔端接负极，并调节电压至 50 V。在加样孔中分别加入稀释好的待测标本及不同稀释度的标准品，每孔 10 μL，并将电压调节至 110 V，电泳 16 h。

(7) 电泳结束后取出琼脂糖凝胶板，用生理盐水浸泡漂洗后，浸入 1%磷钼酸溶液中 30 min。

(8) 分别量取各火箭沉淀线高度，以标准品的峰高为横坐标，相应的 AT∶Ag 含量为纵坐标，绘制标准曲线。依据标准曲线，查得待测标本的 AT∶Ag 含量，再乘以稀释倍数 5。

【注意事项】

(1) 血浆标本不得用肝素抗凝(可用枸橼酸钠)，因为肝素可使 AT 活性增强。

(2) 待测血浆标本避免反复冻融，冻存的标本在检测前应于 37 ℃水浴中快速解冻。

(3) 待琼脂糖凝胶温度降至 56 ℃时方可加入 AT 抗血清，避免温度过高使抗体灭活。

(4) 最好使用有循环冷却装置的电泳槽，以避免电泳时温度过高导致凝胶开裂，电泳温度以低于 30 ℃为宜。

【参考范围】 0.23～0.35 g/L。

【临床意义】 同血浆抗凝血酶活性测定。

实验三　血浆蛋白 C 活性检测

【目的】 掌握检测血浆蛋白 C 活性(protein C activity，PC∶A)的实验原理、操作方法、注意事项和临床意义。

【原理】 发色底物法测定血浆蛋白 C 活性的原理如下：蛋白 C 激活物 Protac 是从蛇毒中提取的一种特异性蛋白 C 激活剂，Protac 激活蛋白 C 生成活性蛋白 C(APC)，APC 可作用于发色底物 S_{2366}，使其释放产色基团 PNA 而显色，颜色深浅与 PC∶A 呈线性正相关关系。

【材料】

(1) 37 ℃水浴箱、酶标仪、微量加样器、试管、吸管等。

(2) 缓冲液：浓度为 0.04 mol/L 的巴比妥缓冲液，pH 7.4。

(3) Protac 激活液：将 Protac 3 U 溶于 3 mL 巴比妥缓冲液中后分装，低温(－20 ℃)冻存，使用时将巴比妥缓冲液稀释至浓度为 0.15 U/mL。

(4) 显色液：将发色底物 S_{2366} 用双蒸水配制成显色液，浓度为 1.6 mmol/L。

(5) 50%醋酸溶液。

(6) 健康人混合血浆(作为基质血浆)。

【方法】

(1) 用生理盐水进行 1∶2 稀释待测血浆；健康人混合血浆用巴比妥缓冲液进行 100%、80%、

NOTE

60%、40%、20%及10%稀释。

(2) 取稀释好的待测血浆及不同稀释度的健康人混合血浆各25 μL，分别加入工作浓度为0.15 U/mL的Protac激活液各100 μL，充分混匀，置于37 ℃水浴箱孵育6 min。

(3) 分别加入显色液各100 μL，充分混匀后置于37 ℃水浴箱孵育8 min。

(4) 分别加入50%醋酸溶液各100 μL终止反应。于酶标仪上在405 nm波长处测定吸光度。

(5) 以不同稀释度健康人混合血浆吸光度为横坐标，活性为纵坐标，绘制标准曲线。

(6) 根据待测血浆吸光度在标准曲线上得出其相应的活性，再乘以2即为蛋白C活性。

【注意事项】

(1) Protac激活液应分装，并在−20 ℃冻存，不得反复冻融。

(2) 冻存的血浆标本使用前应于37 ℃水浴箱中快速融化。

(3) 健康人混合血浆稀释后用发色底物法测定血浆蛋白C活性的范围为0～160%，若结果不在此范围内，则应结合显色程度调整稀释度。

(4) 检测过程中，应依据健康人混合血浆显色程度适当调整孵育时间。

【参考范围】 87.06%～113.42%。

实验四 血浆蛋白C抗原检测

【目的】 掌握血浆蛋白C抗原(protein C antigen，PC：Ag)检测的原理、方法、注意事项、临床意义。

【原理】 待测血浆在含抗人PC抗血清的琼脂糖凝胶中进行电泳，血浆中的PC：Ag与抗体结合形成复合物，并在电泳过程中形成火箭样沉淀峰，待测血浆PC：Ag含量与沉淀峰高度成正比，可根据沉淀峰高度计算PC：Ag含量。

【材料】

(1) 电泳槽、电泳仪、玻璃板、“U”形框、铁夹子、微量加样器、滤纸、打孔器等。

(2) 试剂：0.109 mol/L枸橼酸钠溶液、生理盐水、标准血浆、兔抗人PC抗血清、PC缓冲液(将Tris 5.65 g、巴比妥钠1.62 g、EDTA-Na_2 1.80 g、甘氨酸7.05 g、聚乙二醇(M_W 6000)10 g加入蒸馏水中至完全溶解，调pH为8.8，加蒸馏水至1 L)、1%琼脂糖(取100 mL PC缓冲液，加入琼脂糖1 g，加热至完全溶解)、染色液(取冰醋酸100 mL、考马斯亮蓝R-250 5 g、乙醇450 mL加水至1 L)、脱色液(冰醋酸250 mL、乙醇125 mL，加蒸馏水至0.5 L)。

【方法】

(1) 将1%的琼脂糖加热至完全溶解后置于56 ℃水浴中，待其温度降至56 ℃时，加入相应的兔抗人PC抗血清(抗体量依据抗血清效价而定)，56 ℃水浴，充分混匀，混匀过程中须避免气泡产生。

(2) 取两块10 cm×10 cm玻璃板，玻璃板中间放置80 mm×80 mm×1.5 mm“U”形框，用铁夹子夹紧玻璃板三边，从上口迅速倒入含兔抗人PC抗血清的琼脂糖凝胶溶液，置于4 ℃冰箱中10～15 min。待琼脂糖凝胶凝固后取下一块玻璃板，在距玻璃板下缘1.5 cm处打一排孔径0.2 cm、孔距0.3 cm的加样孔，放置于电泳槽上。

(3) 标准品制备：用PC缓冲液将标准血浆进行1∶1、1∶2、1∶4、1∶8、1∶16稀释。

(4) 待测标本制备：用PC缓冲液将待测血浆进行1∶5稀释。

(5) 电泳：分别在电泳槽两侧加入PC缓冲液各800 mL，注意保持两侧液面高度一致，将制备好的琼脂糖凝胶板置于两槽之间，在琼脂糖凝胶板与缓冲液之间用滤纸搭桥，火箭电泳走向端接正极，加样孔端接负极，并调节电压至50 V。在加样孔中分别加入稀释好的待测标本及不同稀释度的标准品，每孔10 μL，并将电压调节至110 V，电泳16 h。

(6) 染色：电泳结束后取出琼脂糖凝胶板，用生理盐水浸泡漂洗12 h后，再用蒸馏水冲洗，去盐，干燥后在染色液中染色 3～5 min，用脱色液脱色至底色发白、峰形清晰为止。

(7) 分别量取各火箭沉淀线高度(即自加样孔上缘至峰尖的高度，计量单位为 mm)。以标准品的峰高为横坐标，相应标准品的 PC：Ag 含量为纵坐标，绘制标准曲线。

(8) 依据标准曲线，求出待测标本的 PC：Ag 含量，再乘以稀释倍数 5。

【注意事项】

(1) 待琼脂糖凝胶温度降至 50～56 ℃时方可加入兔抗人 PC 抗血清，以避免温度过高使抗体灭活。

(2) 在琼脂糖凝胶上打孔时动作应轻柔，以免加样孔开裂；加样时应缓慢加入样品，避免样品溢出影响检测结果。

(3) 电泳时最好使用有循环冷却装置的电泳槽，以避免温度过高导致凝胶开裂，电泳温度以低于 30 ℃为宜。

(4) 在健康人群中，PC：Ag 含量因年龄不同而有所波动，因此制备健康人混合血浆时必须考虑到年龄分布因素，且标本量以 100 个为佳，以降低 PC：Ag 含量波动对检测结果的影响。

【参考范围】 82.4%～122.6%。

【临床意义】

(1) 血浆蛋白 C 抗原含量降低见于获得性和先天性蛋白 C 缺乏症。获得性蛋白 C 缺乏常见于肝功能不全、成人呼吸窘迫综合征、DIC、手术后和口服双香豆素类抗凝药等；先天性蛋白 C 缺乏症包括Ⅰ型先天性蛋白 C 缺乏症(蛋白 C 活性和抗原含量均可降低)和Ⅱ型蛋白 C 缺乏症(蛋白 C 抗原含量正常，而活性降低)两种情况。

(2) 血浆蛋白 C 抗原含量增加常为代偿性增加，见于肾病综合征、糖尿病、冠心病、妊娠后期及炎症等。

实验五　血浆蛋白 S 抗原测定

【目的】 掌握血浆蛋白 S 抗原(protein S antigen，PS：Ag)测定的实验原理、方法、注意事项、临床意义。

【原理】 采用免疫火箭电泳法。血浆总 PS(TPS)包括游离 PS(FPS)和与补体 C4 结合蛋白结合的 PS(C4bp-PS)。火箭电泳法在琼脂板上可同时检测 TPS 和 FPS。在待测血浆中加一定量聚乙二醇 6000，则 C4bp-PS 会沉淀下来，上清液部分即为 FPS。

【材料】

(1) 抗人 PS 抗血清。

(2) 巴比妥钠缓冲液，每升含巴比妥钠 10.32 g、甘氨酸 7.52 g、Tris 0.6 g、EDTA 1.46 g、pH 9.0。

(3) 25%聚乙二醇 6000(PEG 6000)。

(4) 电泳仪。

【方法】

(1) 待测血浆用 0.13 mol/L 枸橼酸钠抗凝，FPS 处理同标准曲线绘制，TPS 与 FPS 均为每孔加 10 μL，其余同标准曲线绘制。

(2) 检测样品的峰高，代入标准曲线方程 $Y=bX+a$，其中 X 为峰高，Y 为样品的 PS：Ag 含量，a、b 为常数。

(3) 标准曲线绘制。

① 取抗人 PS 抗血清，用巴比妥钠缓冲液配制成含 PS 抗血清 1%的琼脂糖凝胶板。

② TPS 标准血浆按 1：1(100%)、1：2(50%)、1：4(25%)、1：8(12.5%)、1：16(6.25%)稀释。

NOTE

③ 电泳：先于 50 V 低电压下加样，每孔 10 μL，每板必须同时绘制标准曲线。待加样完后，提高电压至 110 V，在室温不高于 30 ℃条件下电泳 18 h。

④ FPS：吸取 2 支各 300 μL 正常混合血浆，每支加 25%聚乙二醇 6000 50 μL，充分混匀，室温下放置 30 min，然后以 3000 r/min 离心 10 min，取上层血浆，一支按 1：1(100%)稀释；另一支按1：2(50%)、1：4(25%)、1：8(12.5%)、1：16(6.25%)稀释。与 TPS 在同一琼脂糖凝胶板上进行电泳。

⑤ 染色：将电泳后的琼脂糖凝胶板置 1%磷钼酸染色液中数分钟，一般 5～15 min(以磷钼酸液新鲜度而定，新鲜则时间短，使用多次后则相应延长染色时间)，即可见清晰的火箭沉淀峰。

⑥ 采用直线回归，将测得的峰高与相应的血浆稀释度进行直线回归处理($Y=bX+a$)。

【参考范围】 TPS，966%±9.8%；FPS，100.9%±11.6%。

【注意事项】

(1) 对于游离 PS 标本，制备好的上层血浆应当天检测，否则会影响实验结果。

(2) 同一份标本同时做 TPS 和 FPS 检测时，加样时可以单孔为 TPS 样品；双孔为 FPS 样品，以便分析结果。

(3) 血浆中约 60%为 C4bp-PS，40%为 FPS。只有 FPS 可以辅助 APC 发挥灭活凝血因子Ⅴa和凝血因子Ⅷa 的功能，故检测 FPS 更有临床价值。

【临床意义】

(1) PS 作为 PC 的辅因子，对凝血因子Ⅴa、Ⅷa 有加速灭活作用。先天性 PS 缺陷者常伴发严重的深静脉血栓。

(2) 获得性 PS 缺乏常见于肝功能障碍、口服双香豆素类抗凝药物。

实验六 组织因子途径抑制物抗原检测

【目的】 掌握 ELISA 法测定组织因子途径抑制物抗原(tissue factor pathway inhibitor antigen，TFPI：Ag)含量的实验原理、操作方法及注意事项。

【原理】 用兔抗人 TFPI 单克隆抗体作为第一抗体包被 ELISA 板，向包被单克隆抗体的微孔中分别加入已知浓度的 TFPI 标准品和未知浓度的 TFPI 待检样品，再与辣根过氧化物酶(HRP)标记的抗 TFPI 抗体(第二抗体)结合，形成固相抗体-待测抗原-酶标抗体复合物，加入底物 TMB 显色，加终止液终止反应。释放生色基团的量与样品中 TFPI：Ag 含量成正比。通过利用酶标仪在 450 nm 波长处测得的吸光度计算样品中 TFPI：Ag 含量。

【材料】

1. 试剂

(1) 兔抗人 TFPI 单克隆抗体包被的 96 孔板。

(2) TFPI 标准品：含量已知。

(3) TFPI 标准品稀释液：用于稀释 TFPI 标准品至不同的浓度。

(4) 酶标记二抗：辣根过氧化物酶标记的抗 TFPI 抗体。

(5) 样品稀释液：稀释样品。

(6) 显色底物：显色液分为 A 液和 B 液，显色液 A 主要有效成分为 H_2O_2，显色液 B 含有四甲基联苯胺(TMB)。

(7) 终止液：0.5 mol/L 硫酸溶液。

(8) 洗涤液：ELISA 试剂盒常为“20×”或“30×”浓缩洗涤液。

(9) 封板膜。

2. 器材 水浴箱、离心机、酶标反应板、酶标仪、计时器等。

【方法】

(1) 样品处理：取枸橼酸盐抗凝血 4000 r/min 离心 15 min，分离血浆，立即检测或－20 ℃以下

NOTE

保存,用前置 37 ℃温浴 15 min 使之充分溶解,根据样品稀释液说明进行稀释。

(2) 标准品稀释:向微孔板每孔加入 100 μL 不同浓度的 TFPI 标准液(5 μg/L、2.5 μg/L、1.25 μg/L、0.625 μg/L)。

(3) 加样:分别设空白孔(空白孔不加样品及酶标试剂,其余各步操作相同)、待测样品孔。在酶标包被板上待测样品孔中加稀释样品 100 μL,加样时将样品加于微孔板底部,尽量不触及孔壁,轻轻晃动混匀。

(4) 温育:用封板膜封板后置 37 ℃温育 30 min。

(5) 配液:将浓缩洗涤液用蒸馏水 30 倍稀释后备用。

(6) 洗涤:弃去液体,甩干,每孔加满洗涤液,静置 30 s 后弃去,如此重复 5 次,拍干。

(7) 加酶标抗体:每孔加入酶标试剂 100 μL,空白孔除外。

(8) 温育操作同步骤(4)。

(9) 洗涤操作同步骤(6)。

(10) 显色:每孔先加入显色液 A 50 μL,再加入显色液 B 50 μL,轻轻振荡混匀,37 ℃避光显色 15 min。

(11) 终止:每孔加终止液 50 μL,终止反应。

(12) 测定:以空白孔调零,在波长 450 nm 处用酶标仪检测各孔吸光度(A)。测定应在加终止液后 15 min 以内进行。

(13) 根据利用标准品制得的标准曲线读取的样品浓度或根据回归方程计算得到的样品浓度,乘以稀释倍数即为样品中 TFPI∶Ag 含量。

【参考范围】 70.9～124.1 μg/L。

【注意事项】

本法测定的是 TFPI∶Ag 总量,包括与 HDL、LDL、VDL 结合和游离的 TFPI 以及保留有 Kunitz-1 的 TFPI 裂解片段。

实验七　血浆组织因子途径抑制物活性检测

【目的】 掌握发色底物法测定血浆组织因子途径抑制物活性(tissue factor pathway inhibitor activity,TFPI∶A)的实验原理,熟悉发色底物法测定 TFPI∶A 的操作方法和注意事项。

【原理】 TFPI 首先结合于 FⅩa 的活性中心,形成 TFPI-Ⅹa,然后在 Ca^{2+} 存在下与 TF/FⅦa 形成四聚体复合物而发挥抗凝作用。将待测血浆与过量的 TF/FⅦa 和 FⅩ 作用,形成 Ⅹa-TFPI-TF/FⅦa 和 Ⅹa-TFPI 复合物,剩余 FⅩa 水解发色底物 S_{2222},释放出发色基团对硝基苯胺(PNA),其颜色的深浅与血浆中 TFPI∶A 呈负相关。

【材料】

1. 试剂

(1) 纯化的人 FⅦ。

(2) 牛 FⅩ。

(3) 人脑凝血酶。

(4) S_{2222}。

(5) 稀释缓冲液:50 mmol/L Tris,10 mmol/L 氯化钠,10 mmol/L 枸橼酸钠,3 mmol/L 叠氮,0.2%牛血清白蛋白,2 mg/L 聚凝胺(polybrene),pH 8.0。

(6) 75 mmol/L 氯化钙溶液。

2. 器材 水浴箱、离心机、酶标反应板、酶标仪、计时器等。

【方法】

(1) 样品处理:将枸橼酸钠抗凝血置 56 ℃水浴中 15 min,冰水中冷却 2 min,用 100*g* 离心 3

NOTE

min，收集上清液冻存。使用前用缓冲液进行 1∶50 稀释。

（2）标准曲线制备：加热处理健康人混合血浆，分别取 0.125、0.25、0.5、1.0、2.0、4.0 μL，补加缓冲液至 50 μL。以 1 μL 含 TFPI 1 U/mL 为准，则相应各管 TFPI 浓度分别为 0.125、0.25、0.5、1.0、2.0、4.0 U/mL。在双对数坐标纸上以各管 TFPI 浓度为横坐标、吸光度为纵坐标，绘制标准曲线或计算回归方程。

（3）样品测定：稀释样品使成 50 μL 和 100 μL 的反应体系（等体积下列溶液混合：0.125 mol/L 人FⅦa，0.025 U/mL 牛 FⅩ，0.06 g/mL 人脑凝血活酶，75 mmol/L 氯化钙溶液），37 ℃温育 10 min。

（4）每孔加 25 μL 0.4 U/mL FⅩ，37 ℃保持 10 min。

（5）加入 2 g/L S_{2222} 25 μL，37 ℃保持 20 min。

（6）加入 50%醋酸 100 μL 终止反应。

（7）在酶标仪上 405 nm 波长处测各孔吸光度，从标准曲线或回归方程得到 TFPI 浓度。

【参考范围】 0.97～1.35 U/mL。

【注意事项】

（1）样品处理时要保证其温度、离心速度及时间精准。

（2）血液标本避免使用肝素抗凝。

（3）使用肝素可提高 TFPI 与 FⅩa 和 FⅦa 的结合能力，并促使血管内皮细胞合成 TFPI，引起血浆中 TFPI 的增多。

（4）显色后应在 30 min 内完成血浆 TFPI 活性检测。

实验八 可溶性纤维蛋白单体复合物检测

【目的】 掌握 ELISA 法测定血浆可溶性纤维蛋白单体复合物（soluble fibrin monomer complex，SFMC）的实验原理、操作方法及注意事项。

【原理】 采用双抗体夹心法测定标本中 SFMC 含量。用纯化的抗纤维蛋白原 IgG 单抗包被微孔板，制成固相抗体，往包被单抗的微孔中依次加入待测血清和 HRP 标记的抗纤维蛋白原单抗，如待测血清中存在 SFMC，则形成抗体-抗原-酶标抗体复合物，经过彻底洗涤后加底物显色。颜色的深浅与样品中的 SFMC 含量呈正相关。用酶标仪在 492 nm 波长处测定吸光度（A），通过标准曲线计算样品中 SFMC 浓度。

【材料】

（1）氨基醋酸：终浓度为 20 g/L。

（2）抑肽酶：终浓度为 500 U/mL。

（3）碳酸盐缓冲液：0.1 mol/L（pH 9.6）。

（4）抗纤维蛋白原 IgG 单抗。

（5）洗涤液：含 0.05% Tween-20 的 0.01 mol/L PBS。

（6）OPD 溶液（1 g/L，含过氧化氢）。

（7）辣根过氧化物酶标记的抗纤维蛋白原单抗。

（8）酶标仪。

【方法】

（1）采血：取静脉血 5 mL，用 0.15 mol/L EDTA-Na_2 进行 1∶9 抗凝，并加终浓度为 20 g/L 的氨基醋酸和 500 U/mL 的抑肽酶溶液，用 3000 r/min 离心 15 min，制备血浆，置－20 ℃保存备测。

（2）用 0.1 mol/L 的碳酸盐缓冲液（pH 9.6）将抗纤维蛋白原 IgG 单抗稀释成 10 mg/L，加 0.1 mL 于酶标板各孔中，置 4 ℃过夜。

（3）经含 0.05% Tween-20 的 0.01 mol/L PBS 洗涤后，再于各孔内加入 1% BSA 0.2 mL 封

NOTE

闭，于 37 ℃温育 2 h。

(4) 将血浆和标准品用 0.01 mol/L PBS 稀释，分别加 0.1 mL 于各孔内，37 ℃温育 2 h，洗涤后，加 0.1 mL 用洗涤液稀释 3000 倍的辣根过氧化物酶标记的抗纤维蛋白原单抗，37 ℃温育 2 h 并充分洗涤后，于曾加辣根过氧化物酶单抗的各孔中加入 0.2 mL 的 OPD 溶液(1 g/L，含过氧化氢)，显色 10 min，在 492 nm 波长处测定各孔吸光度。

(5) 结果计算：以标准品浓度为横坐标，相应的吸光度为纵坐标，在半对数坐标纸上绘制标准曲线。根据样品的吸光度占最高标准点计数的百分结合率，从相应的标准曲线上读出样品的 SFMC 数值，再乘以稀释倍数即得血浆样品 SFMC 的含量。

【参考范围】 (48.5±15.6)mg/L。

【注意事项】 凝血酶生成，无直接检测指标。SFMC 的测定，可以间接反映凝血酶的生成。因此，该项目的检测可以作为血栓形成的早期辅助诊断指标。

【临床意义】 SFMC 水平升高，反映凝血酶生成增多。见于 DIC、产科意外、严重感染、肝病、急性白血病、外科手术、严重创伤和恶性肿瘤等。

第五节　病理性抗凝物质检测

实验一　凝血酶时间测定

【目的】 掌握血浆凝血酶时间(thrombin time，TT)测定的原理、操作方法、注意事项和临床意义。

【原理】 在待测血浆中加入标准化凝血酶，开始计时，纤维蛋白原在凝血酶的作用下转变为纤维蛋白，记录血浆开始凝固所需要的时间，即为凝血酶时间(TT)。

【材料】

(1) 离心机、37 ℃水浴箱、微量加样器、注射器、试管、秒表或自动血液凝固仪等。

(2) 0.109 mol/L 枸橼酸钠溶液、凝血酶溶液(先用适量蒸馏水复溶冻干凝血酶，再加入生理盐水，调节至健康人血浆凝固时间波动在 16～18 s 之间)。

(3) 健康人对照血浆。

【方法】

(1) 分离枸橼酸钠抗凝血浆。

(2) 取 2 支试管，分别加入健康人对照血浆及待测血浆 100 μL，37 ℃孵育 5 min 后分别加入凝血酶溶液各 100 μL，立刻混匀并启动秒表计时，记录血浆凝固时间。重复检测 2 次或 3 次，取其均值即为 TT。

(3) 若采用自动血液凝固仪检测 TT，则在加入凝血酶后按照仪器方法测定即可。

【注意事项】

(1) 标本需用枸橼酸钠抗凝，不能用肝素或 EDTA 抗凝。

(2) 血浆分离后应尽快进行检测，室温下保存不超过 3 h，4 ℃下保存不超过 4 h。

(3) 已稀释好的凝血酶溶液应尽快使用，若置于 4 ℃下须在 3 天内使用。

(4) 每次操作均需对凝血酶溶液进行校正，确保健康人血浆 TT 波动于 16～18 s。

(5) TT 测定试验终点为出现混浊的初期凝固。

【参考范围】 16～18 s，超过或低于临界值 3 s 有意义。

【临床意义】

(1) 血浆 TT 缩短：主要见于巨球蛋白血症或某些异常蛋白血症。此外，若标本混入组织液或

NOTE

在 4 ℃环境中放置过久等也可使 TT 缩短。

(2) 血浆 TT 延长：多见于 DIC，也可见于原发性纤溶、先天性低(无)纤维蛋白原血症、肝脏病变、肝素增多或类肝素物质增多(如 SLE)及 FDP 增多。

(3) 监测溶栓治疗：进行链激酶、尿激酶等溶栓治疗时，将 TT 控制在健康人 TT 的 1.5～2.5 倍时，溶栓治疗安全有效。

实验二　凝血酶时间纠正试验

【目的】 掌握凝血酶时间纠正试验的原理、操作方法、注意事项、临床意义。

【原理】 甲苯胺蓝可中和血浆中的类肝素物质或肝素，若在 TT 检测中加入甲苯胺蓝，使延长的 TT 缩短或恢复正常，则说明待测标本中存在过多的类肝素物质或肝素；若加入甲苯胺蓝后对 TT 检测无影响，则说明是纤维蛋白原缺陷或存在其他类抗凝物质。此试验也称甲苯胺蓝纠正试验。

【材料】

(1) 离心机、37 ℃水浴箱、试管、注射器、秒表、微量加样器等。

(2) 0.1%甲苯胺蓝溶液、标准化的凝血酶溶液(使健康人血浆 TT 波动在 16～18 s 之间)。

【方法】

(1) 分离枸橼酸钠抗凝血浆。

(2) 取待测血浆 100 μL，加入等量的 0.1%甲苯胺蓝溶液，混匀，37 ℃温育。

(3) 加入工作浓度凝血酶溶液 100 μL，立刻混匀并启动秒表计时，记录血浆凝固时间，重复检测 2～3 次，取其均值即为 TT。

(4) 若采用自动血液凝固仪进行凝血酶时间纠正试验，则在加入凝血酶后按照仪器方法测定即可。

【注意事项】

(1) 需特别注意的是，当纤维蛋白原含量过低时，加入甲苯胺蓝可使检测结果难以判断。

(2) 其余注意事项同凝血酶时间测定。

【参考范围】 将甲苯胺蓝溶液加入 TT 延长的血浆中后，若 TT 缩短 5 s 以上，说明标本中类肝素物质或肝素增多；否则说明 TT 延长并非由肝素类物质所致。

【临床意义】

(1) 加入甲苯胺蓝后延长的 TT 缩短 5 s 以上，说明类肝素物质或肝素增多，见于：①多发性骨髓瘤、肾上腺皮质肿瘤等肿瘤；②放疗、出血热、肾病综合征、使用氮芥等造成肝脏严重损害时；③过敏性休克、肝移植、肝叶切除、DIC、SLE 等可导致类肝素物质增多；④普通肝素用于体外循环、血液透析及抗凝治疗等。

(2) 加入甲苯胺蓝后延长的 TT 不缩短，说明 TT 延长由其他原因导致。

实验三　复钙交叉试验

【目的】 掌握血浆复钙交叉试验的原理、操作方法、注意事项、临床意义。

【原理】 血液中存在抗凝物质或者凝血因子缺乏均可导致血浆复钙时间延长。延长的复钙时间若能被 1/10 量的健康人血浆纠正，说明待测血浆中凝血因子缺乏；若不能被纠正，则说明待测血浆中有抗凝物质存在。

【材料】

(1) 水浴箱、试管、秒表等。

(2) 0.025 mol/L 氯化钙溶液、0.109 mol/L 枸橼酸钠溶液、健康人血浆。

NOTE

【方法】

(1) 常规静脉采血,枸橼酸钠溶液抗凝,混匀,离心分离血浆。

(2) 取 5 支试管,按表 4-5-1 所示进行操作。

表 4-5-1　血浆复钙交叉试验操作方法

血　　浆	试管号				
	1	2	3	4	5
待测血浆/μL	—	10	50	90	100
健康人血浆/μL	100	90	50	10	—

将上述试管置于 37 ℃水浴温育 1 min,加入 100 μL 氯化钙溶液,充分混匀的同时开始计时,记录血浆凝固时间,重复 2 次,取其平均值。

(3) 结果判定:若待测血浆加入 1/10 量健康人血浆后,血浆复钙时间不在参考范围内,则提示待测血浆中存在抗凝物质。

【注意事项】

(1) 抽血要顺利,避免溶血、凝血等影响试验结果,若出现标本溶血及凝血应重新采血。

(2) 本试验所用血浆为富血小板血浆,故血浆分离后不可久置,必须在 2 h 内完成检测。所用氯化钙溶液必须新鲜。

【参考范围】 2.2～3.8 s。

【临床意义】 血浆中异常抗凝物质增多可见于肝病、胰腺疾病、类风湿关节炎、系统性红斑狼疮及血友病患者反复输血等。

实验四　血浆肝素检测

【目的】 掌握普通肝素和低分子量肝素定量检测的原理、操作方法和注意事项。

【原理】 抗凝血酶(AT)是血浆中凝血酶、FⅩa 和其他丝氨酸蛋白酶的抑制物,正常情况下 AT 的抑制作用较慢,而肝素能使其作用提高数千倍。在待测血浆中加入过量的 AT 和 FⅩa,普通肝素(又称未分级肝素(unfractionated heparin,UFH))和低分子量肝素(low molecular weight heparin,LMWH)均可与 AT 形成复合物使 FⅩa 灭活,剩余的 FⅩa 水解发色底物(S_{2765}),释放出显色基团对硝基苯胺(PNA),颜色的深浅与血浆中 UFH 或 LMWH 浓度呈负相关。

【材料】

1. 试剂

(1) FⅩa 试剂:含冻干牛 FⅩa,加 5 mL 蒸馏水,2～8 ℃可保存 2 周,−20 ℃可保存 4 个月。

(2) AT:含冻干人 AT 和缓冲液,加 5 mL 蒸馏水,2～8 ℃可保存 2 周,−20 ℃可保存 4 个月。

(3) 发色底物 S_{2765},加 5 mL 蒸馏水,2～8 ℃可保存 2 周,−20 ℃可保存 6 个月。

(4) 标本:0.109 mol/L 枸橼酸钠抗凝血,3000 r/min 离心 10 min,取血浆层的上 2/3,1 h 内将该血浆再以 3000 r/min 离心,得到乏血小板血浆。乏血小板血浆须保存在 2～8 ℃,2 h 内完成检测,或−20 ℃保存 1 个月,用前 37 ℃水浴融化。

(5) 标准品:用同样的方法采集正常血浆,以制备肝素标准品。用生理盐水配成 8 U/mL 肝素,然后用正常血浆配成下列肝素标准品。

0.8 U/mL:900 μL 血浆+100 μL 肝素(80 U/mL)。

0.4 U/mL:500 μL 血浆+500 μL 0.8 U/mL 肝素标准品。

0.2 U/mL:500 μL 血浆+500 μL 0.4 U/mL 肝素标准品。

0.0 U/mL:500 μL 血浆。

2. 器材　水浴箱、试管、离心机等。

NOTE

【方法】

1. 半微量测试法　取 200 μL AT，加 25 μL 血浆样品或肝素标准品，混匀，37 ℃温育 2 min；加 200 μL FⅩa 并混匀，37 ℃温育 1 min；混合液中加 200 μL 发色底物 S_{2765}，混匀，37 ℃精确温育 5 min；加 200 μL 醋酸，混匀；最后加水 200 μL。在 405 nm 波长处读取吸光度，空白对照液可按下列顺序配制。

200 μL 醋酸→200 μL AT→25 μL 正常对照血浆→200 μL FⅩa→200 μL S_{2765}→200 μL 水。

2. 微量板法　以 100 μL 生理盐水稀释 100 μL 标准品或待测血浆，配成 1：2 稀释的肝素标准品或待测血浆。微孔中加 75 μL AT，随后加 25 μL 1：2 稀释的血浆样品或肝素标准品，混匀，37 ℃温育 2 min；加 75 μL FⅩa，混匀，37 ℃温育 1 min；混合液中加 75 μL 发色底物 S_{2765}，混匀，37 ℃精确温育 5 min；加 75 μL 醋酸，在 405 nm 波长处读取吸光度。空白对照液可按下列顺序配制：75 μL 醋酸→75 μL AT→25 μL 稀释的正常对照血浆或待测血浆→75 μL FⅩa→75 μL S_{2765}。

3. 标准曲线或回归方程　以吸光度与相对应的肝素标准品浓度绘制标准曲线或计算回归方程。

【注意事项】

(1) 采血和离心时要避免血小板被激活而释放血小板第 4 因子(PF4)，因为它可抑制肝素活性。

(2) 反应条件，如温育时间和温度，均应严格按要求进行。

(3) 严重黄疸者应设自身对照进行检测。

(4) 制作标准曲线的肝素制剂应与受检者的一致。

(5) 本试验主要用于肝素治疗的监测，我国以维持在 0.2～0.4 U/mL 为宜。

【参考范围】　根据抗凝治疗的强度不同，本检测值有相应变化，本法检测肝素的范围是 0～0.8 U/mL。

第六节　纤溶活性检验

实验一　血浆纤溶酶原活性检测

【目的】　掌握检测血浆纤溶酶原活性(plasminogen activity，PLG：A)的原理、操作方法、注意事项、临床意义。

【原理】　血浆纤溶酶原活性测定常用发色底物法，其原理是尿激酶能催化纤溶酶原转变为纤溶酶，纤溶酶作用于显色底物 S_{2251}，释放出显色基团对硝基苯胺而显色，其颜色深浅与血浆纤溶酶活性呈正相关。

【材料】

1. 器材　酶标仪、酶标板、试管等。

2. 试剂

(1) 0.05 mol/L Tris-缓冲液。

(2) pH 7.4、4 U/mL 尿激酶溶液(用 Tris-缓冲液配制，现用现配)。

(3) 5 g/L 的 S_{2251} 溶液(用三蒸水配制，现用现配)。

(4) 50%甘油溶液。

(5) 50%醋酸溶液。

(6) 40 名健康人枸橼酸钠抗凝混合血浆。

【方法】

(1) 标准管加标准血浆 0.1 mL，加 50%甘油溶液 2 mL，再加入尿激酶溶液 40 μL；受检管加待

NOTE

测血浆 50 μL，加 50%甘油溶液 1 mL，再加入尿激酶溶液 20 μL。各管加入尿激酶后置于 37 ℃中温育 1 h，为纤溶酶生成做准备。

(2) 按表 4-6-1 所示进行操作。

表 4-6-1　发色底物法测定 PLG：A 的操作步骤

试　剂	标准管						空白管	受检管
	1	2	3	4	5	6		
已温育的标本/mL	0.12	0.10	0.08	0.06	0.04	0.02	—	0.10
50%甘油溶液/mL	—	0.02	0.04	0.06	0.08	0.10	0.12	0.02
Tris-缓冲液/mL	0.07	0.07	0.07	0.07	0.07	0.07	0.07	0.07
发色底物溶液/mL	0.02	0.02	0.02	0.02	0.02	0.02	0.02	0.02
37 ℃温育 1.5 h								
50%醋酸溶液/mL	0.05	0.05	0.05	0.05	0.05	0.05	0.05	0.05
标准 PLG：A/(%)	120	100	80	60	40	20		

(3) 用空白管调零，于酶标仪 405 nm 波长处依次读取各管吸光度(*A*)。以标准管吸光度(*A*)为纵坐标，其相应的 PLG：A(%)为横坐标，绘制标准曲线并进行回归分析，根据受检管吸光度，用回归方程计算出相应 PLG：A(%)。

【注意事项】

(1) 采血应迅速，枸橼酸盐抗凝血应及时分离血浆，否则压脉带束缚过久可引起 PLG：A 假性降低；标本如发生凝血或溶血应当重新采血；标本采集后立即送检。

(2) 一些药物能影响 PLG：A，例如口服避孕药能使 PLG：A 轻度增高，溶栓药物(组织纤溶酶原激活物、尿激酶、链激酶等)能使 PLG：A 下降，因此若在应用上述药物时行 PLG：A 检测，需在标本上注明。

【参考范围】 57.72%～113.38%。

【临床意义】

1. PLG：A 增高　提示纤溶活性降低，常见于血栓性疾病及血栓前状态。

2. PLG：A 降低　提示纤溶活性增高，常见于 DIC 和原发性纤溶症，还可见于重症肝炎、肝硬化、门静脉高压、肿瘤转移、前置胎盘及大手术后等获得性纤溶酶原缺乏症。

实验二　血浆纤溶酶原抗原检测

【目的】 掌握酶标法检测血浆纤溶酶原抗原(plasminogen antigen，PLG：Ag)的原理、方法、注意事项、临床意义。

【原理】 用纯化的兔抗人纤溶酶原(PLG)抗体包被反应板，加入待测血浆，待测血浆中的 PLG 与抗 PLG 抗体结合，再加入酶标抗体与其结合，可测定与抗体结合的 PLG：Ag 含量，并依据标准曲线计算出 PLG：Ag 含量。

【材料】

1. 器材　酶标板、酶标仪、37 ℃水浴箱等。

2. 试剂

(1) 纯化的兔抗人 PLG 抗体、健康人混合血浆。

(2) 酶标二抗：HRP 标记的兔抗人 PLG 抗体。

(3) 1 mg/mL 邻苯二胺(底物)：用 pH 4.5 的 0.1 mol/L 枸橼酸盐缓冲液配制。

(4) 小牛血清白蛋白(BSA)：浓度为 10 g/L。

(5) Tris-Tween-20 洗涤液。

NOTE

(6) 终止液:3 mol/L 硫酸溶液。

【方法】

(1) 用 100 mg/L 纯化的兔抗人 PLG 抗体包被反应板,每孔 100 μL,37 ℃温育 3 h,4 ℃放置过夜,用 Tris-Tween-20 洗涤液洗涤 3 次。

(2) 用健康人混合血浆作为标准品,按 PLG 含量倍比稀释成 10 个不同浓度;用 0.01 mol/L PBS-Tween-20 将待测血浆稀释 200 倍。

(3) 将稀释好的待测血浆及不同浓度的标准品加入包被好的反应板中,每孔 100 μL,37 ℃温育 2 h 后,用 Tris-Tween-20 洗涤液洗涤 3 次。

(4) 加入用 10 g/L BSA-PBS-Tween-20 稀释的 HRP-兔抗人 PLG 抗体,每孔 100 μL,37 ℃温育 1 h。

(5) 加入 1 mg/mL 邻苯二胺(底物)溶液,每孔 100 μL,37 ℃温育 20 min。

(6) 加入终止液终止反应。

(7) 置于酶标仪中,在 492 nm 波长处读取吸光度(A)。

(8) 以 PLG∶Ag 含量的对数为横坐标,相应各孔的吸光度(A)为纵坐标,绘制标准曲线。

(9) 依据待测血浆吸光度在标准曲线上读出其相应 PLG∶Ag 含量。

【注意事项】

(1) PLG∶Ag 测定较稳定,分离后的待测血浆在−30 ℃可以保存 2 个月。

(2) 其余注意事项同 PLG∶A 检测。

【参考范围】 0.18~0.25 g/L。

【临床意义】 同"血浆纤溶酶原活性检测"。

实验三 血浆组织型纤溶酶原激活剂活性检测

【目的】 掌握组织型纤溶酶原激活剂活性(tissue plasminogen activator activity,t-PA∶A)检测的原理、方法、注意事项、临床意义。

【原理】 将过量纤溶酶原与纤维蛋白共价物加入待测血浆中,血浆中的 t-PA 能将纤溶酶原转化为纤溶酶,纤溶酶作用于显色底物 S_{2251},释放出显色基团对硝基苯胺而显色,其颜色深浅与待测血浆中 t-PA 活性呈正相关。

【材料】

(1) 酶标板、酶标仪、微量加样器、37 ℃水浴箱、试管、离心机等。

(2) 试剂:0.109 mol/L 枸橼酸钠溶液、浓缓冲液(商品化的,使用前用蒸馏水按照说明书稀释)、浓酸化液(商品化的,使用前用蒸馏水按说明书稀释)、纤溶酶原、发色底物 S_{2251}、纤维蛋白共价物、标准品(10 IU)、终止液。

【方法】

(1) 分离枸橼酸盐抗凝血浆。

(2) 取待测血浆 200 μL,加入等体积酸化液,充分混匀,再将酸化血浆用缓冲液按 1∶15 稀释;标准品用缓冲液溶解后再稀释 100 倍,则为活性 0.025 IU/mL 溶液,再按表 4-6-2 所示稀释成不同浓度。

表 4-6-2 标准品稀释

	1	2	3	4	5	6
t-PA 标准品/μL	0	20	40	60	80	100
缓冲液/μL	100	80	60	40	20	0
t-PA∶A/(IU/mL)	0	0.005	0.01	0.015	0.02	0.025

NOTE

(3) 将不同稀释度的标准品溶液及稀释好的待检血浆加入酶标板，每孔 100 μL。

(4) 分别用 2 mL 缓冲液将发色底物 S_{2251}、纤溶酶原及共价物溶解，充分混匀后加入酶标板，每孔 100 μL。

(5) 将酶标板放于湿盒中，37 ℃水浴中孵育 2.5～3 h。加入终止液终止反应，每孔 20 μL。置于酶标仪 405 nm 波长处读取吸光度(*A*)，以标准品中的 1 号管调零。

(6) 以 t-PA 标准品吸光度为纵坐标、t-PA：A 为横坐标，绘制标准曲线。待测血浆依据其吸光度在标准曲线上读出 t-PA：A，然后乘以稀释倍数(15×2×1.1)(如果为固体肝素抗凝，则不再乘以 1.1)即得。

【注意事项】

(1) t-PA 来源于组织，静脉取血时最好不用压脉带。

(2) 冻存血浆融化后若出现絮状沉淀，应将其分散均匀。

(3) 待测血浆一经酸化处理后必须尽快检测，否则影响检测结果。

(4) 健康人血浆标本稀释 30 倍后进行 t-PA：A 测定，结果应在 0～0.025 IU/mL 范围内；如果不在此范围内，则需根据其显色深浅将标本进行适当稀释。

(5) 本试验保温时间应依据标准品显色深浅程度适当调整。

【参考范围】 0.3～0.6 IU/mL。

【临床意义】

(1) t-PA 活性和抗原含量增高：表明纤溶亢进，可见于原发性和继发性纤溶症，如 DIC、急性白血病等，也可见于使用纤溶酶原激活剂类的药物。

(2) t-PA 活性和抗原含量降低：表明纤溶减弱，可见于血栓前状态和血栓性疾病，如深静脉血栓形成、动脉血栓形成、缺血性脑梗死、高脂血症、口服避孕药及手术损伤等。

(3) t-PA 活性和抗原含量可用于溶栓治疗监测。静脉注射 t-PA 10～20 min 后，血浆 t-PA：A 或 t-PA：Ag 含量达到参考范围上限的 2～3 倍时可取得较好疗效。

实验四　血浆组织型纤溶酶原激活剂抗原检测

【目的】 掌握 ELISA 法测定血浆组织型纤溶酶原激活剂抗原(tissue plasminogen activator antigen，t-PA：Ag)的原理、方法、注意事项、临床意义。

【原理】 用抗 t-PA 单克隆抗体包被反应板，加入待测血浆，待测血浆中的 t-PA：Ag 与抗 t-PA单克隆抗体结合形成抗原抗体复合物，该复合物与酶标二抗结合形成多重复合物而使显色剂邻苯二胺显色，显色程度与待测血浆中的 t-PA：Ag 量成正比。

【材料】

(1) 酶标板、酶标仪、离心机、37 ℃水浴箱、微量可调加样器、试管等。

(2) t-PA 标准品。

(3) 过氧化物酶标记的二抗。

(4) 鼠抗人 t-PA 单克隆抗体，使用前用包被缓冲液配成 10 pg/mL。

(5) 包被缓冲液：浓度为 0.05 mol/L 的碳酸盐缓冲液(pH 9.6)。

(6) 稀释缓冲液：0.49%血清白蛋白-0.01 mol/L 磷酸盐缓冲液(pH 7.4)。

(7) 基质缓冲液：0.2 mol/L 枸橼酸、0.2 mol/L 枸橼酸钠缓冲液(pH 4.5)。

(8) 洗涤液：0.025 mol/L $CaCl_2$-Tween-20-PBS。

(9) 显色液：将显色底物邻苯二胺用基质缓冲液配成浓度为 0.8 g/L 的溶液，并加 30%的过氧化氢溶液 10 μL，混匀后使用，必须现用现配。

(10) 终止液：3 mol/L 硫酸溶液。

NOTE

【方法】

(1) 将鼠抗人 t-PA 单克隆抗体用包被液稀释后包被反应板，每孔 100 μL，37 ℃温育过夜，弃去上清液，洗涤液洗 3 次后，甩干备用。

(2) 常规静脉取血，枸橼酸钠溶液 1∶9 抗凝，分离血浆。

(3) 将待测血浆用稀释缓冲液进行 5 倍稀释，将标准品稀释为 10、5、2.5、1.25、0.625、0.3125 μg/mL 等不同浓度。

(4) 将不同浓度的标准品及稀释好的待测血浆加入已包被的酶标板中，每孔 100 μL，空白对照孔加入等量的稀释液，37 ℃温育 1 h。

(5) 弃上清液，用洗涤液洗涤 3 次，甩干后加入用稀释缓冲液配制的过氧化物酶标记的二抗，每孔 100 μL，37 ℃温育 1 h。

(6) 弃上清液，用洗涤液洗涤 3 次并甩干后加入显色液，每孔 100 μL，室温避光显色 15 min。

(7) 弃上清液，加入终止液，每孔 50 μL，室温放置 10 min，终止反应。

(8) 置于酶标仪中，在 492 nm 波长处以空白孔调零，读取各孔吸光度(A)。

(9) 以 t-PA 标准品吸光度和相对应的 t-PA 浓度计算回归方程。

(10) 依据待测血浆吸光度可算出待测血浆 t-PA∶Ag 含量。

【注意事项】

(1) 最好在清晨 7 时前采血，此后 t-PA 浓度随时间的推移逐渐下降。

(2) 每次检测均须设阴性对照。

(3) 终止反应前，可先测定最高浓度标准品的吸光度：如在 2.5 以上，即可终止反应；如在 2.5 以下，则再放置 5 min 左右终止反应，以保证显色效果。终止反应后，必须在 2 h 内完成比色。

【参考范围】 1.0～12.0 μg/L。

实验五 纤溶酶原激活抑制剂-1 活性测定

【目的】 掌握发光底物法测定纤溶酶原激活抑制剂-1 活性(plasmogen activator inhibitor-1 activity，PAI-1∶A)的原理、方法、注意事项、临床意义。

【原理】 过量的组织型纤溶酶原激活剂(t-PA)加入待测血浆中，部分与血浆中的 PAI 作用，形成无活性的复合物，剩余的组织型纤溶酶原激活剂作用于纤溶酶原，使其转化为纤溶酶，后者水解发色底物释放出对硝基苯胺，颜色深浅与 PAI 活性成反比。

【材料】

(1) 抗凝液。

(2) 缓冲液(商品化的，使用前将浓缓冲液用蒸馏水按说明书稀释而成)。

(3) 纤溶酶原。

(4) 共价物。

(5) 发色底物。

(6) 标准品(10.0 U)(使用前用缓冲液稀释至 t-PA∶A 5.0×10^{-2} U/mL)。

(7) 终止液。

(8) 酶标仪。

【操作】

1. 标准曲线绘制

(1) 取活性为 5.0×10^{-2} U/mL 的 t-PA 标准液 500 μL，加等量缓冲液混匀，使 t-PA 活性为 2.5×10^{-2} U/mL。此时 PAI-1 相对活性为 0 任意单位(arbitrary，AU)。任意单位为 PAI-1 活性单位，其定义为在 25 ℃、20 min 内抑制 1.0 U t-PA 的 PAI 酶量，即为 1.0 AU。按表 4-6-3 所示将各试剂加入平底酶标板上。

NOTE

表 4-6-3 制作 PAI 相对活性标准曲线

	孔 1	孔 2	孔 3	孔 4	孔 5	孔 6
t-PA 标准品/μL	0	20	40	60	80	100
缓冲液/μL	100	80	60	40	20	0
PAI 相对活性/(AU/mL)	0.025	0.020	0.015	0.010	0.005	0

(2) 各用缓冲液 2 mL 将发色底物、共价物、纤溶酶原溶解，然后予以混合，混合后加入上述孔中，每孔 100 μL，将板置于湿盒中保温 150～180 min(或使孔 3 在 405 nm 波长处吸光度为 0.8 左右)。

(3) 在酶标仪上检测各孔在 405 nm 波长处吸光度，用 1 号孔调零点(或在检测后减去该孔的值)。

(4) 以 405 nm 波长处吸光度为纵坐标，PAI 相对活性为横坐标绘制标准曲线。

2. 检测

(1) 待测血浆用缓冲液稀释 20 倍(取 50 μL，加缓冲液 950 μL)，然后取 200 μL，与等量活性为 5.0×10^{-2} U/mL的 t-PA 标准液混合，25 ℃放置 20 min，用微量吸液器取 100 μL 加入酶标板的余孔中。

(2) 其余步骤同标准曲线绘制步骤(2)～(3)。待测样品的 PAI 活性可从标准曲线上查出，乘以 40，再乘以 1.1(抗凝剂与静脉血 1∶9 稀释)即可。

【参考范围】 0.1～1 AU/mL。

【注意事项】

(1) 试剂一旦溶解应一次用完。

(2) 本法的线性范围为 0.005～0.025 AU/mL，若标本检测值不在此范围，可视显色深浅调整稀释度。

(3) 保温时间可视标准品的显色程度进行适当选择。

(4) 血浆标本于－20 ℃中可保存 1 个月。

【临床意义】

(1) PAI-1 活性增高见于高凝状态和血栓性疾病。

(2) PAI-1 活性降低见于原发性和继发性纤溶症。

实验六 纤溶酶原激活抑制剂-1 抗原测定

【目的】 掌握纤溶酶原激活抑制剂-1 抗原(plasmogen activator inhibitor-1 antigen，PAI-1∶Ag)测定的原理、方法、注意事项、临床意义。

【原理】 用抗 PAI-1 单克隆抗体包被反应板，加入待测血浆，待测血浆中的 PAI-1∶Ag 与抗 PAI-1 单克隆抗体结合形成抗原抗体复合物，该复合物再与酶标抗 PAI-1 二抗结合形成多重复合物而使显色剂邻苯二胺显色，显色程度与待测血浆中的 PAI-1∶Ag 含量成正比。

【材料】

(1) 6×16 预包被鼠抗人纤溶酶原激活物抑制剂-1(PAI-1)IgG 抗体的微量测试排条。

(2) PET 缓冲液(PBS-EDTA-Tween-20 缓冲液)。

(3) PAI-1 血浆标准品“50”(50 ng/mL)，0.5 mL。

(4) PAI-1 血浆标准品“0”(缺乏 PAI-1 血浆)，0.5 mL。

(5) 标记抗体：过氧化物酶标记的羊抗人 PAI-1 IgG 抗体。

(6) 酶标仪。

NOTE

【操作】

1. 试剂准备

(1) PET 缓冲液：溶解 PET 于 1 L 净水中，搅拌 15 min，2～8 ℃可保存 1 个月。

(2) 终止液(4.5 mol/L H_2SO_4 溶液)：将 5 mL 95%～97%的 H_2SO_4 加至 15 mL 水中，混匀。

(3) PAI-1 血浆标准品：加 0.5 mL 水至含 PAI-1 血浆标准品“50”的瓶中(轻轻振荡 3 min)，配成含 50 ng/mL PAI-1 的血浆。加 0.5 mL 水至含 PAI-1 血浆标准品“0”的瓶中(轻轻振荡 3 min)，配成 PAI-1 为 0 的血浆(0 ng/mL)。PAI-1 标准品“50”和“0”也可用小的加塞试管分装，保存于 −20 ℃或温度更低处。

(4) 标记物：加 7 mL PET 缓冲液至标记物瓶中，轻摇 3 min，2～8 ℃可保存 1 个月。

(5) 底物：取一片基质溶解于 3 mL 水中，再加 21 mL 水至 24 mL，可分装成每瓶 4 mL，−20 ℃可保存 1 个月。

2. 检测

(1) 取出适量微量测试排条并安置于托板上，其余的重新封存好。用 PET 缓冲液洗去所用排条中的防腐剂。

(2) 制备 PAI-1 血浆标准品：按表 4-6-4 所示比例加 PAI-1 标准品“50”(50 ng/mL)和 PAI-1 标准品“0”(缺乏 PAI-1 血浆)，混匀。

表 4-6-4 制备 PAI-1 血浆标准品

PAI-1 标准品“50”/μL	PAI-1 标准品“0”/μL	PAI-1 标准品/(ng/mL)	第一列孔号
0	100	0	A
25	75	12.5	B
50	50	25	C
100	0	50	D

(3) 制备血浆样品：0.109 mol/L 枸橼酸钠 1∶9 抗凝的乏血小板血浆，可在 −70 ℃保存 2 年。一般不需稀释血浆，仅在 PAI-1 大于 50 ng/mL 时，可用 PAI-1 标准品“0”(缺乏 PAI-1 的血浆)稀释，或用缺乏 t-PA/PAI 的血浆稀释。

(4) 样品加法：在第一列各孔加 20 μL 对照血浆，剩余的孔可加等量待测样品，25 ℃放置 1 h，置摇床混匀(400～500 r/min)。

(5) 标记物：每孔加 50 μL 标记液，25 ℃放置 1 h，置摇床混匀(400～500 r/min)。

(6) 洗涤：用 PET 缓冲液洗涤，放置 3 min，甩干，重复洗板 4 次。

(7) 底物：如果用 24 mL 底物，可在用前加 10 μL 30% H_2O_2 溶液至底物中，混匀。如用分装品，则在 4 mL 底物中加 3～5 μL 30% H_2O_2 溶液(均需用前新鲜配制)。每孔加 200 μL 底物-H_2O_2 混合液，置 25 ℃摇床 11～12 min。

(8) 终止：加 50 μL 终止液终止反应。

(9) 在波长 492 nm 波长处检测吸光度。

3. 标准曲线绘制 以 PAI-1∶Ag 含量(ng/mL)为横坐标，相应 492 nm 波长处吸光度为纵坐标，绘制标准曲线。

【参考范围】 人 PPP 中 PAI-1∶Ag 含量为 4～43 ng/mL[平均(18±10)ng/mL]。

【注意事项】

(1) 本法可用于检测血浆、组织液、细胞培养上清液中 PAI-1∶Ag 含量。

(2) 须用乏血小板血浆样品，否则将影响检测结果。

(3) PAI-1 水平在一天中以 15 时最低，在采集样品时应注意这一点。

(4) 该法可检测活化和非活化形式的 PAI-1、t-PA/PAI-1 和 u-PA/PAI-1 复合物。

NOTE

(5) 防腐剂(叠氮化钠)可抑制过氧化物酶的活性,因此在加标记物前应用 PET 缓冲液洗净每孔。

(6) PAI 释放有明显的昼夜节律性,早晨最高、下午最低。一般在上午 8～10 时采血较为适宜,而且采血前患者应休息 20 min 以上,尽量减少 t-PA 释放,以免影响 PAI 测定。血浆中的 PAI 主要包括 PAI-1 和 PAI-2,前者含量较高,一般主要检测 PAI-1。PAI 的测定方法较多,但缺乏标准化,不同实验室的报告方式和参考范围有显著不同,每个实验室应根据所使用方法建立各参考范围。由于 t-PA 和 PAI 是一对体内最重要的纤溶活性调节剂,所以两者同时测定更有意义。

【临床意义】

(1) PAI-1∶Ag 含量增高见于深静脉血栓、心肌梗死和败血症等。在正常妊娠后期,PAI-1∶Ag含量可成 3～6 倍增高。

(2) PAI-1∶Ag 含量降低见于原发性和继发性纤溶。

实验七　血浆中优球蛋白溶解时间测定

【目的】 掌握加钙法和加凝血酶法测定血浆中优球蛋白溶解时间的原理、操作方法和注意事项,了解优球蛋白溶解时间的参考范围。

【原理】 优球蛋白(euglobulin)是指在离子浓度低的环境中不溶解的蛋白质,血浆中优球蛋白组分包括纤维蛋白原(FB)、纤溶酶原(PG)、纤溶酶(plasmin)和组织纤溶酶原激活剂(t-PA)等,但不含纤溶酶抑制剂。用低离子强度和 pH 4.5 的溶液沉淀,分离优球蛋白,再溶解于缓冲液中,再加入适量钙或凝血酶,使其凝固,测定凝块完全溶解所需时间即为优球蛋白溶解时间(euglobulin lysis time,ELT),其是判断纤溶系统活性的筛选试验之一。

【材料】

1. 试剂

(1) 0.109 mol/L 枸橼酸钠溶液。

(2) 0.025 mol/L 氯化钙溶液。

(3) 1%冰醋酸。

(4) 硼酸缓冲液(pH 9.0):氯化钠 9 g,硼酸钠 1 g,加水至 1 L。

(5) 凝血酶溶液,2 U/mL。

(6) 巴比妥醋酸钠缓冲液(pH 7.4):①原液:巴比妥 17.714 g,醋酸钠 9.714 g,无二氧化碳的新鲜蒸馏水加至 500 mL。②应用液(pH 7.4):原液 5 mL,0.1 mol/L 盐酸 5 mL,生理盐水 90 mL。

2. 器材 离心机、水浴箱、秒表、试管。

【操作】

(1) 取枸橼酸钠抗凝血,迅速分离血浆。

(2) 取尖底离心管一支,加蒸馏水 7.5 mL,加 1%冰醋酸 0.12 mL,使 pH 为 4.5,置冰浴中冷却。取血浆 0.5 mL 加到上述置冰浴的离心管中,混匀,继续冰浴 10 min,使优球蛋白充分析出。

(3) 3000 r/min 离心 5 min,倾去上清液,倒置离心管于滤纸上,吸去残余液体。

(4) 加硼酸缓冲液或巴比妥醋酸钠缓冲液 0.5 mL 于沉淀中,置 37 ℃水浴中,轻轻搅拌使之完全溶解。

(5) 加入 0.025 mol/L 氯化钙或凝血酶溶液 0.5 mL,启动秒表,记录凝固时间。

(6) 置于 37 ℃水浴中记录凝块完全溶解(至不见絮状物为止)所需要的时间,即为 ELT。

【参考范围】 加钙法,89～171 min;加凝血酶法,98～216 min。

【注意事项】

(1) 步骤(1)～(2)应在 15 min 内完成。

(2) 观察终点以不见絮状物为准。

(3) 当纤溶酶原基本被耗尽时，本试验可呈阴性反应。

(4) 在加钙法中用硼酸缓冲液(pH 9.0)，而不用巴比妥醋酸钠缓冲液(pH 7.4)。

实验八　血浆硫酸鱼精蛋白副凝固试验

【目的】 掌握血浆硫酸鱼精蛋白副凝固试验(plasma protamine paracoagulation test，3P 试验)的原理、方法、注意事项、临床意义。

【原理】 纤维蛋白原在凝血酶作用下释放出纤维蛋白肽 A、B 后，转变成纤维蛋白单体(fibrin monomer，FM)，FM 之间可自行聚集成纤维蛋白丝；而纤溶酶降解纤维蛋白或纤维蛋白原形成降解产物(FDPs)，可竞争性地和血浆中的 FM 聚集，形成可溶性复合物。硫酸鱼精蛋白可使 FM 从可溶性复合物中游离出来，FM 可自行聚合成肉眼可见的絮状、纤维状或胶冻状，即 3P 试验阳性。这反映了 FDP 尤其是片段 X 的存在。

【材料】

(1) 试管、离心机、水浴箱等。

(2) 试剂：0.109 mol/L 枸橼酸钠溶液、10 g/L 硫酸鱼精蛋白溶液(pH 6.5)、阳性对照血浆。

【方法】

(1) 常规静脉采血，枸橼酸钠溶液抗凝，离心制备乏血小板血浆。

(2) 取 500 μL PPP 乏血小板血浆加入试管中，37 ℃温育 3 min。

(3) 加入 50 μL 硫酸鱼精蛋白溶液，充分混匀，37 ℃温育 15 min，观察结果。

(4) 血浆清晰透明、无不溶物质者为阴性；出现细颗粒沉淀者为弱阳性；出现粗颗粒沉淀者为阳性；有纤维蛋白网、纤维蛋白丝或胶冻样凝固者为强阳性。

【注意事项】

(1) 须用枸橼酸钠抗凝，不得使用 EDTA、草酸盐及肝素抗凝。

(2) 观察结果须及时，冷却后出现沉淀者不作为参考。

(3) 导管内抽血、抽血不顺利、抗凝不均、抗凝剂不足、标本置于冰箱或反复冻融、结果未立即观察等均可导致 3P 试验假阳性。

(4) 试验过程中须严格控制水浴箱温度和温育时间，避免造成假阳性或假阴性结果。

【参考范围】 阴性。

【临床意义】

(1) DIC 早期和中期，3P 试验可呈阳性，急性 DIC 时，3P 试验阳性率为 68.1%～78.9%。在 DIC 晚期时，血浆中缺乏 FM 或仅存在较小的 FDPs 片段(D、E 片段)，FM 不能与其形成可溶性复合物，故 3P 试验可呈阴性。

(2) 原发性与继发性纤溶亢进的鉴别：原发性纤溶亢进时，血浆中 FM 水平不增高，3P 试验阴性；继发性纤溶亢进时，血浆中 FM 水平明显增高，3P 试验可呈阳性。

(3) 3P 试验阳性也可见于静脉血栓形成、肺梗死。此外，脓毒血症、严重感染、休克、多发性外伤、烧伤、急性溶血等，3P 试验也可呈阳性。

【方法评价】 3P 试验检测血浆中 FDPs 的灵敏度在 50 mg/L 以上，主要反映血浆中可溶性 FM 和 FDPs 中较大的片段(如 X、Y 片段)增多，只有二者同时存在时 3P 试验才呈阳性。由于 3P 试验属于手工操作的定性试验，所以现较少使用。

实验九　血浆 D-二聚体测定(胶乳凝集法)

【目的】 掌握胶乳凝集法测定血浆 D-二聚体(D-dimer)的原理、操作方法、注意事项、临床意义。

NOTE

【原理】 将待测血浆加入用抗D-二聚体单抗标记的胶乳颗粒中，如果待测血浆中D-二聚体含量≥0.5 mg/L，则它会与胶乳颗粒上的抗体结合而使胶乳颗粒凝集。根据发生凝集反应时待测血浆稀释度即可计算出D-二聚体的含量。

【材料】

1. 器材 胶乳反应板、搅拌棒、微量加样器、离心机、秒表、试管等。

2. 试剂 0.109 mol/L 枸橼酸钠溶液、样品稀释缓冲液、胶乳试剂、D-二聚体阴性对照、D-二聚体阳性对照。

【方法】

(1) 取枸橼酸钠抗凝血，分离乏血小板血浆。

(2) 将20 μL胶乳试剂置于胶乳反应板的圆圈中，并加入等量的待测血浆，用搅拌棒充分混匀，轻轻摇动胶乳反应板3～5 min。

(3) 在较强光线下观察，如果出现明显且均匀的凝集颗粒为阳性(D-二聚体含量≥0.5 mg/L)；若无凝集颗粒则为阴性(D-二聚体含量<0.5 mg/L)。

(4) 如果为阳性，则可进一步用缓冲液将待测血浆按1∶2、1∶4、1∶8、1∶16倍比稀释，并分别按上述方法进行检测，以发生凝集反应的最高稀释度为反应终点。

(5) 本法敏感度最高为5 mg/L，因此待测血浆中D-二聚体含量(mg/L)=5×最高稀释倍数。

【注意事项】

(1) 待测标本如发生溶血、凝血、细菌污染及高脂血症患者标本均可造成非特异性凝集。

(2) 血浆分离后2 h内完成检测。

(3) 本试验所用试剂盒必须在2～8 ℃保存，避免冻结，使用前平衡至室温。

(4) 胶乳试剂使用前应当充分摇匀。

(5) 胶乳反应板必须保持清洁干燥。

(6) 保持试验温度高于20 ℃，若低于20 ℃，则应适当延长反应时间再观察结果。

【参考范围】 定性：阴性。半定量：D-二聚体含量<0.5 mg/L。

实验十 血浆D-二聚体测定(ELISA法)

【目的】 掌握ELISA法检测血浆D-二聚体的原理、操作方法、注意事项、临床意义。

【原理】 将待测血浆加入用抗D-二聚体单克包被的酶标反应板中，血浆中的D-二聚体与抗体结合，再加入酶标二抗后形成复合物，后者作用于显色底物而显色，应用酶标仪测定吸光度，待测血浆中D-二聚体含量与吸光度成正比。

【材料】

1. 器材 酶标仪、酶标板、微量加样器、试管等。

2. 试剂

(1) 0.109 mol/L 枸橼酸钠溶液。

(2) 10×稀释液：使用时将浓缩稀释液在37 ℃温育15 min后用蒸馏水10倍稀释。

(3) 20×洗涤液：使用时将浓缩洗涤液在37 ℃温育15 min后用蒸馏水20倍稀释。

(4) 终止液、过氧化氢溶液、底物(显色前每瓶底物用5 mL蒸馏水溶解，并加入35 mL过氧化氢溶液混匀)、标准品、酶标抗体(使用时用等量稀释液溶解)。

【方法】

(1) 取枸橼酸钠抗凝血浆。

(2) 用稀释液将待测血浆稀释10倍。将冻干的标准品溶于300 μL稀释液中(浓度为1 mg/mL)，取出其中150 μL，用稀释液倍比稀释为1、0.5、0.25、0.125、0.0625、0.03125 mg/mL六个浓度。

NOTE

(3) 将不同浓度的标准品及稀释好的待测血浆加入酶标板，每孔 100 μL，空白对照孔加入等量的稀释液，置于 37 ℃温育 1 h。

(4) 弃去孔内液体，用洗涤液清洗 3 次并拍干后加入酶标抗体，每孔 100 μL，37 ℃温育 1 h。

(5) 弃去孔内液体，用洗涤液清洗 3 次并拍干后加入底物溶液，每孔 100 μL，置于 37 ℃温育 15～20 min。

(6) 弃去孔内液体，每孔加入终止液 50 μL，终止反应。

(7) 置于酶标仪中，在 492 nm 波长处以空白孔调零，读取各孔吸光度。

(8) 以 D-二聚体含量的对数为横坐标，相应各孔的吸光度为纵坐标，绘制标准曲线。

(9) 依据待测血浆吸光度在标准曲线上得出其相应 D-二聚体含量。

【注意事项】

(1) 标本应避免溶血、凝血发生，否则应重新采血。

(2) 待测血浆于 2～8 ℃可保存 2 天，－20 ℃可冻存 1 个月，并应避免反复冻融。

(3) 标本可采用 EDTA 或肝素抗凝。

【参考范围】 血浆 D-二聚体含量＜0.5 mg/L。

【临床意义】

(1) 血浆 D-二聚体检测呈阳性或水平增高早于 FDPs 及 3P 变化。FDPs 和 D-二聚体联合测定更有利于提高 DIC 诊断的灵敏度和特异性，尤其是对早期 DIC 的诊断更有意义。原发性纤溶亢进时，由于无血栓形成，仅有血浆 FDPs 水平增高，D-二聚体水平一般不增高。活动性深静脉血栓形成与肺栓塞发生时，血浆 D-二聚体水平显著升高；动脉血栓性疾病，如冠心病、动脉硬化，甚至急性心肌梗死时，血浆 D-二聚体水平增高一般不如静脉血栓时显著。

(2) D-二聚体是继发性纤溶症和原发性纤溶症鉴别诊断的重要指标，是继发性纤溶症的特异性标记物，而在原发性纤溶症中为阴性或不升高。

(3) D-二聚体可作为溶栓治疗疗效的观察指标。深静脉血栓的溶栓治疗有效后，血浆 D-二聚体水平在溶栓后的 2 天内增高，其增高幅度可达溶栓前的 2～3 倍。急性脑梗死溶栓治疗有效后，血浆 D-二聚体水平在 4～6 h 升高至溶栓前的 2～3 倍，FDPs 水平升高 10～13 倍，以后逐渐下降；到 7 天时，D-二聚体水平一般已低于溶栓前水平，但 FDPs 水平仍比溶栓前高 5 倍左右，可见 D-二聚体监测溶栓治疗比 FDPs 更有意义。

(4) 血浆 D-二聚体水平增高也可见于重症肝炎、心肌梗死、肺栓塞、脑梗死、深静脉血栓和恶性肿瘤等疾病。

(李玉云)

第七节 血栓弹力图

【目的】 掌握血栓弹力图的检测原理、方法、注意事项、临床意义、主要参数及其参考范围。

【原理】 血栓弹力图(thrombelastography，TEG)是一种从整个动态过程来监测凝血过程的分析方法。凝血的最终过程是血凝块形成。血凝块在形成和溶解过程中会引起物理弹性、力度的变化。血栓弹力图仪主要由自动调节 37 ℃的杯槽、圆柱形杯盖、自由转动的不锈钢悬垂丝和机电传感器构成。连接传感器的金属探针(悬垂丝)穿过杯盖接触血液。在模拟人体 37 ℃条件下，抗凝全血加入样品检测杯中，检测杯在杯槽带动下以 4°45′角和每 9 秒一周的速度来回转动。当血液处于液体状态时，检测杯转动不影响杯盖和悬垂丝；当血液开始凝固时，血液中的纤维蛋白因黏附而把

NOTE

杯子和杯盖紧密地连在一起，杯子转动就会带动悬垂丝同时运动，随着纤维蛋白生成量的增加，血凝块逐渐形成，信号的振幅增加直至最大；当血凝块回缩或溶解时，杯盖与反应杯间的联结解除，反应杯的转动不再传递给悬垂丝。整个凝血过程中，悬垂丝产生的扭转力传递给机电传感器转换成电信号，电信号(凝血开始到纤维蛋白溶解过程)经计算机软件处理后，便形成 TEG 曲线。TEG 是对凝血启动→纤维蛋白形成(包括血小板聚集)→纤维蛋白联结→血凝块形成→溶解的连续过程的记录，是对凝血全貌的记录。

【材料】

(1) 血栓弹力图仪和配套的试剂(表 4-7-1)。

表 4-7-1　配套试剂的种类和成分

试剂种类	主要成分
普通杯	(略)
肝素酶包被试剂杯	肝素酶
活化凝血检测试剂盒	高岭土(kaolin)
血小板聚集功能检测试剂盒	高岭土(kaolin)、激活剂 F、腺苷二磷酸(ADP)、花生四烯酸(AA)

(2) 微量移液器(包括 10、20、50、100、1000 μL 等规格)。

(3) 抗凝全血。

【方法】

1. 仪器准备

(1) 调节水平仪。

(2) 运行基线测试 eTest。

(3) 运行质控品。

2. TEG 普通杯(或肝素酶杯)检测操作流程(图 4-7-1)

(1) 根据患者要进行的测试，对高岭土试剂(紫色)和肝素酶杯(蓝色)进行复温，保证 10 min 以上的复温时间。

(2) 打开计算机及 TEG 主机的“Power”键，在计算机桌面上双击 TEG 图标进入 TEG 专用分析软件。

(3) 在下拉菜单中输入用户名和密码，点击“OK”，弹出选择操作者对话框。默认用户名为 Site Administrator，默认密码为 teg(小写)。

(4) 点击“Temporary Operator”(选中变成蓝色)，点击“Logon”，进入主界面。

(5) 点击右上角 TEG 图标，进入操作界面。

(6) 查看 TEG 主机顶部水平仪，将水平仪内的气泡调节到中央。必要时可以调节主机底部三个支脚。

(7) 点击“Check now”，进入 eTest 界面。

(8) 将测试杆移到 Test 位置，每个通道分别运行 eTest，出现“eTest value is OK”表明测试通过，这时可点击“Done”，弹出对话框，把测试杆移回 Load 位置，点击确定。注意：如果不通过可以使用调节笔，调节通道后面对应的 BASE 旋钮，增减基线值，使测试通过。

(9) 上杯操作：将杯架沿着杯杆往下滑到平台上。注意：测试杆必须位于 Load 位置。将普通杯(或肝素酶杯)置于通道杯架上，将杯架滑到杯杆上部，将一只手放在分析仪顶部，另一只手按住杯架底部的按钮，按压三次，确保金属针已经插入杯盖。当杯架往下滑到杯杆一半时，两手扶住杯架，用大拇指将杯子压回杯槽中，上杯完成。

(10) 向已经上好的杯子中加入 20 μL 氯化钙溶液。

(11) 选择患者名字或建立新病例：在工具栏上点击“Case”，选择“Add case”，点击“Done”输入患者 ID 号以及姓名，点击“Done”。

NOTE

(12) 选择一通道(或二通道),选定样品类型(CK),在下拉菜单中选定患者名字,填写简单说明(也可不填)。

(13) 将高岭土试剂瓶盖摘下,向瓶中注入 1 mL 血样。盖上瓶盖后上下颠倒 5 次。注意不要剧烈摇晃。

(14) 将高岭土激活的血样静置 3～5 min,保证高岭土充分激活血样。

(15) 打开高岭土瓶盖,吸取 340 μL 血样,沿杯内壁向普通杯中缓缓注入,上升杯架至顶端。

(16) 将测试杆移到 Test 位置。选中加样的通道,按下"Start"或按 F10 键开始描记。点击"Done"回到 TEG 主界面,查看描记图形。

(17) 双击描记图形小图可以最大化图形,若 MA 参考值两面没有星号,则表示描记已经结束。

(18) 点击"Stop"或按 F11 键停止描记,弹出对话框,选择"是"。

(19) 将测试杆从 Test 位置移回 Load 位置后,向下压到 Eject 位置,下滑杯架至台面,再用力压到底,弹出使用后的杯子。取出扔到黄色垃圾袋中。

(20) 按上述流程开始下一个样品检测。

(21) 不需要使用时按"Power"键关机。

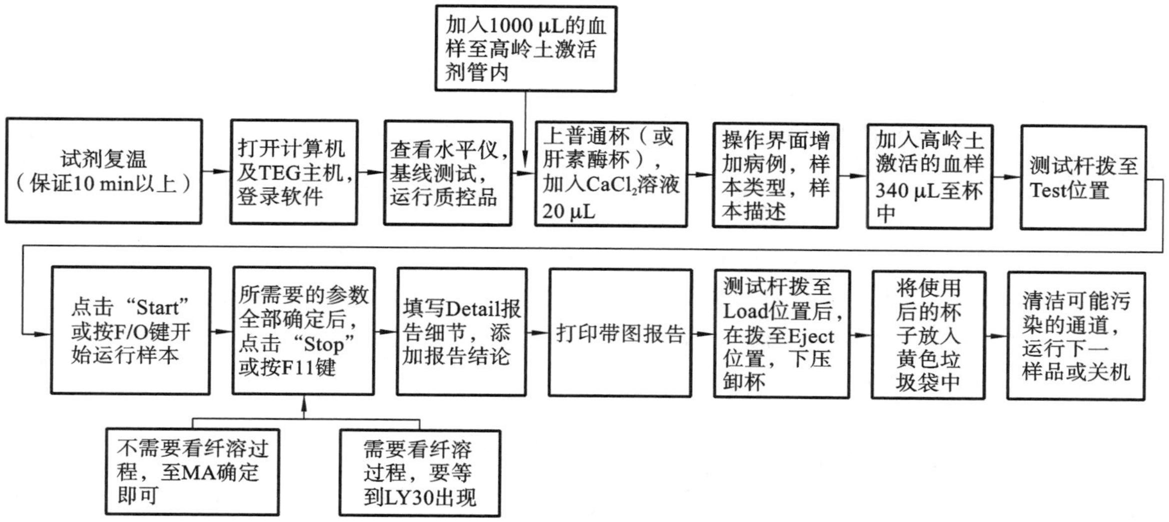

图 4-7-1 TEG 普通杯(或肝素酶杯)检测操作流程图

注:当进行普通杯检测时,将普通杯置于通道杯架上,当进行普通杯和肝素酶杯同时检测时,将普通杯和肝素酶杯分别置于两通道杯架上。

3. TEG 血小板图检测操作流程(图 4-7-2)

(1) 对血小板聚集功能检测试剂盒进行复温,保证 10 min 以上的复温时间。

(2) 打开计算机及 TEG 主机的"Power"键,在计算机桌面上双击 TEG 图标进入 TEG 专用分析软件。

(3) 在下拉菜单中输入用户名和密码,点击"OK",弹出选择操作者对话框。默认用户名为 Site Administrator,默认密码为 teg(小写)。

(4) 点击"Temporary Operator"(选中变成蓝色),点击"Logon",进入 TEG 主界面。

(5) 点击右上角 TEG 图标,进入操作界面。

(6) 查看 TEG 主机顶部水平仪,将水平仪内的气泡调至中央。必要时可以调节主机底部三个支脚。

(7) 点击"Check now",进入 eTest 界面。

(8) 将测试杆移到 Test 位置,每个通道分别运行 eTest,出现"eTest value is OK"表明测试通过,然后点击"Done",弹出对话框,把测试杆移回 Load 位置,点击确定。注意:如果不通过可以使

NOTE

用调节笔，调节通道后面对应的 BASE 旋钮，增减基线值，使测试通过。

(9) 上杯操作：将杯架沿着杯杆往下滑到平台上。测试杆必须位于 Load 位置。将普通杯置于杯架上，将杯架滑到杯杆上部，将一只手放在分析仪顶部，另一只手按住杯架底部的按钮，按压三次，确保金属针已经插入杯盖。当杯架往下滑到杯杆一半时，两手扶住杯架，用大拇指将杯子压回杯槽中，一次上杯完成（由于血小板图要进行四次检测，所以需要在四个通道分别进行上杯操作）。

(10) 配液：从试剂包中分别取出 P1（激活剂 F，红色）、P2（ADP，灰色）、P3（AA，蓝色）和蒸馏水（绿色），打开 P1 和蒸馏水瓶盖，取 50 μL 蒸馏水加入 P1 瓶中，盖上 P1 瓶盖，旋转混匀。打开 P2 瓶盖，取 100 μL 蒸馏水加入 P2 瓶中，盖上 P2 瓶盖，旋转混匀；打开 P3 瓶盖，取 100 μL 蒸馏水加入 P3 瓶中，盖上 P3 瓶盖，旋转混匀。

(11) 选择患者名字或建立新病例：在工具栏上点击“Case”，选择“Add case”，点击“Done”输入患者 ID 号以及姓名，点击“Done”。

(12) 选择一通道，选定样品类型（CK），在下拉菜单中选定患者名字，填写简单说明（也可不填）；选择二通道，选定样品类型（A），在下拉菜单中选定患者名字，填写简单说明（也可不填）；选择三通道，选定样品类型（ADP），在下拉菜单中选定患者名字，填写简单说明（也可不填）；选择四通道，选定样品类型（AA），在下拉菜单中选定患者名字，填写简单说明（也可不填）。

(13) 在一通道中加入 20 μL 的氯化钙溶液。

(14) 将高岭土试剂瓶盖摘下，向瓶中注入 1 mL 血。盖上瓶盖后上下颠倒五次。注意不要剧烈摇晃。

(15) 将高岭土激活的血样静置 3～5 min，保证高岭土充分激活血样。

(16) 打开高岭土瓶盖，吸取 340 μL 血，沿杯内壁向杯中缓缓注入，上升杯架至顶端。

(17) 将测试杆移到 Test 位置。选中加样的通道，按下“Start”或按 F10 键。

(18) 打开 P1 瓶吸取 10 μL 加入二通道中，将肝素化血样上下混匀后吸取 360 μL 加入二通道中，混吸三次，上升杯架至顶端。将测试杆移到 Test 位置。选中加样的通道，按下“Start”或按 F10 键。

(19) 打开 P1 试剂瓶吸取 10 μL 加入三通道中，打开 P2 瓶吸取 10 μL 加入三通道中，将肝素化血样上下混匀后吸取 360 μL 加入三通道中，混吸三次，上升杯架至顶端。将测试杆移到 Test 位置。选中加样的通道，按下“Start”或按 F10 键。

(20) 打开 P1 试剂瓶吸取 10 μL 加入三通道中，打开 P3 瓶吸取 10 μL 加入四通道中，将肝素化血样上下混匀后吸取 360 μL 加入四通道中，混吸三次，上升杯架至顶端。将测试杆移到 Test 位置。选中加样的通道，按下“Start”或按 F10 键。检测完成。

(21) 点击“Done”回到 TEG 主界面，查看描记图形。

(22) 双击描记图形小图可以最大化图形，若 MA 参考值两面没有星号，则表示描记已经结束。

(23) 点击“Stop”或按 F11 键停止描记，弹出对话框，选择“是”。

(24) 将测试杆从 Test 位置移回 Load 位置后，向下压到 Eject 位置，下滑杯架至台面，再用力压到底，弹出使用后的杯子。取出扔到黄色垃圾袋中。

(25) 点击“Multi”后，当按钮变为“Done”时，选择 CK、A 和 ADP 对应的图形使三个图形变为蓝色，然后点击“Done”，通过已得到的叠加图形判断结果。再次点击“Multi”，当按钮变为“Done”时，选择 CK、A、AA 对应的图形使三个图形变为蓝色，然后点击“Done”，通过已得到的叠加图形判断结果。

(26) 按上述流程开始下一个样品的操作。

(27) 不需要使用时按“Power”键关机。

NOTE

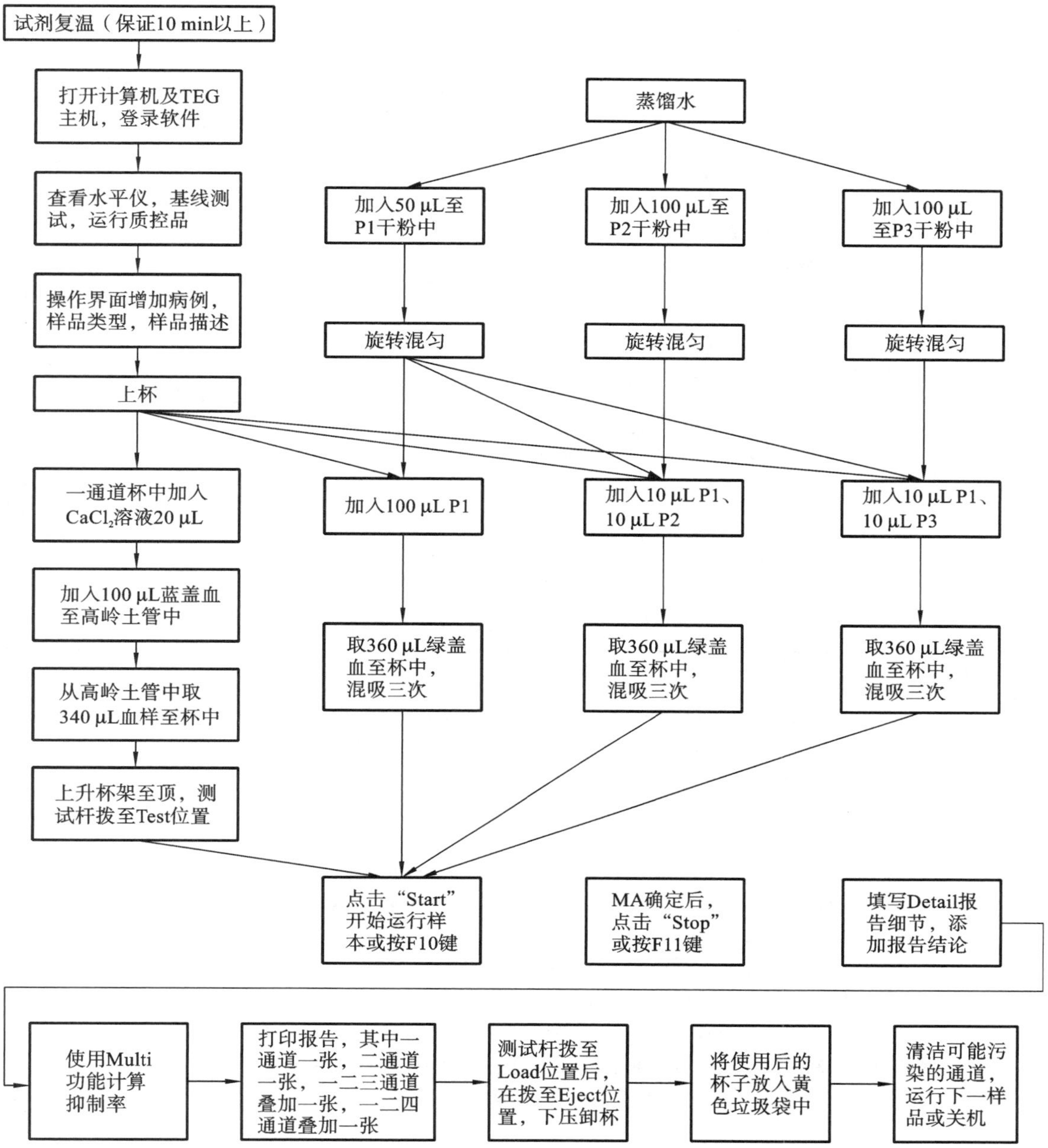

图 4-7-2 TEG 血小板图检测操作流程图

注：P1 为激活剂 F；P2 为腺苷二磷酸(ADP)；P3 为花生四烯酸(AA)。

【注意事项】

(1) 装杯时注意切勿触碰杯子和针的接触面。

(2) 此项测试请确保血样在 4 min 之内上机检测。

(3) 请勿在 Test 位置上进行装杯。

(4) eTest 结束后，一定要将测试杆移回 Load 位置。(建议每 24 h 做一次质控测试，以确保此设备测量结果准确。)

(5) 注意凝血功能异常图形和错误图形。

【主要参数及其参考范围】

TEG 是以时间为横坐标，振幅为纵坐标形成的图形，以高岭土激活剂为例，TEG 的主要参数及其参考范围见图 4-7-3 和表 4-7-2。

NOTE

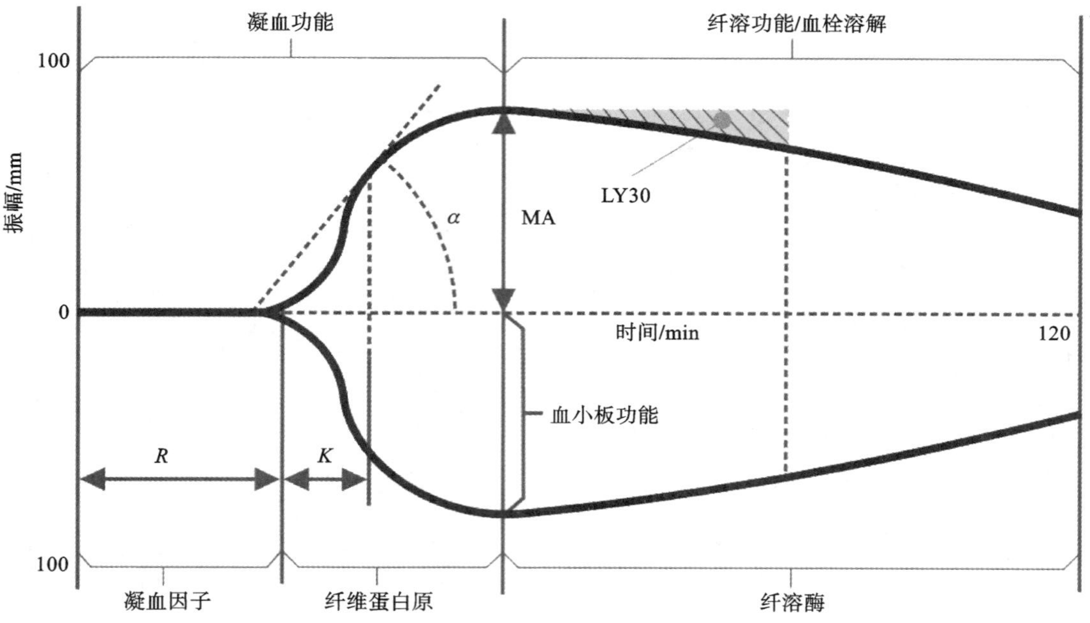

图 4-7-3　TEG 的主要参数

表 4-7-2　TEG 的主要参数参考范围

参　数	定　义	参考范围
R	凝血启动至第一块可检测得到的血凝块(TEG 描记图上幅度为 2 mm)形成所需的时间,R 反映凝血启动过程中凝血因子的综合作用	5～10 min
K	从反应时间终点至描记图幅度达 20 mm 所需的时间,反映血凝块形成速度,体现的是纤维蛋白的功能,代表初始的血块动力学	1～3 min
α	从血凝块形成点至描记图曲线最大弧度作切线,此切线与水平线的夹角称为 α,α 与 K 具有相关性,反映纤维蛋白积聚和交叉连接(血凝块加固)的速度,代表了纤维蛋白水平	53°～72°
MA	MA 代表描记图上的最大振幅(最大切应力系数),反映正在形成的血凝块的最大强度及血凝块形成的稳定性,主要受纤维蛋白及血小板(作用约占 80%)的影响。MA 反映血小板的聚集功能,血小板质量或数量异常都会影响 MA	50～70 mm
LY30	MA 确定后 30 min 内血凝块溶解或减少的百分比(%),是反映纤溶状态的指标	0～7.5%
CI	凝血指数,由扫描图形中的 R、K、MA 和 α 推算得出。$CI=-0.6516R-0.3772K+0.1224MA+0.0759\alpha-7.7922$,用于描述患者的整体凝血情况	−3～+3
EPL	预测 MA 确定后 30 min 内血凝块将要溶解的百分比(%),作用同 LY30	0～15%
LY60	出现最大振幅后 60 min 的振幅衰减率	0～15%
CL30	MA 确定后 30 min 内血凝块剩余的百分比,是反映纤溶活动的指标	92.5%～100%
CL60	MA 确定后 60 min 内血凝块剩余的百分比,是反映纤溶活动的指标	85%～100%

【临床意义】

1. 普通检测(高岭土)　TEG 图形形状和检测数值主要用于急诊科、重症医学科、手术相关科室判断患者血液凝固情况,具体如下。①评估凝血全貌,判断凝血状态:低凝、高凝、纤溶亢进。②评估患者出血风险,指导成分输血。③评估患者是否高凝,评估发生或再次发生血栓事件的风险

NOTE

和概率，预防手术后的血栓发生。④检测抗凝药物（如利伐沙班、达比加群）疗效。⑤术后检测，判断出血原因，区分是凝血机制的原因还是手术原因导致的出血。TEG 用于机体凝血功能诊断的标准见表 4-7-3。

表 4-7-3 TEG 用于机体凝血功能诊断的标准（以高岭土激活剂为例）

参数	参考范围	提示
R	<5 min	凝血因子活性增强，高凝
	11～14 min	凝血因子活性较低，低凝
	>14 min	凝血因子活性极低，低凝
K，α	K<1 min 和（或）α>72°	纤维蛋白功能增强，高凝
	K>3 min 和（或）α<53°	纤维蛋白功能不足，低凝
MA	>73 mm	血小板功能亢进，高凝
	41～54 mm	血小板功能减弱，低凝
	<40 mm	血小板功能极弱，低凝
LY30	LY30>7.5%，EPL>15%	原发性纤溶亢进：凝血正常或低凝。继发性纤溶亢进：高凝
	LY30<7.5%，CI>3.0	血栓前状态
	LY30>7.5%，MA 正常或增大	继发性纤溶亢进
	LY30>7.5%，CI>3.0	继发性纤溶亢进
	LY30>7.5%，CI<1.0	原发性纤溶亢进
	LY30>7.5%，MA 正常或降低	原发性纤溶亢进

2. 肝素酶对比检测 主要用于使用肝素抗凝治疗的患者，作用如下。①评估肝素、低分子量肝素以及类肝素药物的疗效。②评估是否存在肝素抵抗或过量，判定鱼精蛋白中和肝素的残留效果，判断低凝是否为肝素所致。当 R>1 min，两个杯（肝素酶杯与普通杯）R 的差大于 2 min 时，提示肝素起效或临床出血与肝素相关。

3. 血小板图检测 ①用于血小板功能评定，可反映患者的止血平衡情况以及血小板的变化情况。②测定单独和联合使用阿司匹林、氯吡格雷的疗效。③评估使用抗血小板药物后的出血原因。④服用抗血小板药物的患者手术前、手术中出血风险的评估。

1）内科意义

（1）抑制率（%）：AA 抑制率<50%，提示阿司匹林抗血小板作用不足，存在高血小板反应性。ADP 抑制率<30%，提示氯吡格雷、替格瑞洛抗血小板作用不足，存在高血小板反应性。

（2）MA_{ADP}（mm）（检测 P2Y12 受体抑制剂）：MA_{ADP} 在 31～47 mm 之间，是 ADP 受体抑制剂的个体化治疗窗。MA_{ADP}<31 mm，提示血小板功能过低，出血风险较大。MA_{ADP}>47 mm，提示血小板功能较强，血栓风险较大。

2）外科意义

（1）抑制率（%）：对于长期服用氯吡格雷和阿司匹林双抗治疗的患者，可以利用血小板图的抑制率评估术中出血风险：AA 抑制率<50%，提示阿司匹林不增加手术出血风险；ADP 抑制率<30%，提示氯吡格雷、替格瑞洛不增加手术出血风险。

（2）MA_{ADP}（mm）：对于长期服用氯吡格雷和阿司匹林双抗治疗的患者，可以利用血小板图中的 MA_{ADP} 指导术前停药时间：MA_{ADP}<35 mm，提示患者需停药 5 天以上；35 mm≤MA_{ADP}≤50 mm，提示患者需停药 3 天；MA_{ADP}>50 mm，提示患者可以马上进行手术。

（杨再林）

NOTE

参考文献

CANKAOWENXIAN

［1］ 李玉云，司维柯. 临床血液学检验实验［M］. 武汉：华中科技大学出版社，2014.

［2］ 陈婷梅. 临床血液学检验实验指导［M］. 北京：人民卫生出版社，2015.

［3］ 沈悌，赵永强. 血液病诊断及疗效标准［M］. 4 版. 北京：科学出版社，2018.

［4］ 尚红，王毓三，申子瑜. 全国临床检验操作规程［M］. 4 版. 北京：人民卫生出版社，2015.

［5］ 王建中. 临床检验诊断学图谱［M］. 北京：人民卫生出版社，2012.

［6］ 胡丽华，陈万新. 临床血液细胞形态学图谱［M］. 北京：人民卫生出版社，2020.

［7］ 王前，郑磊，孙德华. 血细胞形态学诊断图谱［M］. 2 版. 北京：科学出版社，2021.

［8］ 王霄霞，夏薇，龚道元. 临床骨髓细胞检验形态学［M］. 北京：人民卫生出版社，2019.

［9］ 卢兴国，叶向军，徐根波. 骨髓细胞与组织病理诊断学［M］. 北京：人民卫生出版社，2020.

［10］ 彭黎明，邓承祺. 现代血栓与止血的实验检测及其应用［M］. 北京：人民卫生出版社，2004.

［11］ 王振义，李家增，阮长耿，等. 血栓与止血基础理论与临床［M］. 3 版. 上海：上海科学技术出版社，2004.

［12］ 郜文琳，Huang J. 血液肿瘤实验室检查合理选择［M］. 北京：人民卫生出版社，2020.

［13］ 娄世锋. 血液及免疫系统疾病［M］. 北京：人民卫生出版社，2018.

［14］ 刘艳荣. 实用流式细胞术——血液病篇［M］. 北京：北京大学医学出版社，2010.

［15］ 克晓燕，高子芬. 淋巴瘤诊疗手册［M］. 2 版. 北京：人民卫生出版社，2017.

［16］ Tkachuk D C，Hirschmann J V. Wintrobe 临床血液病学图谱［M］. 北京：人民卫生出版社，2010.

［17］ Kaushansky K，Lichtman M A，Prchal J T，等. Williams 血液学［M］. 9 版. 北京：北京联合出版社，2017.